现代外科疾病诊疗与病理诊断

王丽娟 等 主编

吉林科学技术出版社

图书在版编目（CIP）数据

现代外科疾病诊疗与病理诊断 / 王丽娟等主编 .
长春 ： 吉林科学技术出版社， 2024. 8. — ISBN 978-7
-5744-1869-1

Ⅰ. R6

中国国家版本馆 CIP 数据核字第 2024G1T523 号

现代外科疾病诊疗与病理诊断

主　　编　王丽娟　等
出 版 人　宛　霞
责任编辑　李　征
封面设计　刘　雨
制　　版　刘　雨
幅面尺寸　185mm×260mm
开　　本　16
字　　数　311 千字
印　　张　14.375
印　　数　1~1500 册
版　　次　2024 年 8 月第 1 版
印　　次　2024 年12月第 1 次印刷

出　　版　吉林科学技术出版社
发　　行　吉林科学技术出版社
地　　址　长春市福祉大路5788 号出版大厦A 座
邮　　编　130118
发行部电话/传真　0431-81629529 81629530 81629531
81629532 81629533 81629534
储运部电话　0431-86059116
编辑部电话　0431-81629510
印　　刷　廊坊市印艺阁数字科技有限公司

书　　号　ISBN 978-7-5744-1869-1
定　　价　75.00元

前 言

外科学是医学科学的重要组成部分，是一门理论与实践相结合的学科，要求医生既要有坚实的理论基础，又要掌握广泛的外科基本知识和娴熟的操作技巧。本书系统全面地介绍了外科疾病的诊断方法和治疗技术，包括疾病的病因病理、临床表现、辅助检查、诊断、鉴别诊断和治疗等方面的知识。

本书内容包括：神经疾病、颈部疾病、胸部疾病、甲状腺疾病、乳腺疾病、胃十二指肠疾病、肝胆疾病、烧伤感染的治疗。全书贯穿了外科疾病的基本理论、基本知识，内容科学，实用性与操作性强。

由于作者能力和知识有限，缺点和错误在所难免，恳请同道批评指正。

目 录

第一章　神经疾病

第一节　颅脑创伤概述

颅脑创伤在平时和战时均常见，仅次于四肢伤，平时主要因交通事故、坠落、跌倒等所致，战时则多因火器伤造成。多年来，尽管在颅脑损伤的临床诊治及相关基础研究方面取得了许多进展，但其病死率和致残率依然高居身体各部位损伤之首。颅脑创伤导致头部软组织损伤、颅骨变形、颅骨骨折，进而造成脑膜、脑血管、脑组织及脑神经等损伤，有时合并颈椎、颈髓、耳等有关器官的损伤。

因颅脑创伤造成颅内出血或严重脑挫裂伤等，可迅速导致脑水肿、脑血肿、颅内压增高和继发脑疝，这些都将造成严重的后果或致死。所以，对颅脑创伤的防治、抢救工作，应引起高度重视。早期对颅脑创伤的临床表现和病情发展机制的理解，是以外伤的局部机械作用的因素为基础的，随着对颅脑创伤患者的治疗和观察，发现患者多有脑缺氧的现象，继之出现脑水肿、脑肿胀等一系列症状，又提出了物理化学变化的理论。颅脑创伤的病理生理的变化是多方面的，复杂的，它的机制当前尚不能用某一种理论做出全面的解释，而只能彼此相互补充，这也正是严重颅脑创伤的治疗至今仍不能取得更加满意效果的主要原因。

一、流行病学

颅脑创伤流行病学是应用流行病学的原理和方法对一个国家、地区或社区的颅脑创伤患者的病因及流行病学特征进行调查并分析其特点，以便有针对性地提出有效的对策和措施并加以防控，从而减轻其危害。颅脑创伤流行病学是一门近代新兴的学科，因其涉及的领域较为广泛，其准确的流行病学资料仅见零散报道，缺少权威和系统性的数据。目前对颅脑创伤流行病学研究的主要内容包括发生率、地域分布特征、伤因分析等。

颅脑创伤的发生率与不同国家的社会经济发展程度有密切的关系，发达国家对交通设施和规章制度维护均周密，发展中国家虽然其经济得到快速发展，但道路改善相对滞后且交通安全管理明显不足，与此相关的道路交通事故显著增高。颅脑创伤发生率与社会经济发展趋势呈显著相关，对于深入研究颅脑创伤的预防控制体系有极大的参考价值。近年来，随着研究者对轻型脑外伤的关注，研究者对社会活动相关颅脑创伤流行病学表示出极大的兴趣，如美国橄榄球运动和加拿大冰球运动造成的轻型重复颅脑创伤逐渐得到流行病学研究的关注。

目前，对急性颅脑创伤的流行病学特征报告最多的国家是美国，其发生率波动在

62.3 ～ 546/10 万人年，从整体上看，美国等发达国家的颅脑创伤发生率呈下降趋势。急性颅脑创伤的病死率和病死率资料提示，20 世纪 80 年代至 2003 年，病死率最高的是 20 世纪 90 年代非洲，达 80/10 万人年，最低的是 20 世纪 80 年代我国城市 6.3/10 万人年，农村 9.72/10 万人年，美国为 (14 ～ 30)/10 万人年。报道病死率最高的国家是印度，50% 的重型颅脑创伤患者死亡，最低是瑞典为 0.9%。目前，我国颅脑创伤病死率为 4% ～ 7%，不包括死在现场、运送途中及出院后死亡的患者，只能作为参考，不能作为流行病学依据。

由于急性颅脑创伤的发病率和病死率的统计资料与研究方法不同且有很大的差异，即使在医学统计资料较为完善的西方发达国家，也缺乏系统的连续的资料，在统计方法上也有很大的出入。

急性颅脑创伤的病因依据社会经济和文化的发展阶段及时间不同有很大差异。战争时期的颅脑创伤原因主要是火器伤，各国均一致，但和平时期各国则有所不同，主要是根据各国的经济发展水平不同而有所差异。各国各民族均有其不同的社会文化和习惯传统，中国曾经是自行车生产使用的大国，在经济欠发达时期，发生车祸的车辆除机动车之外就是自行车，而在美国虽然道路交通事故导致的颅脑创伤发生率不断下降，但枪伤、运动伤则有所增加。随着人们对战场创伤的关注的增减，爆震伤相关的颅脑创伤也成为新的门类。我国颅脑创伤的主要原因是道路交通事故，在大量建筑项目的开展过程中，高处坠落伤等也成为致伤原因之一。

我国道路交通事故成为急性颅脑创伤的主要原因，文献报道占 50% ～ 70%，每年致死 10 万人，对健康和经济造成严重的危害和巨大损失。我国道路交通事故伤的主要特点是机动车在短时间内迅速增加，事故烈度较大，但近年来随着“酒驾入刑”等交通管理措施的严格实施，道路交通事故伤总体呈下降趋势，在某些发达地区下降程度更为明显。道路交通事故的发生主要与环境因素、驾驶员经验、非机动车和行人的影响有关。坠落伤也是颅脑创伤的主要伤因。高空作业中不系安全带，阳台坠落等常导致急性颅脑损伤，我国 20 世纪 60 年代中报道的急性颅脑创伤的主要病因是坠落伤，至今仍是颅脑创伤病因的第二位或第三位。颅脑创伤的其他原因主要是跌伤，跌伤是日常生活中的常见的创伤方式，随交通事故创伤逐渐下降，对跌伤导致的颅脑创伤应引起重视。另外，还有暴力创伤，指石块、木棍等打击头部致伤，造成颅脑创伤的程度与暴力的大小及头部被击中的部位而定；运动伤，常见于拳击及散打运动员被击中头部，足球、橄榄球、冰球等运动中的严重头部创伤或多次轻型损伤造成的累计效应；火器伤，系弹片、子弹直接致伤颅脑部位产生的损害，多为开放伤。

二、颅脑创伤伤情分类

颅脑创伤包括原发性脑损伤和继发性脑损伤。原发性脑损伤是指直接暴力作用于颅脑，引起脑损伤，包括脑震荡伤、脑挫裂伤和原发性脑干损伤。继发性脑损伤是指受伤一定时间后出现的脑受损病变，主要有脑水肿和颅内血肿，继发性脑损伤因产生颅内压增高或脑压迫而造成危害，控制继发性脑损伤是颅脑创伤临床治疗的主要目标。结合临床实际及其病理变化特征的颅脑创伤分类，对其治疗和预后判定有着重要意义。各国学者多年来一直在试图结合临床表现和病理的统一，提出更加完善的分类方法，以指导抢救治疗工作。现将临床常用伤情分类方法介绍如下。

（一）急性闭合性颅脑损伤的分型

1960 年我国神经外科专家首次制定了“急性闭合性颅脑损伤的分型”标准，按昏迷时间、阳性体征和生命体征将病情分为轻、中、重（特重）3 型，制定出了我国对急性颅脑创伤的分类，已在我国各地广泛地使用。

1. 轻型

(1) 伤后昏迷时间 0 ～ 30 分钟。

(2) 有轻微头痛、头晕等自觉症状。

(3) 神经系统和 CSF 检查无明显改变。主要包括单纯性脑震荡，可伴有或无颅骨骨折。

2. 中型

(1) 伤后昏迷时间 12 小时以内。

(2) 有轻微的神经系统阳性体征。

(3) 体温、呼吸、血压、脉搏有轻微改变。主要包括轻度脑挫裂伤，伴有或无颅骨骨折及蛛网膜下隙出血，无脑受压者。

3. 重型

(1) 伤后昏迷 12 小时以上，意识障碍逐渐加重或再次出现昏迷。

(2) 有明显神经系统阳性体征。

(3) 体温、呼吸、血压、脉搏有明显改变。主要包括广泛颅骨骨折、广泛脑挫裂伤及脑干损伤或颅内血肿。

4. 特重型

(1) 脑原发损伤重，伤后昏迷深，有去大脑强直或伴有其他部位的脏器伤、休克等。

(2) 已有晚期脑疝，包括双侧瞳孔散大，生命体征严重紊乱或呼吸已近停止。

以上分类用于颅脑开放性创伤时，尚须在诊断上注明有开放性创伤。颅底骨折合并脑脊液漏者又称之为内开放性损伤。

（二）格拉斯哥昏迷评分

1974 年格拉斯哥大学的两位神经外科教授 Graham Teasdale 与 Bryan J. Jennett 发表格拉斯哥昏迷评分 (GCS)，是医学上评估颅脑损伤患者昏迷程度的指标，目前国内外广泛用于评估颅脑创伤伤情。具体评分体系如下。

1. 睁眼动作 (Eye Response)

4 分 - 自发睁眼。

3 分 - 语言吩咐睁眼。

2 分 - 疼痛刺激睁眼。

1 分 – 无睁眼。

2. 语言反应 (Verbal Response)

5 分 – 正常交谈。

4 分 – 言语错乱。

3 分 – 只能说出 (不适当) 单词。

2 分 – 只能发音。

1 分 – 无发音。

3. 运动反应 (Motor Response)

6 分 – 按吩咐动作。

5 分 – 对疼痛刺激定位反应。

4 分 – 对疼痛刺激屈曲反应。

3 分 – 异常屈曲 (去皮质状态)。

2 分 – 异常伸展 (去脑状态)。

1 分 – 无反应。

昏迷程度以 E、V、M 三者分数加总来评估，正常人的昏迷评分是满分 15 分，昏迷程度越重者的昏迷指数评分越低。用于判定颅脑创伤伤情时，轻型伤 13 ～ 15 分，中型伤 9 ～ 12 分，重型伤 3 ～ 8 分。常将评分为 3 ～ 5 分的患者判断为特重型颅脑创伤。因插管气切无法发声的重度昏迷者其语言评分以 T 表示。选评判时的最好反应计分。注意运动评分左侧右侧可能不同，用较高的分数进行评分。GCS 评分是现行应用最为广泛、为国际认可的伤情分类体系。

三、影像学分类方法

(一) 重型脑外伤 CT 分类方法

1991 年，Marshall 等根据美国创伤昏迷资料库资料总结颅脑创伤患者的 CT 影像学特征，提出重型脑外伤 CT 分类方法，并经改良。简述如下。

(1) 弥散性损伤 I 型：CT 检查未见明显颅内病变。

(2) 弥散性损伤Ⅱ型：脑池可见，中线移位小于 5mm，无大于 $25cm^3$ 的高密度占位。

(3) 弥散性损伤Ⅲ型：脑池受压或消失，中线移位小于 5mm，无大于 $25cm^3$ 的高密度占位。

(4) 弥散性损伤Ⅳ型：中线移位大于 5mm，无大于 $25cm^3$ 的高密度占位。

(5) 需手术清除的占位：任何占位，可经手术清除。

(6) 不需手术清除的占位：高密度或混杂密度占位大于 $25cm^3$，不能手术清除。

(二) 鹿特丹脑外伤 CT 分类方法

Andrew Maas 等介绍了鹿特丹脑外伤 CT 分类法。

1. 基底池

0 分正常。

1 分受压。

2 分消失。

2. 中线移位

0 分无移位或移位小于 5mm。

1 分移位大于 5mm。

3. 硬脑膜外血肿

0 分无。

1 分有。

4. 脑室出血或外伤性蛛网膜下隙出血

0 分无。

1 分有。

计算方法：在各项积分结果上加 1，根据最终得分预测患者伤后 6 个月的病死率，1 分为 0%，2 分为 7%，3 分为 16%，4 分为 26%，5 分为 53%，6 为 61%。

上述各种颅脑创伤分类方法为颅脑创伤的伤情判断、治疗选择、预后评估提供了可行手段，现行的颅脑创伤分类方法的出发点是对临床症状的主观测评结合客观影像学依据，都存在其局限性，尤其在应用与颅脑创伤预后测评过程中，其实际价值往往受到局限。根据大型颅脑创伤数据库资源和生物标志物特征进行颅脑创伤分类工作逐渐得到重视，是颅脑创伤研究的重点之一。

四、颅脑创伤临床表现与治疗原则

（一）意识变化

意识是人对自身和外界事物的认识，与网状结构的生理功能有密切关系。颅脑创伤造成网状结构功能障碍时，将出现意识障碍。意识障碍的程度，常作为判断颅脑创伤轻重的标志。

1. 意识障碍的分类

各家不完全一致，多认为由轻到重做如下描述。

(1) 嗜睡：是最轻的意识障碍，患者陷入持续的睡眠状态，可被唤醒，并能正确回答和做出各种反应，但当刺激去除后很快又再入睡。

(2) 意识模糊：意识水平轻度下降，较嗜睡为深的一种意识障碍。患者能保持简单的精神活动，但对时间、地点、人物的定向能力发生障碍。

(3) 昏睡：接近于人事不省的意识状态。患者处于熟睡状态，不易唤醒，虽在强烈刺激下（如压迫眶上神经，摇动患者身体等）可被唤醒，但很快又再入睡。醒时答话含糊或答非所问。

2. 严重的意识障碍，表现为意识持续的中断或完全丧失

可分为 3 个阶段：

(1) 轻度昏迷：对疼痛刺激尚可出现痛苦的表情或肢体退缩等防御反应。角膜反射、瞳孔对光反应、眼球运动、吞咽反射等可存在。

(2) 中度昏迷：对剧烈刺激可出现防御反射。瞳孔对光反应迟钝。

(3) 深度昏迷：全身肌肉松弛，对各种刺激全无反应。深、浅反射均消失。

（二）瞳孔变化

颅脑创伤发生意识障碍时，观察瞳孔的形态、大小、反应有无伴随的神经症状，是了解和判断病情程度和变化的主要方法。正常人瞳孔呈圆形，双侧等大，直径为 2.5 ～ 4.5mm，虽有个体差异，如女性、近视和成人稍大些。但无论双侧或单侧，瞳孔直径＞ 6.0mm 或＜ 2.0mm 者均为病态。如一侧瞳孔直径＞ 4.0mm，并有该侧对光反应障碍，而无眼部直接外伤者，则表示该侧动眼神经麻痹，可为颅内血肿诊断的有力参考。但应注意，伴有颈椎损伤时，应排除颈髓损伤刺激交感神经引起的痉挛性瞳孔散大的可能，后者一般并不多见。颅脑创伤伴有脑桥或脑底出血时，可出现副交感神经瞳孔收缩中枢的刺激，表现为瞳孔缩小，可至 2.0mm 以下，应加以注意。

（三）其他生命体征变化

重症颅脑创伤出现轻微意识障碍时，其呼吸变化常表现为过度换气后出现短暂的无呼吸状态，严重脑挫裂伤发生颅内血肿和出现脑水肿时，则颅内压明显增高，这时呼吸表现深而且慢，每分钟可只有 10 次左右。颅内压增高进一步发展，出现小脑幕疝时，则表现为过度呼吸与无呼吸规律地交替出现，即所谓潮式呼吸。如损伤已波及脑干呼吸中枢时，则失去其规律性，成为呼吸失调，呼吸将很快停止，陷入死亡。

颅脑创伤对血压及脉搏常有一短时间内变动，血压呈一过性升高，脉搏有时增加或减少。脑水肿颅内压增高时，又将反射地出现血压上升、脉压增加、脉搏数减少，如颅脑创伤后，即出现明显的血压下降，而且对症治疗无效，此时应首先注意有无内脏损伤，尤其实质性脏器的损伤或四肢、骨盆等骨折大出血性休克。

如脑干、下丘脑等受到损伤时，则由于体温调节功能失调，常立即出现持续性高热，可达 40℃，同时伴有意识障碍，如伤后 3 ～ 5 天体温仍高，则要注意有无肺部并发症或其他感染等。小儿颅脑创伤后 1 ～ 2 小时，由于迷走神经刺激而出现呕吐者居多，常为一过性反应。如呕吐频繁，持续时间较长，并伴有头痛时，应考虑有蛛网膜下隙出血、颅内血肿或颅内压增高的可能。外伤后出现局限性癫痫者，常标志脑局部损伤，一般少见。伤后数天开始出现癫痫者，多考虑为颅内血肿、脓肿或颅内感染等。

脑挫裂伤后，常出现肢体乏力、单瘫、偏瘫或运动性失语等大脑半球局部功能障碍。如出现共济失调、去大脑强直等症状，多说明损伤位于中脑或小脑。下丘脑损伤多表现为尿崩症、中枢性高热、血压的异常变动等。视力障碍、视野缺损、听力障碍等常表示为脑神经的局部损伤。用这些局灶症状和一般症状相结合，来分析颅脑创伤的程度和范围，判断病情变化和预后是十分重要的。

（四）颅脑创伤临床检查

1. 体格检查

为了能明确地判断伤情，迅速有效地确定处理方针，必须首先查明所受外力的种类，外力作用的部位和方向，受伤者在受到外力打击时所处的状态，是加速、减速抑或是挤压伤等。这对分析伤情的轻重和所能涉及的范围等有很大关系，检查急性开放性颅脑创伤伴有大出血的患者时，应首先检查伤口，控制住出血。对闭合性颅脑创伤，应首先检查患者的意识状态，根据意识情况来初步判断外伤的程度。患者如有意识障碍，则必须及时详细地检查瞳孔、血压、脉搏、呼吸、体温等生命体征的变化，进行伤情的分析，以便及时准确地进行抢救。

2. 辅助检查

除病情危急或脑受压症状明显，需要立即手术抢救外，一般均应做头颅 X 线摄前后位、后前位、左及右侧位平片。如枕部受伤时应照 Towne 位相，以观察有无骨折及骨折线所通过的部位，以协助诊断。对疑有脊柱、四肢等骨折者，应做脊椎和四肢 X 线摄片，供诊断和治疗参考。电子计算机体层 (CT) 检查可以发现颅内小血肿和轻度的脑挫裂伤，并可了解其具体部位、形态、大小、范围和所影响周围组织的情况。脑血管造影不作为颅脑创伤检查的常规，只有当患者处于昏迷状态，神经系统检查疑有“偏侧症状”，头颅 X 线平片显示有骨折线经过硬脑膜血管或静脉窦时，又无脑 CT 扫描等特殊检查条件者，应积极地进行脑血管造影检查，以排除颅内血肿。脑同位素扫描和脑电图检查对亚急性和慢性颅内血肿诊断颇有帮助，但对急性颅脑创伤，尤其对意识障碍患者难以施行。专家们对腰椎穿刺的意见尚不一致，有学者认为有诊断价值，有学者则持否定态度。因急性颅脑创伤并发脑水肿时有出现脑疝的危险，故不必过分强调腰椎穿刺。如急性期平稳后，仍有头痛、头晕或发热时可行腰椎穿刺，以了解蛛网膜下隙出血的恢复情况和脑脊液压力的变化情况，为进一步治疗提供有价值的参考。

（五）颅脑创伤治疗

1. 一般治疗

也可称为全身治疗，其目的是要及时治疗由于外伤引起的全身脏器的功能障碍，防止由于全身因素引起脑障碍加重，即早期将原发性损伤限制在最小范围内和积极防止发生继发性损伤。这对颅脑创伤的预后有密切关系。这种处理必须争分夺秒地进行。首先是维护呼吸及循环系统的正常功能，保持呼吸道的通畅和氧的正常交换，与此同时，又必须维持静脉补液、输血的通路，以便补给水、电解质、营养及药物治疗的需要。对头部、胸腹部、四肢等大量出血引起的出血性休克，应迅速查明原因及时处理。积极给予输液、输血、给氧和适当地注射升压药。休克状态纠正后，对输液量和浓度应加注意，勿因输液不当造成严重的脑水肿。

2. 抗脑水肿疗法

当前最普遍应用的药物为20%甘露醇，在脑损伤的急性期常在以下情况使用：

(1) 血肿诊断已明确，在开颅术前为减轻脑受压，可在手术开始同时使用。

(2) 当颅内血肿诊断尚未明确，有颅内压增高症状时，可在密切观察下使用。

如有颅内血肿，可因脱水疗法，症状一时有所缓解，但很快血肿体积增大，症状迅速恶化，应及时手术开颅，清除血肿。如为脑水肿，则症状可以逐渐缓解。故诊断不清而简单地为降低外伤后颅内压增高，而快速滴注甘露醇 (200 ～ 500mL 在 30 分钟内滴完)，急剧降低颅内压，若不密切观察患者的病情变化是十分危险的。

3. 输液

颅脑创伤伴有意识障碍者必须输液，输液品种可以选择平衡盐等不含糖液体。输液量和速度应根据患者的具体情况而加减。输液 48 ～ 72 小时或以后意识仍不恢复，不能进食，并证明无胃肠道出血时，可以应用胃管人工鼻饲。

4. 脑营养疗法

辅酶 A、ATP、能量合剂等，虽然用于神经外科临床已多年，但在实践中尚未见到能促使意识恢复等明显有效的病例。

5. 抗感染疗法

对于昏迷患者，为防止肺炎及尿路感染，应及时给予抗感染治疗，尤其对开放性损伤或合并脑脊液漏等，为预防颅内或伤口感染应立即使用广谱抗生素治疗。

(六) 颅脑创伤手术指征及方法

目前，国内外有关颅脑创伤患者，特别是急性颅脑创伤患者外科手术治疗的指征、时机和方法存在争议。鉴于外科手术无法进行双盲临床对照研究和伦理学问题，至今尚无有关颅脑创伤患者外科手术疗效的一级循证医学证据。美国神经外科专家在收集国际医学刊物发表的 800 多篇 (二级或三级证据) 有关颅脑创伤外科手术方面论著的基础上，编写了《颅脑创伤外科治疗指南》，在 *Neurosurgery* 期刊上全文刊登。对美国等多国神经外科医师外科手术治疗颅脑创伤患者发挥了良好指导作用。我国也编撰发表了《颅脑创伤患者外科手术专家共识》，以指导我国从事颅脑创伤诊治医师的临床医疗实践工作，提高我国颅脑创伤患者救治水平。

1. 急性硬脑膜外血肿

(1) 手术指征：

1) 急性硬脑膜外血肿＞30mL，颞部＞20mL，须立刻开颅手术清除血肿。

2) 急性硬脑膜外血肿＜30mL，颞部＜20mL，最大厚度＜15mm，中线移位＜5mm，GCS 评分＞8 分，没有脑局灶损害症状和体征的患者无须手术治疗。

但必须住院严密观察病情变化，行头部 CT 动态观察血肿变化。一旦出现临床意识改变、颅高压症状，甚至瞳孔变化或 CT 血肿增大，都应该立刻行开颅血肿清除手术。

(2) 手术方法：按照血肿部位采取相应区域骨瓣开颅，清除血肿和彻底止血，骨窗缘悬吊硬脑膜，骨瓣原位复位固定，但对于巨大硬脑膜外血肿、中线移位明显、瞳孔散大的患者，可采用去骨瓣减压和硬脑膜减张缝合技术，避免术后大面积脑梗死造成的继发性颅高压和脑疝，再次行去骨瓣减压手术。

2. 急性硬膜下血肿

(1) 手术指征：

1) 急性硬膜下血肿＞ 30mL，颞部＞ 20mL，血肿厚度＞ 10mm，或中线移位＞ 5mm 的患者，须立刻采用手术清除血肿。

2) 急性硬膜下血肿＜ 30mL，颞部＜ 20mL，血肿最大厚度＜ 10mm，中线移位＜ 5mm，GCS 评分＜ 9 分急性硬膜下血肿患者，可以先行非手术治疗。如果出现伤后进行性意识障碍，GCS 评分下降＞ 2 分，应该立刻采用外科手术治疗。

3) 对于具有 ICP 监测技术的医院，GCS 评分＜ 8 分的重型颅脑创伤合并颅内出血的患者都应行颅内压监测。

(2) 手术方法：对于临床最常见的额颞顶急性硬膜下血肿，特别是合并脑挫裂伤颅高压的患者，提倡采用标准大骨瓣开颅血肿清除，根据术中颅内压情况决定保留或去骨瓣减压，硬膜原位缝合或减张缝合。双侧额颞顶急性硬膜下血肿应该行双侧标准外伤大骨瓣手术，也可采用前冠状开颅去大骨瓣减压术。

3. 急性脑内血肿和脑挫裂伤

(1) 手术指征：

1) 对于急性脑实质损伤 (脑内血肿、脑挫裂伤) 的患者，如果出现进行性意识障碍和神经功能损害，药物无法控制高颅压，CT 出现明显占位效应，应该立刻行外科手术治疗。

2) 额颞顶叶挫裂伤体积线移位＞ 5mm，伴基底池受压，应该立刻行外科手术治疗。

3) 急性脑实质损伤 (脑内血肿、脑挫裂伤) 患者，通过脱水等药物治疗后 ICP ≥ 25mmHg，CPP ≤ 65mmHg，应该行外科手术治疗。

4) 急性脑实质损伤 (脑内血肿、脑挫裂伤) 患者无意识改变和神经损害表现，药物能有效控制高颅压，CT 未显示明显占位，可在严密观察意识和瞳孔等病情变化下，继续药物治疗。

(2) 手术方法：

1) 对于额颞顶广泛脑挫裂伤合并脑内血肿、CT 出现明显占位效应患者，应该提倡采用标准外伤大骨瓣开颅清除脑内血肿和失活脑挫裂伤组织、彻底止血，常规行去骨瓣减压，硬膜减张缝合技术。

2) 对于无脑内血肿、额颞顶广泛脑挫裂伤脑肿胀合并难以控制高颅压、出现小脑幕切迹疝征象的患者，应常规行标准外伤大骨瓣开颅，硬膜减张缝合技术，去骨瓣减压。

3) 对于单纯脑内血肿、无明显脑挫裂伤、CT 出现明显占位效应的患者，按照血肿部位，采用相应部位较大骨瓣开颅清除血肿、彻底止血，根据术中颅内压情况决定保留或去骨瓣减压，硬膜原位缝合或减张缝合。

4) 对于后枕部着地减速性损伤、对冲伤导致的双侧大脑半球脑实质损伤（脑内血肿、脑挫裂伤）导致的脑内多发血肿，应该首先对损伤严重侧病灶进行开颅手术，必要时行双侧开颅大骨瓣减压手术。

4. 急性颅后窝血肿

(1) 手术指征：

1) 颅后窝血肿＞10mL、CT 扫描有占位效应（四脑室的变形、移位或闭塞；基底池受压或消失；梗阻性脑积水），应该立刻行外科手术治疗。

2) 颅后窝血肿＜10mL、无神经功能异常、CT 扫描显示不伴有占位征象或有轻微占位征象的患者，可以进行严密的观察治疗，同时进行不定期的 CT 复查。

(2) 手术方法：采用枕下入路开颅，彻底清除血肿，行硬脑膜原位或减张缝合。

5. 慢性硬膜下血肿

(1) 手术指征：

1) 临床出现颅高压症状和体征，伴有或不伴有意识改变和大脑半球受压体征。

2) CT 或 MRI 扫描显示单侧或双侧硬膜下血肿厚度＞10mm、单侧血肿导致中线移位＞10mm。

3) 无临床症状和体征、CT 或 MRI 扫描显示单侧或双侧硬膜下血肿厚度＜10mm、中线移位＜10mm 患者可采取动态临床观察。

(2) 手术方法：

1) 低密度硬膜下血肿通常采用单孔钻孔引流术。

2) 混合密度可采用双孔钻孔引流冲洗方法。

3) 对于慢性硬膜下血肿反复发作、包膜厚、血肿机化的患者，则需要开瓣手术剥除血肿膜、清除机化血肿。

6. 凹陷性颅骨骨折

(1) 手术指征：

1) 闭合性凹陷性骨折＞1.0cm。

2) 闭合性凹陷性骨折位于脑功能区、压迫导致神经功能障碍。

3) 开放性凹陷性骨折。

4) 闭合性凹陷性颅骨骨折压迫静脉窦导致血液回流、出现颅高压患者。

5) 凹陷性颅骨骨折位于静脉窦未影响血液回流、无颅高压患者不宜手术。

(2) 手术方法：

1) 无污染的骨折片取出塑形后原位固定。

2) 严重污染骨折片应该取出，待Ⅱ期修补。

3) 合并颅内出血和脑挫裂伤按相应外科手术规范处置。

7. 颅骨修补术

(1) 手术指征：

1) 颅骨缺损＞ 2cm。

2) 影响美容。

3) 通常在伤后＞ 3 个月进行颅骨修补术，对于较大颅骨缺损导致患者临床症状和体征的患者，临床病情允许条件下，可以适当提前。

4) 由于儿童颅骨发育特点，颅骨修补手术原则＞ 12 岁。对于较大颅骨缺损，不影响儿童正常生活和学习且头皮发育良好，可以不受年龄限制。

5) 颅脑创伤后发生颅内外感染的患者，颅骨修补术必须在感染治愈 1 年以上。

(2) 手术方法：

1) 按照颅骨缺损大小和形态选择相应塑形良好的钛网或其他材料。

2) 在颞肌筋膜下与硬脑膜外仔细分离，尽量不要分破硬脑膜，将修补材料固定在颅骨边缘。

3) 也可采用自体颅骨保存和修补术。

（七）颅脑创伤脑保护药物治疗研究进展

1. 激素

国内外多个临床医学中心曾开展类固醇激素治疗颅脑损伤患者的临床研究，对其疗效存在较大争议，大多数临床研究结果令人失望。英国《柳叶刀》杂志发表大剂量激素治疗 10008 例急性颅脑损伤患者前瞻性随机双盲临床对照研究结果让人震惊。5007 例急性颅脑损伤患者 (GCS ＜ 14 分) 伤后 8 小时内给予大剂量甲泼尼龙治疗 (48 小时甲泼尼龙总剂量 21.2g)，另 5001 例同样伤情患者给予安慰剂作为对照组，结果表明甲泼尼龙组患者病死率 21.1%，对照组病死率为 17.9%，显著增加了患者病死率 (P=0.0001)。导致病死率增加的主要原因是感染和消化道出血。研究结果呼吁急性颅脑损伤患者不应该使用大剂量激素。有关常规剂量激素治疗急性颅脑创伤患者的疗效争议很大，目前尚无确切结论。

2. 钙通道阻滞药

欧洲和国际多中心对钙通道阻滞药－尼莫地平 (尼莫同) 治疗颅脑损伤和外伤性蛛网膜下隙出血 (tSAH) 进行了为期 12 年，共进行了Ⅳ期前瞻性随机双盲临床对照研究。Ⅰ期对 351 例急性颅脑损伤患者进行了前瞻性随机双盲临床对照研究，结果发现无效。随后进行了Ⅱ期对 852 例急性颅脑损伤患者前瞻性随机双盲临床对照研究，同样证明对颅脑损伤患者无效，但在分析临床资料后发现，尼莫同对 tSAH 患者有效。为了证明它对 tSAH 患者的确切疗效，欧洲又进行了Ⅲ期尼莫同治疗 123 例 tSAH 患者的前瞻性随机双盲临床对照研究，结果也表明有效。随后，又开展了Ⅳ期大样本前瞻性随机双盲临床对照研究，研究在 13 个国家 35 个医院进行，对 592 例 tSAH 患者的前瞻性随机双盲临床对照研究，结果令人失望，尼莫同无任何治疗作用。由于尼莫同的临床效果争议很大，故国际上已经不把尼莫同列为治疗急性颅脑损伤患者和 tSAH 患者的药物。

3. 清蛋白

清蛋白是目前临床治疗急性颅脑损伤脑水肿的常用药物。但是，国际多中心临床研究结果得出相反的结论。《新英格兰医学》杂志发表有关清蛋白与生理盐水治疗急性颅脑损伤患者前瞻性随机双盲对照研究结果。460 例患者的入院标准：急性颅脑损伤、GCS ≤ 13 分、CT 扫描证实有颅脑损伤。460 例患者随机分为两组：231 例 (50.2%) 清蛋白治疗组，全部采用 4% 清蛋白液体治疗 28 天或直至死亡；229 例 (49.8%) 为生理盐水对照组。两组患者治疗前的临床指标 (年龄、伤情、CT 扫描) 无统计学差异。460 例患者中，重型颅脑损伤患者 (GCS 3 ～ 8 分)：清蛋白 A 治疗组 160 例 (69.3%)，生理盐水对照组 158 例 (69.0%)。伤后 24 个月临床疗效随访结果，214 例清蛋白组死亡 71 例 (33.2%)，206 例生理盐水组死亡 42 例 (20.4%)(P=0.003)。重型颅脑损伤患者中，146 例清蛋白治疗组死亡 61 例 (41.8%)，144 例生理盐水对照组死亡 32 例 (22.2%)(P ＜ 0.001)。中型颅脑损伤患者中，50 例清蛋白治疗组死亡 8 例 (16.0%)，37 例生理盐水对照组死亡 8 例 (21.6%)(P=0.50)。研究发现清蛋白增加重型颅脑损伤患者病死率。

4. 镁

英国《柳叶刀：神经病学》期刊上发表了的一组美国 7 个医学中心采用硫酸镁治疗 499 例前瞻性随机双盲临床对照研究结果。研究分组为低剂量组 (血浆镁离子浓度 1.0 ～ 1.85mmol/L)、高剂量组 (1.25 ～ 2.5mmol/L) 和对照组。研究结果发现，患者病死率为对照组 (48%)、低剂量组 (54%)(P=0.007)、高剂量组 (52%)(P=0.7)。研究表明，硫酸镁对急性颅脑创伤患者无效，甚至有害。

5. 谷氨酸拮抗药

Selfotel 是于 1988 年世界上合成的第一种谷氨酸受体拮抗药。Ⅰ期志愿者试验时，发现它会引起精神 / 心理疾病的不良反应；Ⅱ期对 108 例急性颅脑损伤患者的临床研究显示具有降低颅内压作用；Ⅲ期临床试验对 860 例重型颅脑损伤患者进行了大规模前瞻性随机双盲临床对照研究，研究结果证明无效。Cerestat 是谷氨酸的非竞争性拮抗药，它结合在谷氨酸受体通道上镁的结合位点，并且只有当受体被高浓度谷氨酸激活时才发挥药理作用。Ⅲ期临床试验共有欧洲和美国的 70 个中心对 340 例颅脑损伤患者进行了前瞻性随机双盲临床对照研究，研究结果显示无效。谷氨酸拮抗药 CP101-606 比前两者的不良反应少。它在脑组织的浓度是血浆中的 4 倍，可以很快达到治疗浓度。Ⅲ期临床试验对 400 例颅脑损伤患者进行了前瞻性随机双盲临床对照研究，研究结果显示无效。谷氨酸拮抗药 D-CPP-ene 在欧洲 51 个中心进行了前瞻性随机双盲临床对照研究，治疗 920 例急性颅脑损伤患者。伤后 6 个月时随访结果显示，治疗组患者预后比安慰剂组差，但无统计学意义。Dexanabinol 不但是非竞争性 NMDA 抑制药，还是自由基清除药、抗氧化药和抗 α 肿瘤坏死因子致炎作用的抑制药。以色列 6 个神经外科中心进行急性颅脑创伤患者前瞻性随机双盲临床对照研究。101 个患者随机接受了不同剂量 Dexanabinol 或安慰剂。结果显示它能降低颅脑创伤患者低血压和病死率，但无统计学差异。

6. 自由基清除药

Tirilazad 是一种很强的自由基清除药。它被认为比传统类固醇的抗脑水肿更有效，并且没有糖皮质激素的不良反应。通过美国和其他国家对 1700 例重型颅脑伤患者的前瞻性随机双盲临床对照研究，结果表明它对急性颅脑创伤患者无显著疗效。聚乙烯包裹超氧化物歧化酶 (PEOSOD) 是另一种强大的自由基清除药。美国弗吉利亚医学院 Muizelaar 报道了 PEOSOD 治疗颅脑损伤患者有效的Ⅱ期临床研究结果。但随后美国 29 个中心对 463 例重型颅脑损伤患者进行前瞻性随机双盲临床对照研究。伤后 3 个月随访结果显示：1 万 U/kg PEOSOD 治疗组患者 GCS 评分提高 7.9%，伤后 6 个月时提高 6%，但都未达到统计学意义。其他剂量治疗与对照组无差异。目前还有其他类型自由基清除剂正在临床试验中，疗效有待评价。

7. 缓激肽拮抗药

缓激肽拮抗药 -Bradycor 的前瞻性随机双盲临床对照研究在美国的 39 个中心进行，以 ICP 作为主要观察目标，共治疗 139 个病例。结果表明治疗组和对照组之间没有显著差异。由于该药物的安全性差，终止了该项目的临床研究。

8. 线粒体功能保护药

用于治疗急性颅脑损伤患者的临床多中心研究。160 例患者治疗结果令人失望，治疗组患者病死率为 25%，安慰剂组病死率为 15%。由于给药组的病死率高于安慰剂组，这个试验被停止。

9. 其他神经营养药物

神经生长因子，脑活素等多肽类营养药物都未执行严格随机双盲多中心前瞻性对照研究，疗效尚无法判断。

颅脑创伤是涉及创伤学、神经外科学、重症监护医学、急诊医学的多学科交叉临床难治性疾病之一，重型颅脑创伤救治是世界范围的难题，近年来，其病死率呈逐渐下降趋势，我国颅脑创伤救治在经过了漫长的发展历程后，在颅脑创伤手术治疗、亚低温治疗、神经康复治疗等方面取得了多项与世界水平接轨的临床研究成果。但是，如何建立合乎中国国情颅脑创伤救治规范化体系，推进覆盖面较广的颅脑创伤药物、手术、重症监护治疗和并发症防治技术路线，仍然是神经外科医师必须面对的重大课题。

第二节　颅脑创伤的院前急救和急诊室处理

颅脑创伤严重威胁人类健康，纵观其 150 年的救治历史，尽管其病死率已有显著下降，但重型颅脑创伤的总体病死率依然维持在 35% 左右。有分析认为，2020 年颅脑创伤会超过癌症和心脑血管疾病成为全世界第一大死亡原因。及时有效处理是颅脑创伤救治的基本原则，院前急救与急诊室处理是颅脑创伤救治的第一个也是最重要的环节，迅速而合理的救治是提高颅脑创伤救治水平的关键。现在颅脑创伤的主要致伤原因是交通意外，道路交通事故导致的颅脑损伤占所有颅脑创伤的60%左右；战时的颅脑穿通伤、爆震伤等特殊类型损伤的院前急救和急诊室处理不在本文的论述范围。

颅脑创伤发生后，脑组织损伤可分为原发性损伤和继发性损伤。原发性脑损伤发生于外部暴力作用的瞬间，是颅脑创伤患者病理生理改变的基础，其特点和严重程度由致伤因素和机制决定，仅能通过采取相应措施进行预防和后续治疗；而继发性脑损伤是在致伤因素基础上，逐渐出现的神经病理结构的改变，是医疗救治的重点。导致继发性脑损伤的主要原因可归结为局灶性因素(如血液刺激、脑挫裂组织水肿、颅内压增高等)和系统性因素(如休克、低氧血症等)。故院前急救和急诊处理的目的是阻断或减少继发性脑损伤的进展，尽可能减轻继发性脑损伤的程度，保护脑组织。

一、院前急救

院前急救的目的是迅速解救患者并安全转移至救治医院。我国的创伤院前急救主要由“120”急救人员、消防战士及交通警察共同完成，相关体系还在完善中。目前欧美、日本等国家，都已建立了专门的创伤救治机构，具备完善的现场抢救体系，使创伤的病死率大幅降低，患者的生存质量大为提高。目前，国内外专家们一致认为，颅脑创伤患者在伤后1小时内应得到救治，并将伤后医疗救护的时间作为衡量当地创伤救治水平的重要指标。各国现场抢救的时间不尽相同，日本大阪的救护人员可在接到报告后的4.5分钟内到达现场实行抢救。部分国家使用的直升机创伤救治系统(HEMS)，更缩短了危重症创伤患者送达救治医院的时间，显著提高了患者的存活率。美国耶鲁大学急救中心将患者送达医院后确诊并接受治疗的时间规定为0.5小时，并将之称为“黄金时间”。2007年美国创伤学会为提高院前急救水平，制定了《院前急救指南》(表1-1)。

表1-1 颅脑创伤院前急救指南

急救指南	
Ⅰ.评估：机体氧合状态和血压	持续监测血氧饱和度和血压 避免低氧血症(SpO_2 < 90%)和低血压(收缩压< 90mmHg)
Ⅱ.评估：神志状态	格拉斯哥昏迷(GCS)评分是判断颅脑创伤患者伤情和预后的重要指标 机体充分复苏后(气道、呼吸和循环)再进行GCS评分 应用镇静药或肌松药之前进行GCS评分的医务工作者需要经过专业培训
Ⅲ.评估：瞳孔	事故现场的瞳孔检查是患者原发伤及预后判断的重要指标 记录眼眶外伤 机体充分复苏后才可得到准确的瞳孔检查结果 记录双侧瞳孔大小及直/间接对光反应

续表 1-1

急救指南	
Ⅳ. 治疗：气道、通气、氧合	对重型颅脑创伤患者或持续吸氧仍出现低氧血症的患者需建立人工气道 避免低氧血症 (SpO_2 < 90%) 检测血压、血氧。行气管内插管后需监测呼气末二氧化碳分压 ($ETCO_2$) 通过双肺听诊或测量 $ETCO_2$ 判断插管后导管的位置是否正确 避免过度换气 ($ETCO_2$ > 35mmHg) 在城市陆路转运条件下，不建议给予存在自主呼吸并可维持 SpO_2 > 90% 的患者肌松药和气管内插管
Ⅴ. 治疗：液体复苏	低血压患者给予平衡盐溶液复苏
Ⅵ. 治疗：脑疝	避免预防性应用过度换气 ($PaCO_2$ < 35mmHg) 密切观察脑疝的临床体征：瞳孔不等大，对光反应减弱或消失，去脑强直，意识障碍程度加深 (GCS 评分下降＞ 2 分) 对于生命体征稳定的脑疝患者，可适当给予过度换气，将 $ETCO_2$ 控制在 30 ～ 35mmHg 成人过度换气呼吸频率设定为 20/ 分，儿童为 25/ 分，婴儿为 30/ 分

有研究显示，高碳酸血症、低血压、低氧血症的严重程度与复合伤患者的伤情及预后密切相关。合并低血压的重型颅脑创伤患者的病死率是血压正常患者的 2 倍。Harborview 医疗中心的研究证实，颅脑创伤患者早期气管内插管可以显著降低患者的病死率，院前气管内插管辅以机械通气可以降低低氧血症和低血氧的发生率。美国创伤学会以循证医学证据为基础，针对颅脑创伤的院前救治制定了较为详尽的急救指南 (表 1-1)。该《指南》建议急救人员在事故现场解救出患者后，须立即固定脊柱，对于所有格拉斯哥昏迷 (GCS) 评分≤ 8 分的患者须立即进行气管内插管，呼吸机辅助呼吸，并持续监测脉搏血氧饱和度，避免低氧血症和高碳酸血症的发生。对于低血压的颅脑创伤患者，应立即寻找出血源，进行包扎止血，同时立即开始静脉补液治疗。

急救人员应详细记录受伤过程及交通事故现场有价值的信息，如患者是否使用安全带、是否被甩出车外、方向盘是否弯曲、挡风玻璃是否有特征性的破损等信息 (见表 1-2)，这将为急诊接诊医生对患者伤情做出更全面的判断提供线索。颅脑创伤的院前急救可综合归纳为迅速解救、维持生命体征、避免继发伤、快速转运。

二、急诊室处理

美国外科医师学会 (ACS) 根据大量的询证医学证据，制定了较为完善的创伤临床救治指南和培训课程 —— 高级创伤生命支持 (ALTS)，现已修订至第 9 版，是目前较为权威、实用、系统的急诊室处置方法。本文的颅脑创伤患者的急诊室处理，也主要参照该 ALTS。颅脑创伤患者的急诊室处理分为初步评估和再次评估。

(一)初步评估

颅脑创伤患者一经送达急诊室，应立即逐项开始初步评估，旨在系统全面评估和处理致命伤情，按照英文字母“ABCDE”顺序进行(表1–2)。

1. 气道(A)

首先评估患者气道开放情况。移去患者义齿，清除阻塞呼吸道的异物、胃内容物及血块。颅脑损伤患者因意识障碍或合并面部及气管损伤，难以保证呼吸道通畅及正常通气功能，故有学者主张可以适当放宽气管内插管的临床指征。美国创伤学会建议对GCS ≤ 8分的颅脑创伤患者须立即进行气管内插管及呼吸机辅助呼吸。如考虑患者可能合并颅底骨折，应禁止经鼻行气管内插管，可采取经口途径。此外，在操作过程中应警惕可能的颈椎损伤，确保颈椎中立位。

2. 呼吸(B)

评估患者气道通畅的同时进行呼吸功能的评估。仔细观察患者双侧胸廓是否对称，呼吸动度是否一致，双肺呼吸音是否存在。若患者存在明显的连枷胸、气胸、血气胸应立即予以专科处置。给予患者高流量吸氧，纠正低氧血症及高碳酸血症。研究发现：脑血流量与血中CO_2的浓度呈正相关，血中CO_2浓度每增高1单位，脑血流可增加2% ～ 4%，但同时会促进颅内压的进一步升高。近年来文献报道，预防性过度换气降低血CO_2的浓度可以增加颅脑创伤患者的病死率。因此，须保证患者血CO_2浓度在适当范围，浓度过高可以增加颅内压，过低可以导致脑供血不足。目前，循证医学指南建议可予颅脑创伤患者早期轻度过度换气，维持患者动脉血CO_2分压在30 ～ 35mmHg。

表1–2　初步评估

	评估
A. 气道	评估气道开放程度，是否可以为机体充分提供氧合 保证气道开放 警惕颈椎损伤，确保颈椎中立位
B. 呼吸	给予高流量吸氧 评估胸部损伤及程度 专科处理 (1)张力性气胸；(2)大量血胸；(3)连枷胸；(4)吮吸性胸壁伤；(5)心脏压塞
C. 血液循环	通过以下方面评估血液循环状况 (1)是否存在明显外出血；(2)观察皮肤色泽、温度和周围毛细血管充盈状态； (3)触诊脉搏；(4)记录血压；(5)观察颈部血管充盈状态
D. 神经功能障碍	检查瞳孔大小及对光反应 检查脑疝及脊髓损伤的体征
E. 暴露	充分暴露患者身体，便于全面体格检查 注意保暖，避免低体温

3. 血液循环 (C)

颅脑创伤患者脑血液循环自主调节功能丧失，因此脑灌注压很大限度上决定于外周血压。加之损伤的脑组织需氧量激增，并伴随颅内压升高等诸多可减少脑灌注的因素，脑组织此时对于低血压所造成的脑灌注不足异常敏感。因此，若颅脑创伤患者存在活动性出血(如头皮挫裂伤)，应立即予以包扎止血，同样也要重视帽状腱膜下相对缓慢的出血。同时建立静脉通道，保证静脉通路通畅开放。密切监测患者血压，有条件的急诊抢救室可给予持续监测动脉压。若患者血压下降，则需开始静脉补液治疗，维持患者正常血容量，避免收缩压低于 90mmHg。需要强调的是颅内出血量本身不会造成低血压，若患者经补液治疗后血压仍无明显升高且无明显外出血，则需高度警惕机体其他部位的内出血。颅脑创伤患者因机体应激反应等因素常出现心动过速，若出现心动过缓则应警惕颅内压的增高，典型表现为库欣综合征，即血压增高、脉压增大、脉搏徐缓、呼吸深慢。延髓衰竭的濒临死亡患者也可出现心动过缓。低血压伴心动过缓多提示神经源性休克，常与脊髓损伤相关。此时治疗主要以升压药物为主，而非大量静脉补液。需要注意的是低血压可导致患者意识不清，在抗休克治疗后，患者意识可以迅速恢复，故 GCS 评分应在抗休克治疗后进行。

4. 神经功能障碍 (D)

患者生命体征稳定后，应迅速开始全面的神经系统检查。包括 GCS 评分、脑神经、感觉和运动功能检查。需注意可能影响神经系统查体的因素，如饮酒、吸食毒品、伴复合伤。创伤性癫性发作后出现的神经功能障碍会持续数分钟至数小时，须与原发或继发脑损伤所致的神经功能缺失相鉴别。GCS 评分中运动评分与患者的预后密切相关，应多加以重视。

5. 暴露 (E)

需充分暴露患者全身，以便全面体格检查，同时注意保暖，避免发生低体温。仔细检查患者颅面部是否有压痛及畸形。患者在颈托固定颈椎的前提下，采用滚木式，将患者侧翻，充分暴露背部，并仔细触诊脊柱是否存在压痛和畸形。

(二)再次评估

1. 病史采集

对患者伤情的判断及治疗方案的选择尤为重要。应充分向患者、家属、现场急救人员采集患者的病史，可用英文“AMPLE”字母顺序采集病史，即过敏史 (A)、用药史 (M)、既往患病史、妊娠史 (P)、最近一餐进食时间 (L)、受伤经过 (E)。病史采集过程中，急诊医师应判断采集病史的准确性。注意不要忽视受伤过程及事故现场的信息采集，应仔细询问受伤经过、机动车的速度及破损情况、其他相关人员的受伤情况、患者事故现场相对机动车的位置(是驾驶员还是乘客、是否被甩出车外)、患者是否有相关的安全保护措施(是否戴头盔、是否使用安全带、汽车气囊是否打开)等信息。这对于患者可能出现的损伤形式和伤情的判读至关重要。此外，患者病情进展的速度也是判断伤情的重要线索。患者受伤时清醒，逐渐出现意识障碍加重甚至昏迷，有 80.5% 的患者 CT 可发现颅内占位性损伤。患者经急诊抢救处理后，GCS 评分较事故现场无明显改善者，预后不良。

2. 全身体格检查

研究发现，超过 50% 的重型颅脑创伤患者合并其他部位的复合伤，32% 的患者合并骨盆或长骨骨折，23% 合并胸外伤，22% 合并颌面部骨折，7% 合并腹腔脏器损伤，2% 合并脊髓损伤。因此，在完成初步评估后，需要各专科医师对患者进行详细的体格检查。

首先，再次评价患者的意识状态，GCS 评分是目前评价外伤患者意识障碍程度较为可靠的评估方法。要求接诊医师在 30 秒内完成对患者睁眼、语言、运动三部分的评分。在行 GCS 评分之前需确保患者无低血压或使用可能影响神志判断的药物。首先观察患者是否可以自主睁眼，进而问候患者，呼唤患者姓名，给予简单指令 (如张嘴，伸舌头，攥手)。如患者不能遵从，则通过按压胸骨前部或压眶给予患者刺痛刺激，完成评分。需要强调的是复苏后生命体征平稳下的 GCS 评分才有临床意义，才对患者预后判断有价值。GCS 评分后面加上 T 则代表患者已行气管插管，无法行语言评分。如患者带气管内插管到达急诊室，呼唤睁眼，刺痛定位，则 GCS 评分为 8T。此外，GCS 评分以每项最佳评分为准，如患者一侧出现去皮质强直、对侧出现去脑强直，则运动项目评分为 3 分，而非 2 分。复苏后患者的 GCS 评分下降，高度提示继发性脑损伤。因此，在复苏过程中应需多次对患者进行 GCS 评分。GCS 评分中运动评分较为准确，与患者病情及预后密切相关，应予特殊重视。

脑颅部位的损伤常因呕吐物、血痂及头发所遮盖，不易发现。应仔细检查是否有头皮损伤、血肿、骨质凹陷。再次检查瞳孔及眼球各向运动并摘除角膜接触眼镜。瞳孔大小、对光反应情况及患者年龄是除 GCS 评分外判断患者预后的重要指标。存在明显眼外伤的患者若出现同侧瞳孔散大，直接对光反应消失、间接对光反应存在，提示伤眼原发性视神经损伤。若患者无明显眼外伤，单侧瞳孔散大、对光反应减弱或消失则高度提示同侧海马沟回疝。若患者一侧眼睑下垂、瞳孔散大、眼球外展外斜固定，则提示动眼神经损伤。双侧瞳孔散大见于缺氧、低血压、使用扩瞳药物、双侧动眼神经损伤或濒危状态。双侧瞳孔缩小多为药物所致，也可见于脑桥损伤。一侧瞳孔缩小伴同侧眼睑下垂，提示 Homer 综合征，提示颈动脉夹层。检查患者是否存在脑脊液耳漏或鼻漏，一侧周围性面瘫伴同侧乳突部皮下血瘀斑 (Battle 征) 提示颅中窝底骨折，眶周皮下及球结合膜下瘀血斑 (熊猫眼) 提示颅前窝底骨折。爆炸伤患者，须仔细检查鼓膜。检查气管是否居中，双侧颈动脉搏动是否良好，有无明显杂音。检查患者有无明显颈部软组织肿胀、颈静脉怒张。颈后部疼痛或体检发现颈椎体错位或棘突序列不良，提示脊髓损伤。对胸、腹、骨盆、四肢进行详细的体格检查，尤其是伴有低血压的颅脑创伤患者。

急诊医师应熟悉掌握不同种类脑疝的临床表现。在幕上一侧脑组织向对侧移位，将颞叶海马沟回被挤入小脑幕裂孔而压迫脑干，导致海马沟回疝。可表现为同侧瞳孔散大，可因受压大脑部的侧别不同，出现一侧肢体偏瘫。枕骨大孔疝主要由创伤引起的小脑挫裂伤、水肿、出血或形成血肿、颅后窝硬脑膜外血肿等造成颅后窝压力增高，小脑扁桃体被挤入枕骨大孔内而压迫延髓背侧的生命中枢所致。临床表现为患者烦躁或昏迷加深、生命体征紊乱、呼吸变慢，患者表现为可呼吸心搏突然同时停止或呼吸越来越慢直至停止，而心搏仍可维持数分钟后停止。颞叶沟回疝和枕骨大孔疝均可导致脑干移位出血，出血多位于脑干腹侧中线旁，也称为 Duret 出血，而弥散性轴索损伤导致的脑干出血常见于四叠体的背侧。

（三）影像学检查

头 CT 平扫检查是急性颅脑创伤患者的首选影像学检查，《ALTS 指南》建议从初步评估到 CT 检查不应超过 30 分钟。部分学者为了不浪费有效的医疗资源，依据颅脑创伤患者临床症状与体征，将出现颅内损伤的可能性分为低、中、高危组，低危组患者可暂不行头 CT 检查，而中危和高危组患者需立即行头 CT 平扫检查（表 1-3)。

依据头 CT 平扫检查大多可对患者病情做出正确诊断，但常规“脑组织窗”对薄层硬膜下血肿的判断不甚理想，需通过调节窗宽和窗位，使用“硬膜下窗”进行病情的判断。此外，某些线性骨折在头 CT 定位像上更为明显。由于颅骨造成的部分容积效应，颅后窝病变常显示不清，必要时须配合头 MRI 检查。

首次头 CT 检查时可能未发现异常或仅有小的挫伤及出血灶，此时病变可能还在不断演化，如在病情观察期间头痛、呕吐等症状体征进行性加重时，应立即复查 CT。据报道，约 10% 的颅脑创伤患者存在颅内血管阻塞或夹层。如患者头 CT 检查结果与出现的局灶性神经功能障碍不符，则要高度怀疑颅内血管损伤的可能，必要时可考虑行 CTA 或 DSA 检查。

表 1-3　颅脑创伤患者出现颅内损伤的危险分层

危险分层	判断标准
低危组	无明显症状；头痛；头晕；头皮软组织损伤（包括头皮挫裂伤及血肿）；无中危或高危组判断标准
中危组	伤后曾出现意识丧失；头痛逐渐加重；受伤时已饮酒或已使用其他影响意识状态的药物；伤后肢体抽搐；受伤过程不详；年龄小于 2 岁；伤后出现遗忘；可能存在颅底骨折或凹陷性骨折伴机体其他部位复合伤；严重的面部损伤
高危组	伤后昏迷；局灶性神经功能障碍；意识障碍程度逐步加深；明确的颅脑穿通伤或凹陷性骨折

（四）急诊治疗

所有患者均应按外伤急诊处理原则进行检查、急救和治疗。伤口活动性出血者立即采取有效止血措施，积极抗休克治疗，伤口清创缝合，并注射破伤风抗毒素或人破伤风免疫球蛋白。有呼吸道梗阻或呼吸困难者行吸痰、必要时气管插管或气管切开、吸氧。

有胸腹等严重合并伤须请相关专科科室医生协助处理。

对于轻型颅脑创伤患者，符合下述条件者可回家密切观察：

(1) 头 CT 无明显异常。

(2) GCS 评分≥14 分。

(3) 无高危组临床表现。

(4) 除曾出现一过性意识丧失外，无其他中危组临床表现。

(5) 可出现逆行性遗忘，但急诊室神经系统查体正常。

(6) 患者有家属陪伴，可密切观察患者病情变化。

(7) 患者若出现病情变化，就近有医院可以立即就诊。

但急诊医师应充分告知患者及家属，若出现下述情况，应立即就近就诊：

(1) 意识障碍程度加深或不能被唤醒。

(2) 异常行为表现。

(3) 头痛加剧。

(4) 言语含糊不清。

(5) 肢体无力或感觉异常。

(6) 持续呕吐。

(7) 瞳孔散大、对光反应减弱或消失。

(8) 肢体抽搐。

(9) 头皮损伤部位肿胀迅速增大。

对于中型颅脑创伤患者或来院就诊较早者，患者虽然就诊时未发现明显异常，但病情有可能进一步进展或突然恶化，需收住院治疗或留急诊室密切监测患者生命体征、神志、瞳孔等变化，必要时动态复查头 CT。

对于重型颅脑创伤患者，应立即监测生命体征、吸氧、颈托固定颈椎。呼吸困难者须行气管插管或切开，必要时人工呼吸。有活动性出血时予以止血并建立静脉通道进行补液或输血治疗。胸、腹损伤及肢体骨折请相关科室医师协助处理。如发现颅内血肿、挫裂伤、水肿等占位效应及脑疝者，应紧急给予甘露醇脱水降颅内压，完善术前准备，通知手术室及上级值班医师，并尽快完成入院手续将患者转入神经科 ICU。

第三节　脑挫裂伤

脑挫裂伤是指暴力作用于头部，造成脑组织的器质性损伤，包括挫伤和裂伤两种病理类型。它是颅脑损伤后在大体解剖和 CT 上最常见的一种损伤，通常为多发并伴有其他类型的颅脑损伤。脑挫裂伤可发生于受暴力直接作用的相应部位或附近，产生冲击伤，但是通常发生严重和常见的是脑挫裂伤出现在远离打击点的部位，暴力作用点的对应点，产生严重的对冲伤。

一、流行病学

统计显示，颅脑损伤的发病率占全身各部位创伤的 9% ～ 21%；战时的发病率为 7% ～ 20%。我国的调查结果 (WHO 的流行病学标准) 是城市颅脑损伤的年发病率为 55.4/10 万人口，年患病率为 788.3/10 万人口，年病死率为 6.3/10 万人；农村颅脑损伤的年发病率为 64.02/10 万人口，年患病率为 442.4/10 万人口，年病死率为 9.72/10 万人口。

二、解剖学

颅脑损伤始于致伤外力作用于头部所导致的颅骨、脑膜、脑血管和脑组织的机械形变。损伤类型则取决于机械形变发生的部位和严重程度。原发性脑损伤主要是神经组织和脑血管的损伤，表现为神经纤维的断裂和传出功能障碍，不同类型的神经细胞功能障碍，甚至细胞死亡。

(1) 机械负荷：能导致脑部发生机械形变的作用力称为机械负荷，根据其作用的时间分为静态负荷和动态负荷。静态负荷是指作用力缓慢施加于头部，作用时间＞ 200 毫秒。静态负荷所致的脑损伤较少见，由于颅骨被缓慢挤压导致形变，造成的脑损伤通常只发生在受力局部。动态负荷是指作用力突然施加于脑部，作用时间＜ 200 毫秒。动态负荷比较常见，又可以根据负荷的性质分为接触负荷，即外界致伤物直接与头部接触及惯性负荷，即由头部运动方式改变而导致的头部受力。

(2) 接触负荷：是致伤力直接作用于头部损伤，主要包括颅骨弯曲变形、颅腔容积改变、冲击波向脑组织各部分的传导；而脑组织的移位、旋转和扭曲主要由惯性负荷所致，具体性质视头部运动的方向、方式、速度和时间而定。在接触负荷所致损伤中，颅脑挫裂伤中，骨的突然弯曲会导致颅骨骨折，颅腔的容积也会改变，从而导致受力点损伤和对冲损伤。冲击波也会沿颅骨和脑组织传导，在某些部位集中，造成小的脑内血肿。在惯性负荷所致的损伤中，如变形发生于脑组织表面，则会发生脑挫裂伤和硬膜下血肿，如应力于深部组织，则表现为脑震荡和弥散性轴索损伤。其中硬膜下血肿和弥散性轴索损伤患者的病死率最高。弥散性轴索损伤几乎全部由车祸所致，而硬膜下血肿多数由于非车祸 (如摔伤) 造成。

暴力作用于头部，在冲击点和对冲部位均可引起脑挫裂伤。脑实质内的挫裂伤，则因脑组织的变形和剪切力造成，见于脑白质和灰质之间，以挫伤和点状出血为主，如脑皮质和软脑膜仍保持完整，即为脑挫伤，如脑实质破损、断裂，软脑膜也撕裂，即为脑挫裂伤。严重时均合并脑深部结构的损伤。对冲性脑挫裂伤的发生部位与外力的作用点、作用方向和颅内的解剖特点密切相关。以枕顶部受力时，产生对侧额极、额底和颞极的广泛性损伤最为常见，而枕叶的对冲性损伤却很少有。这是由于前颅底和蝶骨嵴表面粗糙不平，外力作用使对侧额极和颞极撞击于其，产生相对摩擦而造成损伤。而当额部遭受打击后，脑组织向后移动，但由于枕叶撞击于光滑、平坦的小脑幕上，外力得以缓冲，很少造成损伤。

三、分子生物学

脑组织的局部损伤程度以受力点为中心，呈向心性分布，中心点即受力部位，该处脑组织结构直接受到破坏。中心点周围的脑组织，主要表现为功能障碍而无结构性损伤。再向外的脑组织无原发性损伤，但通常有不同程度的继发性损伤，如缺血和水肿，从而导致功能障碍。在弥散性脑损伤中，致力伤导致轴索膜功能障碍，以及膜两侧的离子分布(主要是钙离子分布)失衡，最终的结果是轴索持续去极化，失去神经传导功能，导致患者广泛的神经功能障碍。这种情况下发生的昏迷，临床上表现为原发性昏迷，有别于局部脑损伤造成的继发性昏迷。

四、病因病理

不同的研究证实，伤后 24 小时脑损伤范围将扩大到原来范围的 30% ～ 300%，脑挫裂伤的发展变化主要在挫裂伤周围，即创伤半暗带。创伤半暗带是挫裂伤后继发损伤的重要部分，对创伤半暗带的治疗给医生提出了巨大的挑战。1995 年，Rink 等发现，大鼠脑外伤后伤侧皮质、白质、海马、齿状回等区域出现细胞凋亡。Conti 等发现，脑外伤后凋亡有 2 个高峰，即 24 小时和 1 周，除了神经元，少突胶质细胞和星形胶质细胞也参与了伤后的凋亡活动。Williams 发现一直到伤后 12 个月，在白质内都能见到明显的凋亡细胞。变性的细胞在细胞器方面，虽然会出现核糖体松散，内质网扩张，线粒体改变，但是随着环境的改变，其功能是可改善和恢复的，从而逆转了细胞发生坏死的命运。Narendra 等发现，人脑挫裂伤半暗带中存在凋亡，并指出凋亡将直接影响患者预后。凋亡发生机制非常复杂，涉及细胞内及细胞外多种信号途径。脑组织的缺血缺氧造成了细胞能量代谢障碍及兴奋性氨基酸过量释放、细胞内钙失衡、脂质过氧化物和自由基产生等变化，这些变化改变了细胞微环境，细胞接受外界死亡信号后，经过一系列信号传导、基因致变、酶激活等复杂过程启动细胞自杀程序，导致细胞的凋亡。凋亡是细胞的程序性死亡，是被激活的，能量依赖的主动过程。正常组织内就存在凋亡现象。凋亡的检测有多种方法。透射电镜可观察到不同凋亡时期的细胞形态结构变化，所以它可为细胞凋亡提供最确切的证据，但其定量、定位并不可靠。

五、临床分期

脑挫裂伤的病理改变，轻者可见脑表面瘀血、水肿，有片状出血灶，脑脊液血性；重者脑实质挫碎、破裂，局部出血，甚至形成血肿。受损组织缺血坏死。显微镜下可见神经元胞质空泡形成，尼氏体消失，胞核碎裂、溶解，神经轴突肿胀。

在重型脑损伤，尤其合并硬膜下血肿时，常发生弥散性脑肿胀，以小儿和青年外伤多见。一般多在伤后 24 小时内发生，短者伤后 20 ～ 30 分钟即出现。其病理形态变化可分三期。

（一）早期

伤后数天，显微镜下以脑实质内点状出血，水肿和坏死为主要变化，脑皮质分层结构不清或消失，灰质和白质分界不清，神经细胞大片消失或缺血变性，神经轴索肿胀、断裂、崩解。星形细胞变性，少枝胶质细胞肿胀，血管充血水肿，血管周围间隙扩大。

（二）中期

大致在损伤数天至数周，损伤部位出现修复性病理改变。皮质内出现大小不等的出血，损伤区皮质结构消失、病灶逐渐出现小胶质细胞增生，形成格子细胞，吞噬崩解的髓鞘及细胞碎片，星形细胞及少枝胶质细胞增生肥大，白细胞浸润，从而进入修复过程。

（三）晚期

挫伤后数月或数年，病变为胶质瘢痕所代替，陈旧病灶区脑膜与脑实质瘢痕粘连，神经细胞消失或减少。

六、临床表现

脑挫裂伤的临床表现因致伤因素和损伤部位的不同而各异，悬殊甚大，轻者可没有原发性意识障碍，如单纯的闭合性凹陷性骨折、头颅挤压伤即有可能属此情况。而重者可致深度昏迷，严重功能损伤，甚至死亡。

（一）意识障碍

是脑挫裂伤最突出的临床表现之一，伤后多立即昏迷，由于伤情不同，昏迷时间由数分钟至数小时、数天、数月乃至迁延性昏迷不等。长期昏迷者多有广泛脑皮质损害或脑干损伤存在。一般常以伤后昏迷时间超过 30 分钟为判定脑挫裂伤的参考时限。

（二）生命体征改变

多有明显改变，一般早期都有血压下降、脉搏细弱及呼吸浅快，这是因为受伤后脑功能抑制所致，常于伤后不久逐渐恢复，如果持续低血压，应注意有无复合损伤。反之，若生命体征短期内迅即自行恢复且血压继续升高，脉压加大、脉搏洪大有力、脉率变缓、呼吸也加深变慢，则应警惕颅内血肿和（或）脑水肿、肿胀。脑挫裂伤患者体温，也可轻度升高，一般约 38℃，若持续高热则多伴有下丘脑损伤。

（三）头痛、呕吐

头痛症状只有在患者清醒之后才能陈述；如果伤后持续剧烈头痛、频繁呕吐，或一度好转后又会加重，应究其原因，必要时可行辅助检查，以明确颅内有无血肿。对昏迷的患者，应注意呕吐时可能误吸，有引起窒息的危险。

（四）癫痫

早期性癫痫多见于儿童，表现形式为癫痫大发作和局限性发作，发生率 5% ～ 6%。

（五）神经系统体征

依损伤的部位和程度而不同，如果仅伤及额、颞叶前端等所谓“哑区”，可无神经系统缺损的表现；若是脑皮质功能区受损时，可出现相应的瘫痪、失语、视野缺损、感觉障碍及局灶性癫痫等征象。脑挫裂伤早期没有神经系统阳性体征者，若在观察过程中出现新的定位体征时，即应考虑到颅内发生继发性损害的可能，及时进行检查。

（六）脑膜刺激征

脑挫裂伤后由于蛛网膜下隙出血，患者常有脑膜激惹征象，表现为闭目畏光，蜷曲而卧，早期的低热、恶心、呕吐也与此有关。颈项抵抗力于1周左右逐渐消失，如果持续不见好转，应注意有无颅颈交界处损伤或颅内继发感染。

七、辅助检查

（一）实验室检查

腰椎穿刺有助于了解脑脊液中的情况，可以此与脑震荡鉴别，同时能够测定颅内压及引流血性脑脊液。由于CT的普及，在患者入院急症时腰椎穿刺不再使用，因为腰椎穿刺不但时间长、有一定危险性，而且无法做出定位诊断。另外，对有明显颅内高压的患者，应忌腰穿检查，以免促发脑疝。腰椎穿刺仅用于无明显颅内高压的脑挫裂伤蛛网膜下隙出血的住院患者。

（二）其他辅助检查

1. 颅骨X线平片

多数患者可发现颅骨骨折。颅内生理性钙化斑（如松果体）可出现移位。

2. CT扫描

脑挫裂伤区可见点片状高密度区，或高密度与低密度互相混杂。同时脑室可因脑水肿受压变形。弥散性脑肿胀可见于一侧或两侧大脑半球，侧脑室受压缩小或消失，中线结构向对侧移位。并发蛛网膜下隙出血时，纵裂池呈纵形宽带状高密度影。脑挫裂伤区脑组织坏死液化后，表现为CT值近脑脊液的低密度区，可长期存在。

3. MRI

一般极少用于急性脑挫裂伤患者诊断，因为其成像较慢且急救设备不能带入机房，但MRI对小的出血灶、早期脑水肿、脑神经及颅后窝结构显示较清楚，有其独特优势。

4. 脑血管造影

在缺乏CT的条件下，病情需要可行脑血管造影排除颅内血肿。

八、诊断及鉴别诊断

（一）脑挫裂伤与颅内血肿鉴别

颅内血肿患者多有中间清醒期，颅内压增高症状明显。神经局灶体征逐渐出现，如需进一步明确则可行 CT 扫描。

（二）轻度挫裂伤与脑震荡

轻度脑挫伤早期最灵敏的诊断方法是 CT 扫描，它可显示皮质的挫裂伤及蛛网膜下隙出血。如超过 48 小时则主要依靠脑脊液光度测量判定有无外伤后蛛网膜下隙出血。CT 扫描对脑挫裂伤与脑震荡可以做出明确的鉴别诊断，并能清楚地显示脑挫裂伤的部位、程度和有无继发损害，如出血和水肿情况。

九、治疗

脑挫裂伤的治疗当以非手术治疗为主，应尽量减少脑损伤后的一系列病理生理反应、严密观察颅内有无继发血肿、维持机体内外环境的生理平衡及预防各种并发症的发生。除非颅内有继发性血肿或有难以遏制的颅内高压需手术外，一般无须外科处理。

（一）非手术治疗

1. 严密观察病情变化

伤后 72 小时以内每 1 ～ 2 小时 1 次观察生命体征、意识、瞳孔改变。重症患者应送到 ICU 观察，监测包括颅内压在内的各项指标。对颅内压增高，生命体征改变者及时复查 CT，排除颅内继发性改变。轻症患者通过急性期观察后，治疗与脑震荡相同。

2. 保持呼吸道通畅

及时清理呼吸道内的分泌物。昏迷时间长，合并颌面骨折，胸部外伤、呼吸不畅者，应早行气管切开，必要时行辅助呼吸，防治缺氧。

3. 对症处理

高热、躁动、癫痫发作，尿潴留等，防治肺部、泌尿系统感染，治疗上消化道溃疡等。

4. 防治脑水肿及降低颅内压

(1) 卧床：如无明显休克，头部应抬高 15° ～ 30°，以利静脉回流及减轻头部水肿。

(2) 严格控制出入量：通常给予每天 1500 ～ 2000mL，以等渗葡萄糖盐水和半张 (0.5%) 盐水为主，不可过多。但在炎夏、呕吐频繁或合并尿崩症等情况时，要酌情增加入量，达到出入量基本平衡，以免过分脱水导致不良后果。另外，每天出入量应在 24 小时内均匀输入，切忌短时快速输入。

(3) 脱水利尿治疗：目前最常用药物有渗透性脱水药和利尿药两类。

1) 渗透性脱水药：如甘露醇、甘油制剂、二甲亚砜 (DMSO)、浓缩血浆、人体血清蛋白等。浓缩血浆及人血清蛋白：为胶体脱水药，不仅可发挥脱水效能，且可补充蛋白质。浓缩血浆系将一单位干燥血浆，用半量稀释液溶解后输注；人血清蛋白，常用量为 10g，2/d，静脉滴注或缓慢推注。

甘露醇：常配制成 200% 溶液，成人每次 0.25 ～ 1g/kg，每 4 ～ 12 小时 1 次。该药毒性和反跳作用小，降压效果显著，为目前最常用药物。注入速度，一般 100 ～ 120 滴 / 分钟，紧急时，可从静脉快速推注。甘露醇的药理作用在给药后 15 ～ 30 分钟出现，其作用维持 90 分钟至6小时。

2) 利尿药：如依他尼酸钠、呋塞米、氢氯噻嗪、氨苯蝶啶、乙酰唑胺等。

甘油果糖：静脉注射250～500mL每8～12小时1次。

依他尼酸钠和呋塞米：均为强有力的利尿药物，主要药理作用为抑制肾小管对钠、钾、氯的重吸收，从而产生利尿作用，脑水肿伴心功能不良或肺水肿的患者，更为适用。依他尼酸钠，成人剂量为25～50mg；呋塞米，成人剂量为20～40mg，肌内注射或用10%葡萄糖水20mL溶解后，由静脉缓缓注入。上述两药，均使大量电解质由尿中排出，故用药期间，要注意电解质变化，随时予以纠正。

（二）手术治疗

原发性脑挫裂伤一般不需要手术治疗，但当有继发性损害引起颅内高压，甚至脑疝形成时，则有手术之必要。对伴有颅内血肿30mL、CT示有占位效应、非手术治疗效果欠佳时或颅内压监护压力超过4.0kPa(30mmHg)或顺应性较差时，应及时施行开颅手术清除血肿。对脑挫裂伤严重，因挫碎组织及脑水肿而致进行性颅内压增高，降低颅压处理无效，颅内压达到5.33kPa(40mmHg)时，应开颅清除糜烂组织，行内、外减压术，放置脑基底池或脑室引流；脑挫裂伤后期并发脑积水时，应先行脑室引流，待查明积水原因后再给予相应处理。

十、并发症

脑挫裂伤可以和脑干损伤、视丘下部损伤、脑神经损伤、颅内血肿合并存在，也可以和躯体合并损伤同时发生。手术治疗后，可能出现术后颅内血肿、脑组织膨出、脑脊液漏、术后癫痫发作。

十一、预后

脑挫裂伤较轻者，意识障碍程度不深，据一般的统计，GCS在8分以上者，90%的患者预后良好。脑挫裂伤严重者，意识障碍程度较深，无自主动作，肌张力低下或增高，深浅反射消失，有或无病理反射，眼球不动，无角膜反射，双侧瞳孔对光反应消失，下颌后坠，呼吸有鼾声，血压偏高，GCS为5分以下者，90%预后不良。在颅内压监护下，颅内压超过5.3kPa(40mmHg)，经治疗后不能降至2.7kPa(20mmHg)以下者，预后也较差。

第四节　外伤性颅内出血

颅内血肿属颅脑损伤严重的继发性病变，在闭合性颅脑损伤中约占10%；在重型颅脑损伤中占40%～50%。颅内血肿继续发展，容易导致脑疝。临床上常出现诊断和治疗的延误，从而造成不良后果。因此，颅内血肿的早期诊断和及时手术治疗非常重要。

一、概述

（一）分类

1. 按血肿在颅内结构的解剖层次不同分类

(1) 硬脑膜外血肿：血肿形成于颅骨与硬脑膜之间者。

(2) 硬脑膜下血肿：血肿形成于硬脑膜与蛛网膜之间者。

(3) 脑内（包括脑室内）血肿：血肿形成于脑实质内或脑室内者。

2. 按血肿的症状出现时间的不同分类

(1) 急性型：伤后 3 天内出现者，大多数发生在 24 小时内。

(2) 亚急性型：伤后 4 ～ 21 天出现者。

(3) 慢性型：伤后 3 周后出现者。

（二）临床表现

1. 头痛、恶心、呕吐

血液对脑膜的刺激或颅内血肿引起颅内压增高可引起症状。一般情况下，脑膜刺激所引起的头痛、恶心和呕吐较轻。在观察中若症状加重，出现剧烈头痛、恶心和频繁呕吐时，可能有颅内血肿，应结合其他症状或必要时采用辅助检查加以确诊。

2. 意识改变

进行意识障碍为颅内血肿的主要症状之一。颅内血肿出现意识变化过程，与原发性脑损伤的轻重有密切关系，通常有三种情况：

(1) 原发性脑损伤较轻，可见到典型的“中间清醒期”（昏迷 → 清醒 → 再昏迷），昏迷出现的早晚与损伤血管的大小或出血的急缓有关，短者仅 20 分钟或 30 分钟，长者可达数天，但一般多在 24 小时内。有的伤后无昏迷，经过一段时间后出现昏迷（清醒 → 昏迷），多见于小儿，容易导致漏诊。

(2) 若原发性脑损伤较重，则常表现为昏迷程度进行性加深（浅昏迷 → 昏迷），或一度稍有好转后又很快恶化（昏迷 → 好转 → 昏迷）。

(3) 若原发性脑损伤过于严重，可表现为持续性昏迷。

一般认为，原发性昏迷时间的长短取决于原发性脑损伤的轻重，而继发性昏迷出现的迟早主要取决于血肿形成的速度。所谓的中间清醒期或中间好转期，实质上就是血肿逐渐长大，脑受压不断加重的过程，因而，在此期内，患者常有躁动、嗜睡、头痛和呕吐加重等症状。在排除了由于药物引起的嗜睡或由于尿潴留等原因引起的躁动后，即应警惕有合并颅内血肿的可能。

3. 瞳孔改变

对于颅内血肿者，阳性体征的出现极为重要。一侧瞳孔进行性散大，光反应消失，是小脑幕切迹疝的重要征象之一。在瞳孔散大之前，常有短暂的瞳孔缩小，这是动眼神经受刺激的表现。瞳孔散大多出现在血肿的同侧，但约 10% 的患者发生在对侧。若脑疝继续发展，则脑干受压更加严重，中脑动眼神经核受损，可出现两侧瞳孔均散大，表明病情已进入垂危阶段。

一般情况下，出现两侧瞳孔散大，可迅速注入脱水药物，如一侧缩小而另一侧仍然散大，则散大侧多为脑疝或血肿侧；如两侧瞳孔仍然散大，则表示脑疝未能复位，或由于病程已近晚期，脑干已发生缺血性软化。若术前两侧瞳孔均散大，将血肿清除后，通常总是对侧瞳孔先缩小，然后血肿侧缩小；如术后血肿侧瞳孔已缩小，而对侧瞳孔仍然散大，或术后两侧瞳孔均已缩小，但经过一段时间后对侧瞳孔又再次散大，多表示对侧尚有血肿；如术两侧瞳孔均已缩小，病情已一度好转，但经一段时间后手术侧的瞳孔再度散大，应考虑有复发性血肿或术后脑水肿的可能，还应及时处理。瞳孔散大出现的早晚，也与血肿部位有密切关系。颞部血肿，瞳孔散大通常出现较早，额极血肿则出现较晚。

4. 生命体征变化

颅内血肿者多有生命体征的变化。血肿引起颅内压增高时，可出现 Cushing 反应，血压出现代偿性增高，脉压增大，脉搏徐缓、充实有力，呼吸减慢、加深。血压升高和脉搏减慢常较早出现，颅后窝血肿时，则呼吸减慢较多见。随着颅内压力的不断增高，延髓代偿衰竭，出现潮式呼吸乃至呼吸停止，随后血压也逐渐下降，并在呼吸停止后，经过一段时间心搏也停止。如经复苏措施，心搏可恢复，但如血肿未能很快清除，则呼吸恢复困难。一般而言，如果血压、脉搏和呼吸三项中有两项的变化比较肯定，对颅内血肿的诊断有一定的参考价值。但当合并胸、腹腔脏器损伤合并休克时，常常出现血压偏低、脉搏增快，此时颅内血肿的生命体征变化容易被掩盖，必须提高警惕。

5. 躁动

常见于颅内血肿患者，容易被临床医生所忽视，或不作原因分析即给予镇静药，以致延误早期诊断。躁动通常发生在中间清醒期的后一阶段，即在脑疝发生 (继发性昏迷) 前出现。

6. 偏瘫

颅内血肿所致偏瘫主要有两种原因：

(1) 幕上血肿形成小脑幕切迹疝后，疝出的脑组织压迫同侧大脑脚，引起对侧中枢性面瘫和上、下肢瘫痪，同时伴有同侧瞳孔散大和意识障碍。但也有少数患者的偏瘫发生在血肿的同侧，这是因为血肿将脑干推移至对侧，使对侧大脑脚与小脑幕游离缘相互挤压。这时偏瘫与瞳孔散大均发生在同一侧，多见于硬脑膜下血肿。偏瘫的肢体可出现肌张力增高，腱反射亢进和病理反射阳性。如脑干受压较重，可出现双侧病理反射。

(2) 血肿直接压迫大脑运动区。由于血肿的位置多偏低或比较局限，故瘫痪的范围也多较局限，如额叶血肿和额颞叶血肿仅出现中枢性面瘫或中枢性面瘫与上肢瘫。范围较广泛的血肿也可出现偏瘫，但一般瘫痪的程度多较轻。有时随着血肿的发展，先出现中枢性面瘫，而后出现上肢瘫，最后出现下肢瘫。矢状窦旁的血肿可出现对侧下肢单瘫，跨矢状窦的血肿可出现截瘫。左侧半球血肿还可伴有失语。

(3) 由伴发的脑挫裂伤直接引起，这种偏瘫多在伤后立即出现。

7. 去脑强直

在伤后立即出现此症状，应考虑为原发性脑干损伤。如在伤后观察过程中出现此症状时，则为颅内血肿或脑水肿继发性脑损害所致。

8. 其他症状

婴幼儿颅内血肿可出现前囟突出。此外，由于婴幼儿的血容量少，当颅内出血量达100mL左右即可产生贫血的临床表现，甚至发生休克。小儿的慢性血肿可出现头颅增大等。

（三）诊断要点

1. 颅骨 X 线平片

在患者情况允许时，应行颅骨 X 线平片检查，借此可确定有无骨折及其类型，尚可根据骨折线的走行判断颅内结构可能出现的损伤情况，利于进一步的检查和治疗。颅盖骨骨折 X 线平片检查确诊率为 95% ～ 100%，骨折线经过脑膜中动脉沟、静脉窦走行区时，应注意有无硬脑膜外血肿发生的可能。颅底骨折经 X 线平片确诊率仅为 50% 左右，因此，必须结合临床表现做出诊断，如有无脑神经损伤及脑脊液漏等。

2. 头颅 CT 扫描

头颅 CT 扫描是目前颅脑损伤的诊断的最理想检查方法。可以准确地判断损伤的类型及血肿的大小、数量和位置。脑挫裂伤区可见点、片状高密度出血灶，或为混杂密度；硬脑膜外血肿在脑表面呈现双凸透镜形高密度影；急性硬脑膜下血肿则呈现新月形高密度影；亚急性或慢性硬脑膜下血肿表现为稍高密度、等密度或稍低密度影。

3. 头颅 MRI 扫描

一般较少用于急性颅脑损伤的诊断。头颅 CT 和 MRI 扫描对颅脑损伤的诊断各有优点。对急性脑外伤的出血部分，CT 显示较 MRI 为佳，对于亚急性、慢性血肿及脑水肿的显示，MRI 常优于 CT。急性早期血肿在 T_1 及 T_2 加权像上均呈等信号强度，但亚急性、慢性血肿在加权像上呈高信号，慢性血肿在 T_2 加权像上可见低信号边缘，血肿中心呈高信号。应注意血肿与脑水肿的 MRI 影像鉴别。

（四）治疗方案与原则

1. 早期诊断

脑疝发生或脑干受压时间的长短与颅内血肿的治疗效果有密切关系。因此，对颅脑损伤患者必须严密观察伤情变化。若出现上述临床表现如较重的头痛、呕吐、颅内压增高与其他早期的生命体征变化等，应高度怀疑为颅内血肿。应结合外力性质、着力部位、头皮伤情况、颅骨骨折与血管沟的关系等，做出早期诊断。同时，CT 扫描的广泛应用，可明确了解血肿的部位、大小和脑损伤情况，并能动态观察血肿的情况。

2. 早期手术

对有颅内血肿可能的患者，应在观察过程中先把头发剃光，并做好手术器械的消毒和人员组织的准备，诊断一经确定，即应很快施行手术。对已有一侧瞳孔散大的脑疝患者，应在静脉滴注强力脱水药物的同时，做好各项术前准备，患者一经送到手术室，立即进行手术。对双侧瞳孔散大、病理呼吸，甚至呼吸已经停止的患者，抢救更应当争分夺秒，立即在气管插管辅助呼吸下进行手术。为了争取时间，术者可带上双层手套（不必刷手），迅速进行血肿部位钻孔，排出部分积血，使脑受压得以暂时缓解，随后再扩大切口或采用骨瓣开颅，彻底清除血肿。

3. 钻孔检查

当病情危急，又未做 CT 扫描，血肿部位不明确者，可先做钻颅探查。在选择钻孔部位时，应注意分析损伤的机制，参考瞳孔散大的侧别、头部着力点、颅骨骨折的部位、损伤的性质及可能发生的血肿类型等，安排钻孔探查的先后顺序（图 1-1）。

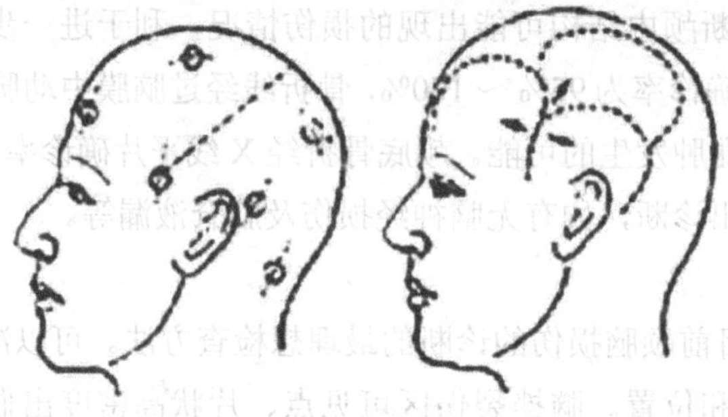

图 1-1　钻孔检查

A. 常用钻孔探查部位；B. 开颅手术切口设计

(1) 瞳孔散大的侧别：因多数的幕上血肿发生在瞳孔散大的同侧，故首先应选择瞳孔散大侧进行钻孔。如双侧瞳孔均散大，应探查最先散大的一侧。如不知何侧首先散大，可在迅速静脉滴入强力脱水药物过程中观察，如一侧缩小而另侧仍散大或变化较少，则首先在瞳孔仍然散大侧钻孔。

(2) 头部着力部位：借头皮损伤的部位来推断头部着力点。如着力点在额部，血肿多在着力点处或其附近，很少发生在对冲部位，应先探查额部和颞部。如着力点在颞部，则血肿多发生在着力部位，但也可能发生在对冲的颞部，探查时宜先探查同侧颞部，然后再探查对侧颞部。如着力点在枕部，则以对冲部位的血肿为多见，探查应先在对侧额叶底部和颞极部，然后同侧的额叶底部和颞极部，最后在着力侧的颅后窝和枕部。

(3) 骨折有无和骨折部位：骨折线通过血管沟，并与着力部位和瞳孔散大的侧别相一致时，以硬脑膜外血肿的可能性为大，应首先在骨折线经过血管沟处钻孔探查。若骨折线经过上矢状窦，则应在矢状窦的两侧钻孔探查，并先从瞳孔散大侧开始。如无骨折，则以硬脑膜下血肿的可能性为大，应参考上述的头部着力部位确定钻孔探查顺序。

(4) 损伤的性质：减速性损伤的血肿，即可发生在着力部位，也可发生在对冲部位，例如枕部着力时，发生对冲部位的硬脑膜下血肿机会较多，故应先探查对冲部位，根据情况再探查着力部位。前额部着力时，应探查着力部位。头一侧着力时，应先探查着力部位，然后再探查对冲部位。加速性损伤，血肿主要发生在着力部位，故应在着力部位探查。

(5) 应注意多发血肿存在的可能：颅内血肿中约有 15% 为多发性血肿。在清除 1 个血肿后，如颅内压仍很高，或血肿量少不足以解释临床症状时，应注意寻找是否还有其他部位的血肿，如对冲血肿、深部的脑内血肿和邻近部位的血肿等。若怀疑多发血肿，情况允许时，应立即进行 CT 检查，诊断证实后再行血肿清除。

4. 减压术

清除血肿后脑迅速肿胀，无搏动，且突出于骨窗处，经注入脱水药物无效者，在排除多发性血肿后，应同时进行减压术。术中脑膨出严重，缝合困难者，预后多不良。

5. 注意合并伤的处理

闭合性颅脑创伤患者在观察过程中出现血压过低时，除注意头皮伤的大量失血或婴幼儿颅内血肿所引起外，应首先考虑有其他脏器损伤，而未被发现，必须仔细进行全身检查，根据脏器出血和颅内血肿的急缓，决定先后处理顺序。一般应先处理脏器出血，然后行颅内血肿清除手术。如已出现脑疝，可同时进行手术。

6. 复发血肿或遗漏血肿的处理

术后病情一度好转，不久症状又加重者，应考虑有复发性血肿或多发性血肿被遗漏的可能。如及时再次进行手术清除血肿，仍能取得良好效果。如无血肿，则行一侧或双侧颞肌下减压术，也可使患者转危为安。

二、急性与亚急性硬脑膜外血肿

在颅脑损伤中，硬脑膜外血肿占 30% 左右，可发生于任何年龄，但以 15 ～ 30 岁的青年比较多见。小儿则很少见，可能因小儿的脑膜中动脉与颅骨尚未紧密靠拢有关。血肿好发于幕上半球的凸面，绝大多数属于急性，亚急性型者少见，慢性型者更为少见。

(一) 出血来源与血肿位置

1. 脑膜中动脉

为最常见的动脉破裂出血点。脑膜中动脉经棘孔进入颅腔后，沿脑膜中动脉沟走行，在近翼点处分为前后两支，当有骨折时，动脉主干及分支可被撕破出血，造成硬脑膜外血肿。脑膜中动脉的前支一般大于后支，骨沟也较深，故前支较后支更容易遭受损伤，发生血肿的机会也更多，而且，血肿形成的速度也更快。

2. 静脉窦

骨折若发生在静脉窦附近，可损伤颅内静脉窦引起硬脑膜外血肿，血肿多发生在矢状窦和横窦，通常位于静脉窦的一侧，也可跨越静脉窦而位于其两侧，称为骑跨性血肿。

3. 脑膜中静脉

与脑膜中动脉伴行，较少损伤，出血较缓慢，容易形成亚急性或慢性血肿。

4. 板障静脉或导血管

颅骨板障内有网状的板障静脉和穿通颅骨的导血管。骨折时出血，流入硬脑膜外间隙形成血肿，系静脉性出血，形成血肿较为缓慢。

5. 脑膜前动脉和筛动脉

脑膜前动脉和筛动脉是硬脑膜外血肿出血来源中少见的一种，发生于前额部和颅前窝底骨折时，出血缓慢，易漏诊。

此外，少数病例并无骨折，可能是外力造成颅骨与硬脑膜分离，以致硬脑膜表面的小血管撕裂，此类血肿形成也较缓慢。

6. 血肿位置

硬脑膜外血肿最多见于颞部、额顶部和颞顶部。近脑膜中动脉主干处的出血，血肿多在颞部，可向额部或顶部扩展；前支出血，血肿多在额顶部；后支出血，则多在颞顶部；由上矢状窦出血形成的血肿则在它的一侧或两侧；横窦出血形成的血肿多在颅后窝或同时发生在颅后窝与枕部；脑膜前动脉或筛动脉所形成的血肿则在额极或额叶底部。

（二）临床表现

1. 颅内压增高

由于血肿形成造成颅内压增高，在患者中间清醒期内，颅内压增高症更为明显，常有剧烈头痛、恶心、呕吐、血压升高、呼吸和脉搏缓慢等表现，并在再次昏迷前患者出现躁动不安。

2. 意识障碍

一般情况下，因为脑原发性损伤比较轻，伤后原发性昏迷的时间较短，多数出现中间清醒或中间好转期，伤后持续性昏迷者仅占少数。中间清醒或中间好转时间的长短，与损伤血管的种类及血管直径的大小有密切关系。大动脉出血急剧，可在短时间内形成血肿，其中间清醒期短，再次昏迷出现较早，多数在数小时内出现。个别严重者或合并严重脑挫裂伤，原发性昏迷未恢复，继发性昏迷又出现，中间清醒期不明显，酷似持续性昏迷。此时，与单纯的严重脑挫伤鉴别困难。但可详细了解伤后昏迷过程，如发现昏迷程度有进行性加重的趋势，应警惕有颅内血肿的可能。

3. 神经损害症状与体征

硬脑膜外血肿多发生在运动区及其附近，可出现中枢性面瘫、偏瘫及运动性失语等；位于矢状窦的血肿可出现下肢单瘫；颅后窝硬脑膜外血肿出现眼球震颤和共济失调等。

4. 脑疝症状

当血肿发展很大，引起小脑幕切迹疝时，则出现 Weber 综合征，即血肿侧瞳孔散大，对光反应消失，对侧肢体瘫痪，肌张力增高，腱反射亢进和病理反射阳性。此时伤情多发展急剧，短时间内即可转入脑疝晚期，有双瞳散大、病理性呼吸或去大脑强直等表现。如抢救不及时，即可引起严重的脑干损害，导致生命中枢衰竭而死亡。

（三）诊断要点

1. 临床观察

尤为重要，若有头部一侧着力的外伤史，头皮肿胀或伴有骨膜下血肿，患者出现头痛呕吐加剧、躁动不安、Cushing 征或出现新的体征，或伤后有中间清醒期或意识障碍过程，应高度怀疑颅内血肿。

2. 特殊检查

(1) 颅骨 X 线平片：颅骨骨折发生率高，硬脑膜外血肿患者约有 95% 显示颅骨骨折，且绝大多数发生在着力部位。以线形骨折最多，凹陷骨折少见。骨折线往往横过脑及脑膜血管沟或静脉窦。

(2) CT 或 MRI 检查：对重症患者应作为首选检查项目，不仅能迅速明确诊断，缩短术前准备时间，而且可显示血肿发生的位置，为手术提供准确部位。一般而言，CT 的阳性发现在急性期优于 MRI。

(3) 脑血管造影：在无 CT 设备时，如病情允许可行脑血管造影检查，在血肿部位显示典型的双凸形无血管区，并有中线移位等影像。在病情危急时，应根据受伤部位、局灶神经症状、体征及 X 线颅骨平片征象果断进行血肿探查和清除术。

（四）治疗方案及原则

1. 手术治疗

(1) 手术指征：

1) 无论患者的 GCS 评分如何，只要急性硬脑膜外血肿＞ 30mL，需立刻手术清除。

2) 对于 GCS 评分＜ 9 分，瞳孔不等大的患者必须马上行手术清除血肿。

(2) 手术方法：

多采用骨窗开颅或骨瓣开颅术，彻底清除血肿、充分止血，必要时行硬脑膜下探查术。目前，由于 CT 扫描技术的广泛应用，可充分了解血肿的部位、大小和脑损伤情况，并能动态地观察血肿的变化，明显提高了血肿患者救治的成功率。

1) 骨窗开颅硬脑膜外血肿清除术：适用于病情危急，已有脑疝甚至来不及行影像学诊断及定位，直接送入手术室抢救的患者。应先行钻孔探查，根据情况扩大成骨窗并清除血肿。钻孔的顺序应是先在瞳孔散大侧颞部骨折线的附近，探得血肿后按需要延长切口，扩大骨孔，排出血肿，并妥善止血。若清除血肿后硬脑膜张力仍高，或膨出或呈蓝色时均应切开探查，以免遗漏脑膜下或脑内血肿。术毕，硬膜外置橡皮引流条，分层缝合头皮。颅骨缺损留待 2 ～ 3 个月之后择期修补。

2) 骨瓣开颅硬脑膜外血肿清除术：适用于血肿定位明确的病例。根据影像学检查结果，行骨瓣开颅。暴露血肿后，可由血肿周边向血肿最厚处近颅底侧逐渐剥离，多能发现已破裂的硬脑膜动、静脉，予以电凝或缝扎。待血肿清除后，生理盐水反复冲洗创面，核实确无活动出血点后，悬吊硬脑膜于骨窗外缘，还纳骨瓣，分层缝合头皮，硬脑膜外置引流 24 ～ 48 小时。血肿清除后，如果发现有硬脑膜张力高或疑有硬脑膜下血肿时，应切开硬膜探查。

3) 钻孔穿刺清除硬脑膜外血肿：适用于特急性硬脑膜外血肿的紧急抢救，为暂时缓解颅内高压，赢得时间，先行锥孔或钻孔排出部分液态血肿。这种应急措施已用于院前急救或脑内血肿的引流。

2. 非手术治疗

非手术治疗适用于以下患者：

(1) GCS 评分＞ 8 分，神志清楚，病情平稳。

(2) CT 检查血肿量＜ 30mL，而且最大厚度＜ 15mm，中线移位＜ 5mm，非颅中窝或颅后窝血肿，没有局灶损害症状的患者可以非手术治疗，但必须严密观察并采用脱水药、激素、止血药等治疗，进行 CT 做动态变化，并行 CT 动态观察血肿变化。治疗措施应观察，以便安全。

三、慢性硬脑膜外血肿

慢性硬脑膜外血肿较少见，系指伤后 2 ～ 3 周或以上出现血肿者。一般而言，伤后 13 天，血肿开始有钙化现象即可作为慢性血肿的诊断依据。

慢性硬脑膜外血肿的转归与硬脑膜下血肿不同，通常在早期呈血凝块状，后期在局部硬脑膜上形成一层肉芽组织，这些肉芽组织可在 CT 上显示。仅有少数慢性血肿形成包膜及中心液化，但为时较久，一般约需 5 周。临床上可发现少数迟发性硬脑膜外血肿，即首次 CT 扫描时无明显影像异常，但在相隔几小时甚至十多天之后再次 CT 扫描时，才发现的血肿，这指血肿的期龄或病程的急缓。此外，整个硬脑膜外血肿的 5% ～ 22%，男性青年较多，原因可能是患者头部外伤时存在硬脑膜的出血源，但因伤后脑组织水肿，其他先此形成的血肿及某些引起颅内压增高的因素，形成了填塞效应而对出血源有压迫作用。但继后若采用过度换气、强力脱水、脑脊液漏、清除颅内血肿及手术减压等措施，或因全身性低血压的影响使颅内高压迅速降低，突然失去了填塞效应，故而造成硬脑膜自颅骨剥离，遂引起迟发性硬脑膜外血肿。

（一）临床表现

以青年男性为多见，好发部位与急性或亚急性硬脑膜外血肿相似，多位于额、顶、枕等处，位于颞部较少。临床出现慢性颅内高压症状，也可出现神经系统阳性体征，如意识障碍、偏瘫、瞳孔异常或眼部症状等。

（二）诊断要点

(1) 慢性硬脑膜外血肿的诊断有赖于影像学检查。绝大多数患者有颅骨骨折，骨折线往往穿越硬膜血管压迹或静脉窦。

(2) CT 扫描表现典型，见位于脑表面的梭形高密度影像，周界光滑，边缘可被增强，偶见钙化。MRI 扫描 T_1 和 T_2 加权像上均呈边界锐利的梭形高信号区。

（三）治疗方案及原则

(1) 对已有明显病情恶化的患者，应及时施行手术治疗。除少数血肿发生液化，包膜尚未钙化者，可行钻孔冲洗引流之外，其余大多数患者须行骨瓣开颅清除血肿，达到暴露充分与不残留颅骨缺损的目的，同时，利于术中查寻出血点和施行止血操作。

(2) 对个别神志清楚、症状轻微、没有明显脑功能损害的患者，也有人采用非手术治疗，在 CT 监护下任其自行吸收或机化。

四、急性、亚急性硬脑膜下血肿

硬脑膜下血肿可分为急性、亚急性和慢性三种。本节主要讨论急性、亚急性血肿。急性、亚急性硬脑膜下血肿在闭合性颅脑损伤中占 5% ～ 6%，在颅内血肿中占 50% ～ 60%，为颅内血肿中最常见者，也是颅脑患者死亡的主要原因之一。

急性和亚急性硬脑膜下血肿与脑挫裂伤的关系密切，多发生在减速性损伤。大多数血肿的出血来源为脑皮质的静脉和动脉。血肿常发生在着力部位的脑凸面、对冲部位或着力部位的额、颞叶底部和极部，多与脑挫裂伤同时存在，其实为脑挫裂伤的一种并发症，称为复合性硬脑膜下血肿。复合性硬脑膜下血肿受继发性脑水肿所引起的颅内压升高的限制，出血量多不大，多局限在挫裂伤部位，与挫伤的脑组织混杂在一起。当然，如脑挫裂伤和脑水肿不重，也可形成较大的血肿。另一种比较少见的称为单纯型硬脑膜下血肿。由于桥静脉在经硬脑膜下腔的一段被撕裂或静脉窦本身被撕裂所致。血肿常分布于大脑凸面的较大范围，以位于额顶部者多见。如回流到矢状窦的桥静脉或矢状窦被撕裂，血肿除位于大脑凸面外，也可分布于两大脑半球间的纵裂内；如果回流到横窦或岩上窦的脑底部静脉撕裂，则血肿也可位于脑底部。单纯型硬脑膜下血肿伴有的原发性脑损伤多较轻，出血量一般较复合型者为多，如及时将血肿清除，多可获得良好的效果。

（一）临床表现

其临床表现系在脑挫裂伤症状的基础上又加上脑受压的表现。

1. 意识障碍

复合性硬脑膜下血肿临床表现与脑挫裂伤相似，有持续性昏迷，或意识障碍的程度逐渐加重，有中间清醒期或中间好转期者较少，如果出现，时间也比较短暂。单纯性或亚急性硬脑膜下血肿由于出血速度较慢，多有中间清醒期。因此，在临床上，对伴有较重脑挫裂伤的患者，在观察过程中如发现意识障碍加重时，应考虑有血肿存在的可能。

2. 瞳孔改变

由于病情进展迅速，复合性血肿多很快出现一侧瞳孔散大，而且由于血肿增大，对侧瞳孔也散大；单纯性或亚急性血肿的瞳孔变化多较慢。

3. 偏瘫

主要有三种原因：

(1) 伤后立即出现的偏瘫系脑挫裂伤所致。

(2) 由于小脑幕切迹疝所致的偏瘫，在伤后一定时间才出现，常同时出现一侧瞳孔散大和意识进行性障碍。

(3) 颅内血肿压迫运动区，也在伤后逐渐出现，一般无其他脑疝症状，瘫痪多较轻。

复合性血肿时，上述三种原因均可存在；而单纯性血肿则主要为后两种原因。

4. 颅内压增高和脑膜刺激症状

出现头痛、恶心、呕吐、躁动和生命体征的变化，颈强直和凯尔尼格征阳性等脑膜刺激症状也比较常见。

5. 其他

婴幼儿血肿时，可出现前囟隆起，并可见贫血，甚至发生休克。

（二）诊断要点

1. 病史

有较重的头部外伤史，头痛、呕吐、躁动常较重，伤后原发性意识障碍的时间较长，可出现中间好转期或意识障碍的逐渐加重，出现血压升高，呼吸、脉搏缓慢等脑受压征象，部分患者体温多在 38℃，可有限局性癫痫发作，提示为急性硬脑膜下血肿。

2. 辅助检查

主要依靠 CT 扫描，既可了解脑挫裂伤情况，又可明确有无硬脑膜下血肿；颅骨 X 线平片检查发现有 50% 患者可出现骨折，但定位意义没有硬脑膜外血肿重要，只能用作分析损伤机制的参考；磁共振成像 (MRI) 不仅能直接显示损伤程度与范围，同时对处于 CT 等密度期的血肿有独到的效果，因红细胞溶解后高铁血红蛋白释出，T_1、T_2 均显示高信号，故有其特殊优势；此外，脑超声波检查或脑血管造影检查，对硬膜下血肿也有定侧或定位的价值。

（三）治疗方案与原则

1. 手术治疗

(1) 手术指征：

1) 无论患者的 GCS 评分如何，硬脑膜下血肿厚度＞ 10mm，或中线移位＞ 5mm 的患者，都需要手术清除血肿。

2) 所有 GCS 评分＜ 9 分的患者都应行颅内压监测，严密观察病情变化。

3) 对于血肿最大厚度＜ 10mm，中线移位＜ 5mm，GCS ＜ 9 分的昏迷患者，如果从受伤到医院就诊时 GCS 评分下降 2 分，也应手术治疗。

(2) 手术方法：须依病情而定，常用的手术方法有以下三种。

1) 钻孔冲洗引流术：根据 CT 显示血肿所在部位，行钻孔引流，若术前来不及定位，则应按致伤机制及着力点，结合患者临床表现做出定位，然后按序钻孔。若有对冲性损伤应首先在颞前部钻孔，其次为额部和顶部；若系直接冲击伤，则先在着力部，继而于对冲部位钻孔探查。

2) 骨窗或骨瓣开颅术：适用于血肿定位明确的患者；或经钻孔探查发现血肿呈凝块状，难以冲洗排出者；或于钻孔冲洗引流过程中有鲜血不断流出者；或于清除血肿后，脑组织迅速膨起，颅内压力又复升高者。可扩大钻孔为骨窗或行骨瓣开颅，在良好显露下，充分清除血肿及挫伤的脑组织，妥善止血。必要时行脑穿刺排除脑内血肿，并行脑室穿刺引流或脑基底引流。

3) 颞肌下减压或去骨瓣减压术：急性硬脑膜下血肿伴有严重脑挫裂伤、脑水肿或并发脑肿胀时，虽经彻底清除血肿及挫伤脑组织之后，颅内压仍不能有效缓解，脑组织依然膨隆时，需行颞肌下减压或去骨瓣减压，必要时需将受累的额极和颞极切除，做内减压。

2. 非手术治疗

急性、亚急性硬脑膜下血肿无论手术与否，均须进行及时、合理的非手术治疗，特别在急性血肿术后，尤为重要。

五、慢性硬脑膜下血肿

慢性硬脑膜下血肿是指头部伤后 3 周出现症状者，血肿位于硬脑膜与蛛网膜之间，具有包膜。好发于小儿及老年人，占颅内血肿的 10%，占硬脑膜下血肿的 25%。起病隐匿，临床表现多不明显，容易误诊。从受伤到发病的时间，一般在 1 ～ 3 个月。

一般将慢性硬脑膜下血肿分为婴幼儿型及成人型。成人型绝大多数都有轻微头部外伤史，老年人额前或枕后着力时，脑组织在颅腔内的移动较大，易撕破桥静脉，其次静脉窦、蛛网膜粒等也可受损出血。非损伤性慢性硬脑膜下血肿十分少见，可能与动脉瘤、脑血管畸形或其他脑血管疾病有关。慢性硬脑膜下血肿扩大的原因，可能与患者脑萎缩、颅内压降低、静脉张力增高及凝血机制障碍等因素有关。

婴幼儿慢性硬脑膜下血肿以双侧居多，除产伤和一般外伤引起外，营养不良、坏血症、颅内外炎症及有出血性素质的儿童，甚至严重脱水的婴幼儿，也可发生本病。出血来源多为大脑表面汇入上矢状窦的桥静脉破裂所致，非外伤性硬脑膜下血肿则可能由全身性疾病或颅内炎症所致的硬脑膜血管通透性改变引起。

（一）临床表现

临床表现存在很大差异，可将其归纳为三种类型。

(1) 发病以颅内压增高症状为主者，较常见，表现为头痛、呕吐、复视和视盘水肿等，但缺乏定位症状，易误诊为颅内肿瘤。

(2) 发病以智力和精神症状为主者，表现为头晕、耳鸣、记忆力和理解力减退，精神迟钝或精神失常等，易误诊为神经官能症或精神病。

(3) 发病以神经局灶症状和体征为主者，如出现局限性癫痫、偏瘫、失语等，易与颅内肿瘤混淆。婴幼儿型慢性硬脑膜下血肿，常表现有前囟突出、头颅增大类似脑积水的征象，常伴有贫血等症状。

（二）诊断要点

(1) 出现上述的临床表现。

(2) 辅助检查：头颅 CT 扫描不仅能从血肿的形态上估计其形成时间，而且能从密度上推测血肿的期龄。一般从新月形血肿演变到双凸形血肿，需 3 ～ 8 周，血肿的期龄平均在 3.7 周时呈高密度，6.3 周时呈低密度，至 8.2 周时则为等密度。但对某些无占位效应或双侧慢性硬脑膜下血肿的患者，必要时尚需采用增强后延迟扫描的方法，提高分辨率。此外，MRI 更具优势，对 CT 呈等密度时的血肿或积液均有良好的图像鉴别 (图 1–2)。

（三）治疗方案及原则

慢性硬脑膜下血肿，一旦出现颅内压增高症状，即应施行手术治疗，可采用不同方法。

1. 钻孔或锥孔冲洗引流术

根据血肿的部位和大小选择单孔或双孔冲洗 (前后两孔，一高一低) 引流。引流管 3 ～ 5 天拔除。复查脑受压解除、中线结构复位情况。

2. 前囟硬脑膜下穿刺术

小儿慢性硬脑膜下血肿，前囟未闭者，可经前囟行硬膜下穿刺抽吸积血。

3. 骨瓣开颅慢性硬膜下血肿清除术

适用于包膜较肥厚或已有钙化的慢性硬脑膜下血肿。

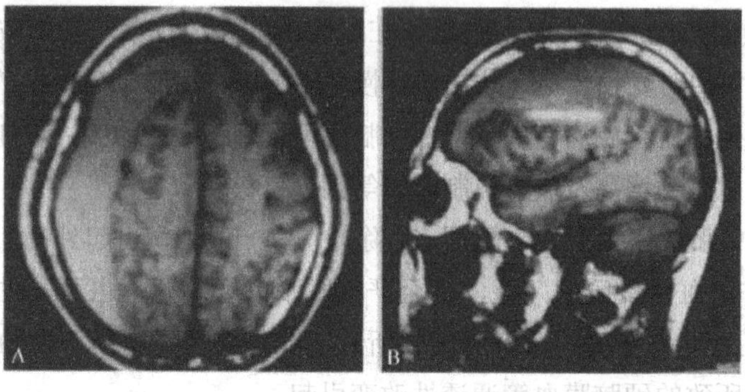

图 1–2　慢性硬脑膜下血肿：MRI 影像学表现

六、脑内血肿

外伤性脑内血肿，可发生于脑组织的任何部位，系指外伤后发生在脑实质内的血肿。它常与枕部着力的额、颞部对冲性脑挫裂伤并存，也可由着力部位凹陷骨折所致。在闭合性脑损伤中其发生率为 0.5% ～ 1%。外伤性脑内血肿多数属于急性，少数为亚急性。一般分为浅部与深部两型，前者又称复合型脑内血肿，后者又称为单纯型脑内血肿，临床上以浅部血肿较多见。浅部血肿多由于挫裂的脑皮质血管破裂出血所引起，因此在血肿表面常有不同程度的脑挫裂伤，时常与急性硬脑膜下血肿同时存在，临床表现急促，一般而言，血肿多位于额叶和颞叶前部靠近脑底的部位；深部血肿多位于脑白质内，系脑深部血管破裂出血所致，可向脑室破溃造成脑室内出血，脑表面无明显损伤或仅有轻度挫伤，触诊可有波动感。

（一）临床表现

脑内血肿与伴有脑挫裂伤的复合性硬脑膜下血肿的症状极为相似，常出现以下症状与体征。

1. 颅内压增高和脑膜刺激症状

头痛、恶心、呕吐、生命体征的变化等均比较明显。部分亚急性或慢性脑内血肿，病程较为缓慢，主要表现为颅内压增高，眼底检查可见视盘水肿。

2. 意识改变

伤后意识障碍时间较长，观察中意识障碍程度多逐渐加重，有中间清醒期或中间好转期者较少。因脑内血肿常伴有脑挫裂伤或其他类型血肿，伤情变化多较急剧，可很快出现小脑幕切迹疝。

3. 症状、体征

多数血肿位于额叶、颞叶前部且靠近其底面，常缺乏定位体征。位于运动区附近的深部血肿，可出现偏瘫、失语和局限性癫痫等。

（二）诊断要点

(1) 与复合性硬脑膜下血肿相似，急性及亚急性脑内血肿患者于颅脑损伤后出现进行性颅内压增高及脑受压征象时，应进行头颅 CT 扫描、MRI 扫描或脑血管造影检查，以明确诊断。

(2) 紧急情况下，可根据致伤机制分析或采用脑超声波定位，尽早在颞部或可疑的部位钻孔探查，并行额叶及颞叶穿刺，以免遗漏脑内血肿。

(3) CT 平扫：90% 急性期脑内血肿可显示高密度团块，周围有低密度水肿带；2 ～ 4 周时血肿变为等密度，易于漏诊；至 4 周时则呈低密度。

(4) 应注意发生迟发性脑内血肿，必要时应复查头颅 CT 扫描。

（三）治疗方案及原则

1. 手术治疗

(1) 手术指征：

1) 脑实质损伤的患者有进行性的神经功能损害，药物控制颅内压增高无效，CT 扫描可见明显占位效应者。

2) GCS 评分 6 ～ 8 分的额叶或颞叶挫裂伤，血肿体积＞ 20mL，中线移位≥ 5mm，伴或不伴基底池受压。

3) 占位大于 50mL 者。

4) 在颅内压监护下，药物治疗后 ICP ≥ 25mmHg，CPP ≤ 65mmHg 者。

5) 对于双侧广泛性脑挫裂伤或药物治疗无效的弥散性脑水肿患者，应在伤后 48 小时内行双额去骨瓣减压以期缓解颅内压增高。

(2) 手术方法：手术多采用骨窗或骨瓣开颅术，于清除硬脑膜下血肿及挫碎糜烂脑组织后，即探查额、颞叶脑内血肿，予以清除。如清除血肿后颅内压缓解不明显，或存在脑表面挫伤、脑回膨隆变宽，扪之有波动时，应行穿刺。对疑有脑室穿破者，尚应行脑室穿刺引流，必要时须采用术中脑超声波探测，以排除脑深部血肿。

2. 非手术治疗

单纯性脑内血肿，或发展较缓的亚急性患者，应视颅内压增高的情况而定。少数脑内血肿脑挫裂伤不重，血肿量不足 20mL，临床症状轻，神志清楚，病情稳定，或颅内压测定不超过 25mmHg 者，也可采用非手术治疗。脑实质损伤但无神经损害表现，药物控制高颅压有效，或 CT 扫描未显示明显占位的患者可严密观察病情变化。少数慢性的已有囊变的脑内血肿，颅内压正常者，除存在难治性癫病外，一般不考虑手术治疗。

七、颅后窝血肿

颅后窝血肿包括小脑幕以下的硬脑膜外、硬脑膜下、脑内及多发性血肿四种。按其出现症状的时间可分为急性、亚急性和慢性三种。颅后窝血肿较为少见，占颅内血肿的 2.6% ～ 6.3%，易引起小脑扁桃体疝及中枢性呼吸、循环衰竭，病情极为险恶，病死率达 15.6% ～ 24.3%。颅后窝血肿常由枕部着力的损伤所引起。颅后窝血肿中，以硬脑膜外血肿多见，出血多来自横窦，也可来自窦汇、脑膜血管、枕窦或乙状窦等。临床上以亚急性表现者为多见。硬脑膜下血肿较少见，常伴有小脑、脑干损伤，血肿主要来源于小脑表面的血管或注入横窦的静脉破裂，也可来源于横窦和窦汇的损伤。小脑内的血肿罕见，因小脑半球挫裂伤引起。血肿范围以单侧者多见，双侧者较少。颅后窝血肿中约有 1/3 合并其他部位的颅内血肿，以对冲部位的额叶底部和颞极部硬脑膜下血肿为多见。颅后窝硬脑膜外血肿也可伴发横窦上方的枕部硬脑膜外血肿 (即骑跨性血肿)。

(一) 临床表现

1. 枕部头皮伤

大多数颅后窝血肿在枕部着力部位有头皮损伤，在乳突部或枕下部可见皮下瘀血 (Battle 征)。

2. 颅内压增高和脑膜刺激症状

可出现剧烈头痛，频繁呕吐，躁动不安，亚急性或慢性血肿者可出现视盘水肿。

3. 意识改变

约 50% 有明显中间清醒期，继发性昏迷多发生在受伤 24 小时以后，若合并严重脑挫裂伤或脑干损伤时则出现持续性昏迷。

4. 小脑、脑干体征

意识清醒的患者，50% 可查出小脑体征，如肌张力低下、腱反射减弱、共济失调和眼球震颤等。部分患者可出现交叉性瘫痪或双侧锥体束征，或出现脑干受压的生命体征改变，如果发生呼吸障碍和去脑强直，提示血肿对脑干压迫严重，必须迅速治疗，以免脑干发生不可逆的损害。

5. 眼部症状

可出现两侧瞳孔大小不等、眼球分离或同向偏斜。如伴有小脑幕切迹上疝，则产生眼球垂直运动障碍和瞳孔对光反应消失。

6. 其他

有时出现展神经和面神经瘫痪及吞咽困难等。强迫头位或颈部强直，提示有可能发生了枕骨大孔疝。

（二）诊断要点

1. 病史

有枕部外伤史，伤后出现中间清醒期或意识障碍加重，有躁动、明显头痛、呕吐等颅内压增高症状，以及特有的强迫头位等表现时，应想到有颅后窝血肿的可能。如出现小脑症状，更有助于诊断。

各型血肿常各有特点；急性血肿时，常出现意识障碍急剧恶化和延髓受压的表现。而亚急性血肿多表现为颅内压增高并伴有脑干及小脑进行受累的体征。慢性血肿时则出现类似颅后窝肿瘤的症状。此外，对枕部着力的患者，在幕上血肿清除后症状不见缓解或减轻而又加重者，也应当想到有颅后窝血肿的可能。

2. X 线额枕前后位平片

多数可见枕骨骨折或骨髓分裂。

3. 头颅 CT

可见颅后窝高密度血肿影像。

（三）治疗方案及原则

诊断一旦确定，应尽早进行手术，特别是脑干受累严重，出现呼吸减慢或呈潮式呼吸时，更应分秒必争。即使患者已处于高危状态，如能迅速将血肿清除仍有治愈希望。可酌情进行单侧或双侧颅后窝探查术。对以下情况应及时手术治疗，CT 扫描有占位效应以及出现与占位效应有关的神经功能异常或恶化，CT 扫描确定占位效应主要依据包括：

(1) 四脑室的变形、移位或闭塞；基底池受压或消失。

(2) 梗阻性脑积水。

(3) 血肿量大于 10mL。

对无神经功能异常，而 CT 扫描显示伴或不伴有占位征象的患者，可以进行严密的观察治疗，同时进行定期的影像学复查。

八、外伤性蛛网膜下隙出血

重型颅脑损伤导致血液进入蛛网膜下隙，称为外伤性蛛网膜下隙出血 (tSAH)。外伤性蛛网膜下隙出血是创伤撕裂脑内动脉和静脉造成的。tSAH 在重度颅脑损伤中发生率为 33% ～ 40%，在轻度颅脑损伤中的发病率为 2% ～ 3%。同时 tSAH 患者中合并其他颅内损伤病灶的发生率为 89%，其中以脑挫裂伤及硬膜下血肿为多见，硬脑膜外血肿及脑内血肿相对较少。

（一）临床表现

(1) 轻者在受伤后 1 ～ 2 天出现头痛、呕吐、高热、脑膜刺激征，持续 1 ～ 2 周。

(2) 重者有意识障碍，如躁动不安、恍惚、定向不清，甚至出现癫痫、昏迷等；原有局灶体征或出现脑缺血症状和体征。

(3) 腰椎穿刺脑脊液成均匀血性，颅内压力增高。

(4) 头颅 CT 检查可作为常规诊断方法，当脑脊液内血液成分达 20% 时 CT 可以确认蛛网膜下隙出血范围和类型及有无颅内血肿等。

(5) 少量蛛网膜下隙出血临床表现轻微，但明显的外伤性蛛网膜下隙出血常会加剧病情变化。

(6) 蛛网膜下隙的纤维性瘢痕（蛛网膜粘连）可引发延迟性交通性脑积水。

（二）诊断要点

(1) 有头部外伤病史。

(2) 尽早做头颅 CT 检查，病情加重时随时行头颅 CT 检查，病情平稳可在次日复查。

(3) 腰椎穿刺术检查，引流出血性脑脊液。

(4) 外伤性蛛网膜下隙出血可引起相应的病理改变，通过血管造影术和 CT 超声检查，显示外伤性蛛网膜下隙出血常伴有脑血管痉挛和继发缺血性脑损害。

（三）治疗方案及原则

(1) 对轻型者对症治疗，运用适当的镇痛或镇静药以缓解症状。

(2) 早期应用钙通道阻滞药、尼莫地平等治疗，对缓解脑血管痉挛有良好效果。

(3) 降低颅内压、减轻脑水肿治疗。

(4) 行腰椎穿刺术，释放血性脑脊液，缓解患者症状。必要时可行腰大池置管术，持续引流血性脑脊液。

第二章 颈部疾病

第一节 解剖生理

一、颈部解剖分区

颈部以胸锁乳突肌前缘和斜方肌前缘为界，可分为颈前、颈侧和颈后三个区。颈前区为两侧胸锁乳突肌前缘的部分，以舌骨为界，又分为颌下颏下区和颈前正中区。颈侧区为胸锁乳突肌前缘和斜方肌前缘的部分，又分为胸锁乳突肌区和颈后三角区，颈后三角区又被肩胛舌骨肌分为肩胛舌骨肌斜方肌区和锁骨上窝。颈后区为两侧斜方肌前缘后方部分。

二、外科解剖

颈前正中为喉和气管颈段，其明显的标志为甲状软骨和环状软骨。在成人，环状软骨的下缘约在第 6 至第 7 颈椎体的高度。环状软骨下的气管起始部甚表浅，离皮肤约 1.5 ～ 2.0cm，是气管切开的适当部位；气管下行则渐深，在胸骨上缘离皮肤约 4.0 ～ 4.5cm。喉和气管起始部的两侧有甲状腺的左右两叶。气管后方为食管颈段，在气管和食管间两侧的沟内有喉返神经通过。在颈侧，绕行于胸锁乳突肌后缘中段有颈丛神经的分支。在上方有副神经通过，其损伤能引起斜方肌的瘫痪，清除颈淋巴结时，应予注意。胸锁乳突肌的深面有颈动脉鞘，内含颈总动脉、颈内静脉和迷走神经，动脉在内侧，静脉在外侧，神经在此两者的深面。颈总动脉在甲状软骨上缘的高度分为颈内动脉和颈外动脉。在颈动脉鞘深面和椎前肌膜浅面之间有颈交感神经节链。在胸锁乳突肌的深面外侧有前斜角肌，在此肌和胸锁乳突肌之间有锁骨下静脉和膈神经，膈神经在前斜角肌膜下垂直下行。在前斜角肌的深面则有锁骨下动脉和臂丛。左侧，在颈内静脉和锁骨下静脉会合而形成的角内有胸导管的开口。

三、颈部淋巴结

颈部淋巴结数目众多，主要有：①颏下淋巴结，收集颏部、下唇、下颌牙齿、舌尖等处的淋巴；②颌下淋巴结，收集上唇、鼻部、颊部、口腔底部等处的淋巴；③颈浅淋巴结，在颈外静脉附近，收集耳、腮腺、下颌角等处的淋巴；④颈深淋巴结，分上下两群，沿颈内静脉排列，除收集咽、扁桃体、喉、气管、甲状腺等处的淋巴外，上述三组淋巴结的输出管也都汇合注入于此。

第二节　淋巴结结核

颈部淋巴结肿大发病率高，而颈部淋巴结结核是常见的肺外结核好发部位，多见于儿童和青年人。结核杆菌大多经扁桃体、龋齿侵入，少数继发于肺或支气管的结核病变，但只有在人体抗病能力低下时，才能引起发病。病期常为 1 ～ 3 月或更长，呈多颗淋巴结肿大、散在性、可推动。随疾病发展可融合成团块、固定、不能推动，最后干酪样坏死，形成寒性脓肿，破溃后形成慢性窦道。胸部 X 光片可能显示结核病灶。

一、病因病理

颈部淋巴结结核感染的结核杆菌多由口腔 (龋齿) 或扁桃体侵入，在入侵部位临床上多无结核病变。一般来说，抵抗力强时不易于发病，只有在人体抗病能力低下或营养不良时，才引起发病，此谓顺行性感染。少数颈部淋巴结结核继发于肺或支气管的结核病变。

二、诊断

1. 症状

(1) 全身表现：依病情轻重而有不同。大多数患者无明显全身症状，或仅稍有乏力、低热食欲不振、盗汗等中毒症状。

(2) 局部表现：病变的淋巴结常为多个，出现在颈的一侧或两侧。双侧淋巴结同时受累者，多系血行播散而来，一般多出现在结核初染半年之内，淋巴结受累个数也较多。单侧受累多由于龋齿、扁桃体、咽部等处感染播散所致，受累淋巴结多在颌下和胸锁乳突肌的后、前缘或下面。

初期，肿大的淋巴结相互分离，可移动，压之无疼痛或稍痛。此时，如机体抵抗力强，侵入的结核菌少，或经适当治疗，淋巴结可缩小。反之，如机体抵抗力弱或未经治疗，则病变发展，淋巴结继续肿大，相互融合成团，与皮肤和周围组织粘连，形成不规则团块。晚期，淋巴结经干酪样变、液化而成寒性脓肿，局部皮肤发亮，呈紫红色，触之有波动感，继之破溃形成难愈之窦道或溃疡，排出混有豆渣样碎屑的稀薄脓液。窦道口或溃疡面具有暗红色、潜行的皮肤边缘和苍白的肉芽组织。

已破溃的淋巴结容易继发感染，引起急性炎症表现。干酪样变的淋巴结毗邻颈静脉者可破溃入颈静脉，导致结核杆菌播散至身体远处 (关节、骨)。

2. 辅助检查

(1) 改良抗酸染色法 (IK) 或免疫组化染色法：临床上经病理诊断为非特异性淋巴结炎者，再次经 IK 或免疫组化法重新切片复查，发现 IK 阳性率为 60%，免疫组化阳性率 68%。如临床上常规检查未发现结核杆菌或结核结节，又怀疑为颈部淋巴结结核者，可应用 IK 或免疫组化染色，如一旦发现 L 型结核菌的证据，就可以诊断为颈部淋巴结结核。

(2) 酶联法和 PCR 技术：酶联法检测抗结核抗原 V 抗体的敏感性为 68%、特异性为 91.8%。PCR 技术在理论上是诊断颈部淋巴结结核的一种理想方法，但临床上此法尚不成熟。

(3) 细针抽吸活检或淋巴结部分或全切除活检：细针抽吸活检有很多优点，省时、快捷、损伤小，对颈部淋巴结结核诊断率可达 94% ～ 96%。是目前对颈部淋巴结结核诊断的首选活检方法，操作最好由有丰富经验及技术水平高的外科医师或病理医师进行以提高阳性率。如针吸活检不能确诊者，应及早行淋巴结部分或全部切除并进行石蜡切片病理检查，以资确定诊断，利于及早治疗。

3. 鉴别诊断

临床上尚需与以下颈淋巴结病变作鉴别：初期的颈淋巴结结核需与慢性淋巴结炎鉴别，尤其在引起慢性淋巴结炎的原发病灶已不存在时更需仔细鉴别。增至很大而不发生干酪样变和液化的结核病变的淋巴结群，可误诊为淋巴瘤。后者常伴有全身多处淋巴结肿大及肝脾肿大，患者常呈恶病质状态。颈部淋巴结转移癌的淋巴结往往很硬而无压痛。原发灶多位于甲状腺、口腔和鼻咽等处。

三、病理变化

淋巴结结核从病理上可分为 4 期：第 1 期为淋巴组织样增生，形成结节和肉芽肿；第 2 期和第 3 期出现干酪坏死，淋巴结包膜破坏多个淋巴结粘连；第 4 期干酪样物质破裂形成融合性空洞。

淋巴结结核强化与否及强化形式与淋巴结结核所处的时期及实质内含血管、肉芽组织多少及分布有关。淋巴结环形强化或分隔样强化病理基础为淋巴结外周缘或液化区分隔带含毛细血管丰富的肉芽组织，中央的无强化区为无结构的干酪物质明显强化淋巴结，属于增殖性淋巴结，含毛细血管较丰富，淋巴细胞浸润明显，干酪坏死区较少且小。

不均匀强化淋巴结病理表现为病灶以大量淋巴细胞浸润为主，含有多少不等上皮细胞及毛细血管结构，其内散在大小不等的均匀干酪坏死区。淋巴结结核常以多种强化形式共同存在为特征，这种表现形式与同一患者肿大淋巴结处于不同病理阶段有关。结核性肿大淋巴结中心常出现明显干酪样坏死，周边常为结核性肉芽肿，富含细小血管，因此肿大淋巴结在增强 CT 扫描时呈很具特征性的边缘环形强化，环状强化的淋巴结互相融合形成多环状强化的肿块。淋巴结钙化并不常见，但对诊断有重要意义。

四、治疗原则

针对颈部淋巴结结核，目前的治疗方法有化疗、局部治疗和手术治疗。单纯应用抗结核药物化疗，70% 的病变可以消失而治愈。在颈部淋巴结结核未形成脓肿前，可用 5% 异烟肼 1 ～ 2mL 或链霉素 0.25 ～ 0.5g 溶于 1 ～ 2mL 注射用水中做淋巴结内注射。一般经过以上方法处理后，病变淋巴结逐渐缩小或消失。对于结节型、炎症型淋巴结结核经化疗后仍不缩小，反而增大或增多者应做淋巴结摘除术。

手术时机：主要见于如下情况：

(1) 结节型颈淋巴结结核经 2 ～ 6 个月规律、合理化疗后无明显好转，特别是反复发作者，应手术治疗。

(2) 如果颈部淋巴结结核较多，有快速进展的趋势，即使用药淋巴结也可能长大、融合甚至形成脓肿，及早手术可以有效控制病变，减少手术风险。

(3) 结节型开始向脓肿型转化时要及时切除病变的淋巴结及区域淋巴结，阻止病情进展。临床上如何把握这个时机及时手术是比较困难的，需要一定的临床经验。

(4) 寒性脓肿已形成无论是继发感染与否均要及时手术。

(5) 窦道形成初期不宜急诊手术，应先加强换药等待渗出物减少创面干燥，再切除窦道及病变区域的淋巴结。

手术方式：根据局部病变情况分为 4 种类型：结节型、结节向脓肿转化型、脓肿型及窦道型。对结节型、结节向脓肿转化型、寒性脓肿及窦道型病例均采取根治性切除，因其病理改变大多以干酪样坏死和 / 或结核肉芽增殖为主，而这类病变中可能有休眠菌存在，单凭药物难以奏效。根治性切除术即病灶清除 + 区域淋巴结清扫，将受累淋巴结全部切除或完整摘除肉眼所见的受累淋巴结。

脓肿型分为热性脓肿和寒性脓肿。热性脓肿建议行切开引流，尽可能的清除干酪样组织，此时周围组织炎症反应明显，界限不清，如行病灶切除势必增加损失的机会；对寒性脓肿，虽然周围也存在炎性浸润性粘连，但相对较轻，只要手术时将肉芽组织、干酪样物质及区域淋巴结清除干净，创面放引流管接负压瓶，多数患者可一期治愈。本组 45 例寒性脓肿术后有 7 例复发，复发率为 15.56%，但患者住院时间明显缩短。

寒性脓肿型复发率偏高，对于寒性脓肿是否适用上述术式还需进一步探讨。对于结节开始向脓肿转变的淋巴结，手术时力求保持淋巴结完整，预防局部污染，切口内置引流管接负压瓶，保持引流通畅。本术式复发率也是比较高的，故我们建议此型的淋巴结结核手术要“积极点”，还没形成但快要形成脓肿时应是最佳的手术时机。对于窦道型多经过了一段时间的换药及抗结核治疗，此时病情基本稳定，只需采取连同原发淋巴结在内的窦道切除及该区的淋巴结清扫，多可治愈。

术前术后的处理：由于颈部淋巴结结核多系全身性疾病在局部的表现，因而手术应在全身药物治疗的保护下视病情而定。手术治疗只能缩短治疗时间，不能代替抗结核药物的化疗。

第三节 巨大淋巴结增生症

巨大淋巴结增生症是一种少见的良性淋巴结增生性疾病，1956 年由 Castleman 等首先报道此病，描述为类似胸腺瘤的局限型纵隔淋巴结增生性疾病，此后文献多有报道，并分别命名为 Castleman 病 (CD)、血管淋巴滤泡增生症和淋巴样错构瘤等。

一、临床表现

根据病变范围分为局灶型与广泛型，症状体征不一，缺乏特异性，一般局限型很少引起症状，多因意外或压迫症状就诊，局限型半数以上为透明管性，而广泛型多表现为多部位淋巴结肿大并累及外周淋巴结，肿大的淋巴结直径一般在 3 ～ 5cm，常伴有多系统功能紊乱，包括发热、乏力、贫血、肝脾肿大、血沉加快及多克隆高免疫蛋白血症和骨髓浆细胞病等。

二、鉴别诊断

1. 结核性淋巴结炎

有发热、多汗、乏力、血沉增快，多见于青壮年常伴发肺结核，淋巴结质地不均匀，有的部分较轻 (干酪样变)，有的部分较硬 (纤维化或钙化)，且互相粘连，并和皮肤粘连，所以活动度差，这类患者结核菌素试验和血中结核抗体阳性。

2. 恶性淋巴瘤

可见于任何年龄组，其淋巴结肿大常为无痛性、进行性肿大，可从黄豆大到枣大，中等硬度。一般与皮肤无粘连，在初、中期相互不融合，可活动。到了后期淋巴结可发展到很大，也可融合成大块，直径达到 20cm 以侵犯皮肤，破溃后经久不愈。此外，可侵犯纵隔、肝、脾及其他器官，包括肺、消化道、骨骼、皮肤、乳腺、神经系统等。确诊需活组织病理检查。

三、病理分型

巨大淋巴结增生最常发生于纵隔淋巴结，也可见于肺门淋巴结及颈部、腋窝、肠系膜、阔韧带和腹膜后淋巴结。淋巴结明显肿大，大者直径 3 ～ 7cm，少数可达 16cm，常呈圆形，包膜完整，界限清楚，切面呈灰白色。镜下可分为两种亚型。

1. 玻璃样血管型

最多见，约占 90% 以上。患者多无症状。淋巴结内淋巴滤泡增生，散在于淋巴结皮质和髓质内。一般淋巴滤泡和生发中心不大。淋巴结内毛细血管增生伸入淋巴滤泡，这些毛细血管内皮细胞肿胀，血管周围常有胶原纤维或玻璃样物质环绕，位于淋巴滤泡中央很像胸腺小体。多数成熟的小淋巴细胞在生发中心周围呈向心性排列成洋葱皮样。滤泡之间的淋巴组织中也有多数血管，血管周围有纤维组织或胶原纤维环绕，并常伴有浆细胞、免疫母细胞、嗜酸性粒细胞和组织细胞浸润。有些病例增生的淋巴滤泡主要由小淋巴细胞组成，只有少数滤泡内有小生发中心，称为淋巴细胞型，这种类型最容易与滤泡性淋巴瘤混淆。

2. 浆细胞型

较少见，约占10%。患者常伴有全身症状，如发热、乏力、体重减轻、贫血、血沉升高、血液丙种球蛋白增高和低清蛋白血症。淋巴结切除后症状可消失。

淋巴结内淋巴滤泡增生，生发中心明显扩大，周围的淋巴细胞较少。生发中心内各种细胞增生，核分裂象多见，并有许多吞噬了细胞碎屑的巨噬细胞。但中央没有血管，也没有玻璃样变物质。淋巴滤泡之间有大量浆细胞，其间也可有少数淋巴细胞、免疫母细胞和组织细胞。

有些患者在同一淋巴结内两种亚型的变化可同时存在。因此有些作者认为这两种亚型可能为一个过程的不同阶段。浆细胞型可能是早期病变，以后发展为玻璃样，血管型。

四、治疗

对于 LCD 患者，手术切除是最有效地治疗方法。无论其病理分型如何，绝大多数可通过手术切除病灶达到治愈，对部分不适于手术的患者，可选择化疗，其有效率可达72%。而对于 MCD 患者目前尚无确定有效地治疗方法，通常需要系统治疗。手术切除 MCD 患者的受累淋巴结或肿大的脾脏仅能暂时缓解症状。MCD 的主要治疗方法是化疗，常用 CHOP、CVAD 或 COP 方案治疗，国内多采用后者。其他的治疗方法包括：

1. 抗病毒治疗

有研究报道更昔洛韦能够有效减少 MCD 患者体内的 HHV-8DNA 并缓解临床症状。

2. 免疫调节治疗

如干扰素 -α、沙利度胺等。干扰素 -α 兼有免疫调节和抗病毒的作用，尤其适用于合并 HIV 或 HHV-8 感染的患者。沙利度胺具有免疫调节、抗血管增生等作用，近年来的研究发现，它还可减少 IL-6 生成。

3. IL-6 抗体

Nishimoto 等研究发现人源化抗人 IL-6 受体单克隆抗体可以改善 MCD 患者的症状和白蛋白、C 反应蛋白等生化指标的异常，且无不良反应。

4. CD_{20} 单抗

在 HHV-8 相关 CD 患者淋巴细胞中可以检测到 CD20 抗原，提示 CD20 单抗 Rituximab 在 CD 的治疗中占有一席之地。

第四节　淋巴瘤

来源于淋巴细胞及其前体细胞的恶性肿瘤称为淋巴瘤。淋巴瘤可发生在淋巴结、骨髓、脾、胸腺和结外淋巴组织等处。由于原发于淋巴结和结外淋巴组织等处的恶性肿瘤绝大多数来源于淋巴细胞，故以往称为恶性淋巴瘤。淋巴瘤是人类较为常见的恶性肿瘤，约占全部恶性肿瘤的 3%～4%。在各种恶性肿瘤中占第 11 位。在儿童和年轻人，淋巴瘤是最常见的恶性肿瘤之一。原发于淋巴结的恶性肿瘤也可以来源于粒细胞、朗格汉斯细胞和血管内皮细胞等。由于淋巴细胞是免疫系统的主要成分，也可认为淋巴瘤是来自免疫系统的免疫细胞的肿瘤，即淋巴细胞 (T 细胞、B 细胞或者自然杀伤细胞) 及其前体细胞的肿瘤，可看成是被阻断在 B 细胞和 T 细胞分化过程中某一阶段淋巴细胞的单克隆性增生所致。由于来源于免疫细胞，因此患者常可产生免疫功能的异常，如血清免疫球蛋白增高。肿瘤性 B 细胞和 T 细胞在形态学改变、免疫表型和基因型上，部分类似于其来源的相应正常细胞，因此，可从这几方面加以鉴定。大多数的淋巴瘤 (80%～85%) 是 B 细胞起源的，其余的多为 T 细胞源性，NK 细胞性和组织细胞性肿瘤罕见。

淋巴瘤与淋巴细胞白血病存在重叠，组成一个连续的谱系。淋巴瘤为一极，指初始时是局限性的，在大体上表现为肿瘤结节；淋巴细胞白血病为另一极，指骨髓内异常淋巴样细胞弥散性的肿瘤性增生，常累及周围血。淋巴瘤患者随着病情的发展，可以出现白血病象，白血病随病情发展也可累及淋巴结。因此，可将淋巴瘤、淋巴细胞白血病、毛细胞白血病和多发性骨髓瘤等来源于淋巴细胞的肿瘤统称为淋巴样肿瘤。

淋巴瘤的病因仍然不很清楚，近年研究表明，许多淋巴瘤与病毒的潜伏感染有关。如 EB 病毒与 Burkitt 淋巴瘤和鼻腔 NK/T 细胞淋巴瘤、HTLV1 与日本的成人 T 细胞淋巴瘤 / 白血病有关。近来还发现幽门螺杆菌的感染可能与胃的低度恶性的黏膜相关淋巴组织来源的 B 细胞淋巴瘤有关。

淋巴瘤的确诊主要依靠淋巴结或者其他受累器官的病理组织学检查。根据瘤细胞的形态特点，可将淋巴瘤分为两大类，即霍奇金淋巴瘤和非霍奇金淋巴瘤。在我国，非霍奇金淋巴瘤占全部淋巴瘤的 70%～80%。在临床工作中，一般所称的淋巴瘤是指非霍奇金淋巴瘤。虽然淋巴瘤都是恶性的，但不同肿瘤的临床过程变化极大，有的为惰性 (低度恶性)，有的为侵袭性 (中度恶性) 或高度侵袭性 (高度恶性)。惰性的淋巴瘤可以随着时间的推移转变为侵袭性或高度侵袭性的类型。

一、霍奇金淋巴瘤

霍奇金淋巴瘤 (HL) 是淋巴瘤的一个独特类型。在临床上病变往往从一个或一组淋巴结开始，逐渐由邻近的淋巴结向远处扩散，原发于淋巴结外的霍奇金淋巴瘤极其少见。

随着免疫学和分子生物学的进展，现已证实RS细胞来源于淋巴细胞。

本病在欧美各国发病率较高，是青年人中最常见的恶性肿瘤之一。我国的发病率低于西方国家，但在儿童和青年中并不少见。

(一)病理变化

全身各部位淋巴结均可发病，以颈部和锁骨上淋巴结最为常见，其次为纵隔、腹膜后、主动脉旁等淋巴结。通常原发于淋巴结，几乎不原发于淋巴结外。

肉眼：病变的淋巴结肿大，早期无粘连，可活动。随着病程的进展，相邻的淋巴结相互粘连融合，有时直径可达到10cm以上，不易推动。随着纤维化的增加，肿块由软变硬。肿块常呈结节状，切面灰白色呈鱼肉状，可有灰黄色的坏死灶。

镜下：霍奇金淋巴瘤由肿瘤性成分和反应性成分(炎细胞及间质)组成。肿瘤性成分包括典型的RS细胞和各种变异的RS细胞。典型的RS细胞也称为经典型的RS细胞，是一种直径20～50cm或更大的双核或多核的瘤巨细胞，呈圆形或椭圆形以及不规则形，胞质丰富，稍嗜酸性或嗜碱性，细胞核圆形或椭圆形，呈双叶或多叶状，以致细胞看起来像双核或多核细胞。染色质粗糙，沿核膜聚集呈块状，核膜厚而清楚。核内有一直径与红细胞相当的、嗜酸性的核仁，多位于核中央，周围有空晕。最典型的RS细胞的双叶核面对面地排列，形成所谓的镜影细胞，对霍奇金淋巴瘤具有诊断价值，称为诊断性RS细胞。霍奇金淋巴瘤的肿瘤细胞除了典型的RS细胞外，还可见其他变异的RS细胞①单核型RS细胞：具有典型RS细胞形态的单核瘤巨细胞，也称为霍奇金细胞，其出现提示霍奇金淋巴瘤的可能；②陷窝型RS细胞：也称为陷窝细胞或腔隙型细胞。细胞体积大，直径40～50μm，胞质丰富而空亮，核多叶而皱折，染色质稀疏，核仁多个，体积较典型的RS细胞小。胞质的空亮是由于福尔马林固定后胞质收缩至核膜附近所致；③L & H型RS细胞(淋巴细胞和/或组织细胞性RS细胞变异型)：又称为“爆米花”细胞，细胞核皱折，多叶状，染色质细，核仁小，多个，胞质淡染；④固缩型RS细胞：又称为“干尸”细胞，这种细胞比经典型RS细胞小，细胞膜塌陷，形态不规则，如同细胞缺水的干瘪状，最醒目的是细胞核，低倍镜下很容易注意到形态不规则的深染如墨的细胞核。细胞核的大小不一，与其之前的大小和固缩的程度有关。核仁因核深染而不明显；⑤多形性或未分化RS细胞：也称为奇异型RS细胞，瘤细胞体积大，大小不一，形态多不规则，可以呈梭形，具有明显的多形性。核大，形态不规则，染色质粗，有明显的大核仁，核分裂象多见，常见病理性核分裂；⑥多核型RS细胞：细胞体积更大，有多个核，有的核呈“马蹄形”，其余特征与经典型RS细胞相同。这种细胞也有较高的诊断价值。

除上述肿瘤细胞外，瘤组织内还伴有多量的非肿瘤性成分，包括淋巴细胞、浆细胞、中性粒细胞、嗜酸性粒细胞、上皮样细胞、组织细胞以及胶原纤维、嗜酸性无定形物质等。炎细胞数量随病程的进展逐渐减少。而纤维间质、嗜酸性无定形物质等则随病程的进展而增多。反应性成分组成的背景可反映机体对肿瘤的免疫状态，与本病的分型和预后有密切的关系。传统上一直认为L&H细胞是RS细胞的一种变异型，但是近年来免疫表型和遗传学研究显示L&H细胞明显不同于经典型RS细胞及其他变异型，如L&H细胞CD_{20}(+)，CD_{L5}(−)，CD_{30}(−)，基因具有转录的功能及可变区存在自身突变和突变正在进行的信号；而经典型RS细胞及其他变异型细胞CD_{30}(+)，大多数CD_{L5}(+)，少数(约2%～40%)CD_{20}(+)，Ig基因虽然有重排和自身突变，但不具有转录的功能。因此，L&H细胞是RS细胞的一种变异型这种传统的观点正在被动摇。

目前认为EB病毒与经典霍奇金淋巴瘤发病关系最为密切。EB病毒在霍奇金淋巴瘤的发病过程中可能起了重要作用。EB病毒合成的一种潜伏期膜蛋白(LMP1)被认为具有致癌的生物学特性，能够使成熟的淋巴细胞转化为淋巴样母细胞，LMP1可能是阻断了具有基因缺陷的生发中心细胞进入凋亡的路径，使得这些存在基因缺陷的细胞继续存活，最终发展成了霍奇金淋巴瘤。

(二)组织学分型

根据瘤细胞成分与非肿瘤成分的不同比例，可将霍奇金淋巴瘤分为两大类共五种组织学亚型。

1. 结节性淋巴细胞为主型霍奇金淋巴瘤

结节性淋巴细胞为主型霍奇金淋巴瘤(NLPHL)属于单克隆性的B细胞肿瘤，以结节性或者弥散性和结节性的多形性增生为特点。结节性淋巴细胞为主型霍奇金淋巴瘤约占所有霍奇金淋巴瘤的5%，患者多数为男性，最常见于30～50岁年龄组。镜下：可见淋巴结部分或全部被破坏，取而代之的是结节，或结节和弥漫混合的病变。结节由弥漫分布的小淋巴细胞、散在组织细胞和上皮样细胞混合组成。其中有散在的L&H型RS细胞。在结节边缘可见组织细胞和多克隆性浆细胞，缺乏嗜酸性粒细胞。弥散性区域由小淋巴细胞组成，组织细胞或上皮样细胞散在或呈簇分布。大多数L&H型RS细胞具有CD_{20}(+)、CD_{30}(+/−)、CD_{L5}(−)的免疫表型。

一般不伴有EB病毒感染。大多数患者就诊时仅为局部淋巴结病变，处于早期(临床Ⅰ或Ⅱ期)阶段，病程进展较慢，对于治疗的反应好，部分患者可转化为大B细胞淋巴瘤。疾病后期容易复发，但复发后仍保持对治疗的良好反应，患者很少因本病致死。

2. 经典性霍奇金淋巴瘤

经典性霍奇金淋巴瘤CHL占所有霍奇金淋巴瘤的95%，发病高峰在10～35岁和老年。有传染性单核细胞增多症病史者的发病率较高。家族史和地理特点也有报告。发生在颈部淋巴结的占75%，然后是纵隔、腋下和主动脉旁淋巴结。非对称性的淋巴结，如肠系膜和滑车上淋巴结很少累及。55%的患者发病时处于Ⅰ～Ⅱ期。

经典性霍奇金淋巴瘤是单克隆淋巴性肿瘤，由肿瘤细胞和反应性背景两部分组成，肿瘤细胞散在分布于反应性背景之中。肿瘤细胞包括经典的RS细胞和变异的RS细胞；反应性背景包括数量不等的非肿瘤性小淋巴细胞、嗜酸性粒细胞、中性粒细胞、组织细胞、浆细胞、成纤维细胞和胶原纤维。根据背景的成分和 RS 细胞的形态，CHL 又分为四个亚型：富于淋巴细胞型经典霍奇金淋巴瘤、结节硬化型霍奇金淋巴瘤、混合细胞型霍奇金淋巴瘤和淋巴细胞减少型霍奇金淋巴瘤。这四种亚型的肿瘤性细胞具有相同的免疫表型和遗传学特征，但各亚型的临床表现与 EB 病毒的关系是不同的。

(1) 富于淋巴细胞型经典霍奇金淋巴瘤 (LRCHL)：是一种具有以小淋巴细胞为主，缺乏嗜酸性粒细胞和中性粒细胞，呈结节性或弥散性细胞背景，有散在的 H/RS 细胞的亚型。约占所有 HL 的 5%。可以转变为混合细胞型。

镜下：可见结节性和弥散性两种生长方式。结节性，常见；弥散性，少见。病变区有大量的小结节，结节间的 T 区变窄或消失。经典型 RS 细胞不易见到，但单核型 RS 细胞易见。具有 CD_{45}(−)、CD_{20}(−)、CD_{30}(+)、CD_{L5}(−) 的免疫表型。

约 40%的病例伴有 EB 病毒感染。多数患者为Ⅰ或Ⅱ期。B 症状罕见。预后比较好，类似于 NLPHL。

(2) 结节硬化型霍奇金淋巴瘤 (NSHL)：以具有胶原纤维包绕的结节和陷窝型 RS 细胞为特点。该型在欧美为最常见的亚型，约占 70%。在国内统计占 30%～40%。结节硬化型霍奇金淋巴瘤不转变为其他亚型，而是按照富于细胞期一结节形成一融合。纤维化的规律发展。

镜下：可见病变的淋巴结呈结节状方式生长：结节间有胶原纤维束分割，散在陷窝型 RS 细胞。宽的胶原纤维束围绕至少一个结节，胶原纤维束在相差显微镜下观察呈双折光改变，成纤维细胞减少，胶原分割的过程中伴有淋巴结的被膜增厚；结节内，陷窝型 RS 细胞常分散在炎性背景中；有时也可见典型的 RS 细胞。具有 CD_{45}(−)、CD_{30}(+)、CD_{L5}(+) 的免疫表型。结节硬化型霍奇金淋巴瘤患者的预后略好于混合细胞型和淋巴细胞减少型霍奇金淋巴瘤。

(3) 混合细胞型霍奇金淋巴瘤 (MCHL)：以散在的经典型 RS 细胞和霍奇金细胞分散在弥散性或模糊的结节性的炎性背景中为特点，无结节性的硬化和纤维化。约占所有经典性霍奇金淋巴瘤的 20%～25%。尤其在儿童多见并与 EB 病毒感染有一定的关系。

镜下：淋巴结固有结构破坏，淋巴结可呈部分 (常在副皮质区) 或弥散性受累。容易见到经典型、单核型和多核型 RS 细胞。背景由混合性细胞组成，其成分变化可以很大。常有中性粒细胞、嗜酸性粒细胞、组织细胞和浆细胞，可以一种为主。组织细胞可以像上皮样细胞分化并形成肉芽肿样结构。可有嗜酸性无定型物质沉积。还发生灶性坏死，坏死灶周围可有纤维化，但胶原纤维无双折光性。

此型预后较好。后期可转为淋巴细胞减少型霍奇金淋巴瘤。

(4) 淋巴细胞减少型霍奇金淋巴瘤 (LDHL)：以弥散性典型的 RS 细胞和变异型 RS 细胞增多、淋巴细胞减少为特点。其在所有霍奇金淋巴瘤中所占百分比少于 5%。中位发病年龄为 37 岁，75%为男性。常伴有 HIV 感染，在发展中国家更为多见。

此型的组织学特点为淋巴细胞的数量减少而典型 RS 细胞或变异型的多形性 RS 细胞

相对较多。包括两种不同的形态：①弥漫纤维化型，淋巴结内细胞明显减少，由排列不规则的非双折光性网状纤维增加和无定形蛋白物质的沉积所取代。其间有少数典型 RS 细胞、组织细胞和淋巴细胞，常有坏死；②网状细胞型，特点是细胞丰富。由大量多形性 RS 细胞和少量典型 RS 细胞组成。甚至可见梭形肿瘤细胞。成熟淋巴细胞、嗜酸性粒细胞、浆细胞、中性粒细胞和组织细胞少见。坏死区较其他类型 HL 更为广泛。

淋巴细胞减少型霍奇金淋巴瘤患者的预后是本病各型中最差的。

（三）临床病理

联系淋巴结肿大常为霍奇金淋巴瘤的首发症状，以颈部最为常见。随病情发展可出现乏力、发热、盗汗、体重减轻、瘙痒、贫血等全身症状，少数患者有饮酒后淋巴结疼痛。晚期患者可出现免疫功能低下、继发感染、贫血、肥大性骨关节病、骨痛、神经症状、腹水和下肢水肿等。根据与预后的关系，临床症状又分为 A 症状和 B 症状。患者反复发热、盗汗、体重减轻，定为 B 症状；无此三项症状者定为 A 症状。有 B 症状的患者预后较差。

近年来，由于诊断和治疗的进展，霍奇金淋巴瘤的预后有显著改善。国外总五年生存率已达 75%，部分患者可达到治愈标准。

二、非霍奇金淋巴瘤

非霍奇金淋巴瘤 NHL 多发生于浅表淋巴结，最常见的部位为颈部淋巴结，其次为腋窝和腹股沟淋巴结。也可发生于结外淋巴组织，如咽淋巴环、扁桃体、胃肠道和皮肤等。非霍奇金淋巴瘤与霍奇金淋巴瘤不同，肿瘤成分单一，多以某一种类型的细胞为主，这是确定类型和分类的基础。

（一）分类

在肿瘤分类中，非霍奇金淋巴瘤的分类是最为复杂的。从 1966 年 Rappaport 分类，到 1982 年的工作分类，再到 1992 年的 Kiel 分类和 1994 年的 RE-AL 分类以及 WHO 分类。非霍奇金淋巴瘤分类的演变，反映了淋巴瘤研究的进展，表现为从单纯形态分类，到形态与功能结合分类，再到临床、形态、免疫标记、细胞遗传学和基因分析结合分类的过程。下面主要介绍目前比较常用的分类方案。

1. WHO 淋巴瘤分类

从 2001 年的分类方案开始，将每一类型的淋巴瘤均定义为独立疾病，B 细胞淋巴瘤至少包括 13 个疾病，NK/T 细胞淋巴瘤包括 15 个疾病，霍奇金淋巴瘤包括 2 个疾病，总共 30 个疾病。每一个独立的淋巴瘤都有其独自的定义，具有独特的病理、免疫、遗传和临床特征。

2. Kiel 分类

该方案以 Lennert 等 (1975) 淋巴细胞转化模式为基础，根据淋巴细胞转化理论，B 细胞和 T 细胞都来自于骨髓干细胞，通过前 B、前 T 细胞阶段发育成为成熟的未受到抗原刺激的 B_1、T_1 细胞。在抗原刺激后，B_1、T_1 细胞都可发生转化，生成效应细胞 (B_2、T_2 细胞和浆细胞)。B_1 细胞在受到抗原刺激后，在生发中心先转化为中心母细胞 (相当于无核裂细胞)，然后再转化为中心细胞 (相当于核裂细胞)。在淋巴细胞转化过程的任何阶段都可以发生恶变，形成肿瘤。在此基础上提出 Kiel 分类方案，经过 1992 年修改形成了现行分类。基本原则是按照瘤细胞形态学改变、免疫表型和恶性程度进行分类。只设立两级恶性程度，低度恶性的亚型一般命名为“细胞性”，而高度恶性的亚型命名为“母细胞性”，这与对白血病的分级 (急性和慢性) 和命名 (如淋巴细胞性、淋巴母细胞性) 是一致的，便于临床医生使用。所有的高度恶性淋巴瘤，除了淋巴母细胞性外，都可能有原发和继发的。

3. REAL 分类

是修正的欧洲 - 美国淋巴瘤分类 (REAL 分类) 的缩写，在 1994 年底由国际淋巴瘤研究组提出，也称为国际淋巴瘤研究组分类 (ILSG 分类)。分类方法和内容与 WHO 方案 (2001) 比较接近。

(二) 非霍奇金淋巴瘤举例

1. 前体 B 细胞和 T 细胞肿瘤

前体 B 细胞和 T 细胞肿瘤是由不成熟的淋巴细胞 (前体 B 细胞或前体 T 细胞) 来源的一类具有高度侵袭性的肿瘤。随肿瘤进展时期的不同，在临床和组织病理学上可表现为淋巴母细胞淋巴瘤 (LBL)、急性淋巴母细胞白血病 (ALL) 或淋巴瘤和白血病共存的状态。由于 ALL 和 LBL 同属于一个亚型，组织学的改变无法区别，命名可根据临床表现，如果病变局限于肿块，没有或者只有最少的骨髓和外周血累及，命名为淋巴母细胞淋巴瘤；如果有广泛骨髓和外周血受累，则诊断为急性淋巴母细胞白血病。

(1) 病理变化：ALL，LBL 的特点是骨髓内肿瘤性淋巴母细胞的弥漫性增生，取代原骨髓组织，并可浸润全身各组织器官，特别是淋巴结、肝和脾等，多引起全身淋巴结肿大。镜下见淋巴结固有结构有不同程度的破坏，大量母细胞弥散性浸润，并可累及淋巴结的被膜和结外脂肪组织。浸润脾时致脾中度肿大，镜下见红髓中母细胞浸润，并可压迫白髓。浸润肝时致肝中度肿大，镜下见母细胞主要浸润于汇管区及其周围肝窦内。ALL/LBL 还可以浸润脑、脊髓、周围神经、心肌、肾、肾上腺、甲状腺、睾丸和皮肤等乃至全身各器官和组织。前 T 细胞性的 LBL/ALL 常有特征性的纵隔肿块。

(2) 免疫表型和细胞遗传学：在免疫表型方面，约 95% 的 ALL/LBL 病例的母细胞表达原始淋巴细胞的标记，如末端脱氧核苷酸转移酶 (TdT)，相当一部分病例中瘤细胞表达 CDl0，以及 B 和 T 淋巴细胞分化抗原。细胞遗传学检测示 90% 以上 ALL 的瘤细胞有染色体数目或结构的异常，但未发现特征性的细胞遗传学改变。

(3) 临床表现：前 B 细胞性 ALL/LBL 患者主要是 10 岁以内儿童，有骨髓广泛受累，肝、脾和淋巴结肿大，以及周围血出现异常细胞等。前 T 细胞性 ALL 患者多为青少年，常有纵隔肿块，甚至可出现上腔静脉压迫和呼吸道压迫症状。由于骨髓内肿瘤细胞的增生抑制了骨髓正常造血功能而致患者产生贫血、成熟粒细胞减少、血小板减少、出血和继发感染等。骨痛和关节痛可为显著表现。由于治疗方案的不同，ALL/BL 必须和急性髓性 (粒细胞) 白血病 (AML) 相区别。

2. 成熟 B 细胞肿瘤

成熟 B 细胞肿瘤是外周 B 细胞的肿瘤，在全球范围约占所有非霍奇金淋巴瘤的 85%。成熟 B 细胞肿瘤的两种最多见的亚型 (弥散性大 B 细胞淋巴瘤和滤泡性淋巴瘤) 超过非霍奇金淋巴瘤的 40%～ 50%。

(1) 慢性淋巴细胞白血病 / 小淋巴细胞淋巴瘤 (CLL/SLL)：CLL/SLL 是由成熟的 B 细胞来源的惰性肿瘤。随肿瘤发展时期的不同，在临床和病理上可表现为小淋巴细胞淋巴瘤、慢性淋巴细胞白血病或淋巴瘤和白血病共存的状态。CLL 和 SLL 具有相同的组织学改变和免疫表型，唯一的区别在于周围血和骨髓受累的程度。SLL 的患者随着病情的发展，迟早会出现骨髓和周围血的累及。CLL/SLL 常见于 50 岁以上老年人。男女之比约为 2∶1。病情进展缓慢。一般无自觉症状，也可有乏力、体重下降、厌食等。约 50%～ 60%的患者有不同程度的肝、脾和浅表淋巴结肿大。还可出现低丙种球蛋白血症和自身免疫异常等。CLL/SLL 患者的中位生存期为 6 年。

①病理变化：CLL/SLL 的病变特点是成熟的小淋巴细胞浸润。所有的 CLL/SLL 绝大多数的 SLL 患者均有骨髓受累，骨髓内可见小淋巴细胞弥散性或灶性呈非骨小梁旁性浸润，正常造血组织减少；全身浅表淋巴结中度肿大，切面呈灰白色鱼肉状，镜下见淋巴结结构不同程度破坏，被成片浸润的成熟的小淋巴细胞所取代，其中可见由前淋巴细胞和免疫母细胞组成的模糊结节样结构，又称“假滤泡”；脾明显肿大，可达 2500g，被膜增厚，切面呈暗红色，质地较硬，白髓不明显。镜下见肿瘤性淋巴细胞主要浸润白髓，同时也可侵犯红髓；肝中度肿大，表面光滑，镜下见瘤细胞主要浸润汇管区及其周围的肝窦。

②周围血象：CLL 患者的周围血白细胞显著增多，可达 $(30 \sim 100)\times10^9/L$，绝大多数为成熟的小淋巴细胞。SLL 患者的周围血白细胞也可正常。

③免疫表型和细胞遗传学：具有相对独特的免疫表型，瘤细胞表达 B 细胞分化抗原 CD_{L9} 和 CD_{20}，同时还表达 CD_5 这一 T 细胞标记。常见的染色体异常为 12 号染色体三体，13q 缺失和 11q 缺失，分别占 20%～ 30%。

④临床表现：该类型常见于 50 岁以上的人群，男性明显多于女性。病情进展比较缓慢。50%～ 60%患者表现为全身淋巴结肿大和肝脾肿大，有些患者出现低丙种球蛋白血症和自身免疫异常。慢性淋巴细胞白血病 / 小淋巴细胞淋巴瘤患者的平均生存期为 4 ～ 6 年，病程和预后的差异比较大，主要与临床分期有关，伴有 11q 和 17q 缺失者多预后不良。随病情的发展，约 15%～ 30%的患者可转化为弥散性大 B 细胞淋巴瘤，这些患者预后不

良，多在1年内死亡。

(2) 滤泡性淋巴瘤 (FL)：滤泡性淋巴瘤是来源于淋巴滤泡生发中心细胞的B细胞肿瘤。在欧美国家或地区约占NHL的25%～45%，在我国约占NHL的10%。常见于中年人，发病无性别差异。

①病理变化：滤泡性淋巴瘤的组织学特征是在低倍镜下肿瘤细胞形成明显的结节状生长方式。肿瘤性滤泡主要由中心细胞 (CC) 和中心母细胞 (CB) 以不同比例混合组成。中心细胞的细胞核形态不规则、有裂沟，核仁不明显，胞质稀少；中心母细胞较正常淋巴细胞大2～3倍或更大，核圆形或分叶状，染色质呈小斑块状靠近核膜分布，有1～3个靠近核膜的核仁。这些细胞更新快，代表肿瘤的增殖成分。在大多数滤泡性淋巴瘤中，绝大多数肿瘤细胞是中心细胞，随着病程的进展，中心母细胞数量逐渐增多。生长方式从滤泡性发展成弥漫一阵，提示肿瘤的恶性程度增高。

②免疫表型和细胞遗传学：滤泡性淋巴瘤的肿瘤细胞具有正常生发中心细胞的免疫表型，肿瘤细胞表达CD_{L9}、CD_{20}、CD_{L0}和单克隆性的表面免疫球蛋白。

③临床表现：患者一般表现为反复的无痛性多个淋巴结肿大，尤其以腹股沟淋巴结受累为常见。脾常肿大。患者就诊时多数是Ⅲ / Ⅳ期。骨髓累及占30%～50%。部分病例中瘤细胞可见于周围血。滤泡性淋巴瘤是低度恶性的类型，预后较好，五年存活率超过70%。但30%～50%的患者可以转化为更具侵袭性的弥散性大B细胞淋巴瘤。

(3) 弥散性大B细胞淋巴瘤 (DLBCL)：DLBCL是一类形态范围变化较大的、异质性的侵袭性NHL，包括了中心母细胞性、B免疫母细胞性、间变性大B细胞性淋巴瘤、富于T细胞/组织细胞的B细胞淋巴瘤和浆母细胞淋巴瘤等。患者以老年人为主，男性略多见。该肿瘤除原发于淋巴结外，还可原发于纵隔、咽环、胃肠道、皮肤、骨和脑等处。

①病理变化：组织学表现为相对单一的大细胞弥散性浸润。瘤细胞的直径为小淋巴细胞的4～5倍，细胞形态多样，可以类似中心母细胞、免疫母细胞，或者伴有浆细胞分化。细胞质中等量，常嗜碱性，细胞核网形或卵圆形，染色质边集，有单个或多个核仁。也可有间变性的多核瘤巨细胞出现，类似霍奇金病的RS细胞。

②免疫表型和细胞遗传学：瘤细胞表达B细胞分化抗原CD_{L9}和CD_{20}，由滤泡性淋巴瘤转化来的病例还表达bcl2蛋白，并可检测到t(14；18)。少部分病例有3号染色体上bcl6基因易位。

③临床表现：患者常出现淋巴结迅速肿大，或者结外组织的肿块。可累及肝脾。但是骨髓受累少见，白血病象罕见。DLBCL的患者如没有及时诊断和治疗，会在短期内死亡，但加强联合化疗的完全缓解率可达60%～80%，有50%的患者可以治愈。

(4) Burkitt淋巴瘤 (BL)：是一种来源于滤泡生发中心细胞的高度侵袭性的B细胞肿瘤。临床上有非洲地区性、散发性和HIV相关性三种形式。EB病毒潜伏感染和非洲地区性的Burkitt淋巴瘤的发病有密切关系。

①病理变化：Burkitt淋巴瘤的组织学特点是中等大小的、相对单一形态的淋巴样细

胞弥散性浸润，瘤细胞间有散在的巨噬细胞吞噬核碎片，形成所谓“满天星”图像，核分裂象多见。淋巴结固有结构被破坏。

②免疫表型和细胞遗传学：Burkitt 淋巴瘤的瘤细胞为相对成熟的 B 细胞，表达单克隆性细胞膜表面免疫球蛋白 SIg、CD_{L9}、CD_{20} 等抗原。所有的 Burkitt 淋巴瘤都发生与第 8 号染色体上 Cmyc 基因有关的易位，最常见的是 t(8；14)，还可发生 t(2；8) 或 t(8；22)。

③临床表现：Burkitt 淋巴瘤多见于儿童和青年人，肿瘤常发生于颌骨、颅骨、面骨、腹腔器官和中枢神经系统，形成巨大的包块，一般不累及周围淋巴结，白血病象少见。临床过程为高度侵袭性，对于大剂量化疗反应好，部分患者可治愈。

(5) 黏膜相关淋巴组织结外边缘带 B 细胞淋巴瘤：是一种结外淋巴瘤。胃肠道是 MALT 淋巴瘤最好发部位，占所有病例的 50%，在胃肠道中胃是最常受累的部位 (85%)。其他常见部位包括肺、眼附属器、皮肤、甲状腺、乳腺等。

①病理变化：瘤细胞最初浸润反应性滤泡周围，然后扩展到滤泡套区，在边缘带扩散，形成融合的区域，取代部分或全部滤泡。瘤细胞体积小到中等，核轻微不规则，核仁不明显，近似于中心细胞，胞质相对丰富、淡染。在部分 MALT 淋巴瘤中，浆细胞分化更明显。腺体组织常受累或破坏。

②免疫表型和细胞遗传学：在免疫表型方面，MALT 淋巴瘤表达 CD_{20}、CD_{79a}、CD_{L9}、CD_{22}，不表达 CD_{5}、CD_{L0}、CD_{23}、cyclinDl，表面球蛋白 IgM、IgA、IgGpE 性，克隆性表达 Ig 轻链。瘤细胞表达边缘带细胞相关抗原 CD_{21} 和 CD_{35}。在细胞遗传学方面，部分 MALT 淋巴瘤出现 t(11；18)(q21；q21)。

③临床表现：MALT 淋巴瘤常伴有慢性炎症、自身免疫性疾病或某些特殊病原微生物感染等疾病，如幽门螺杆菌性胃炎、涎腺 Sjogren 综合征、Hashimoto 状腺炎等。MALT 淋巴瘤的病变可长期局限在原发部位，在后期，可发生广泛扩散。部分病例可向 DLBCL 转化。有些病例，在初始病因根除后，肿瘤还可能消退。大多数 MALT 淋巴瘤患者预后良好，抗肿瘤性幽门螺杆菌治疗对于幽门螺杆菌相关的胃 MALT 淋巴瘤可以达到长期缓解的目标。

(6) 浆细胞肿瘤及其相关疾病：属于 B 细胞克隆性增生引起的疾病，瘤细胞能够合成和分泌单一类型的免疫球蛋白或其片段。多数类型属于恶性，包括多发性骨髓瘤 (MM)、重链病、Waldenstrom 巨球蛋白血症、原发或免疫细胞相关淀粉样变、单克隆性 γ 球蛋白血症等。肿瘤性浆细胞常合成过量的轻链和重链以及完全的免疫球蛋白。有时只产生轻链或重链，游离的轻链就是所谓的 BenceJones 蛋白，因为其分子量小，能够经过肾随尿排出体外。该类疾病属于变化较大的疾病，下面仅以多发性骨髓瘤为代表进行简单介绍。

多发性骨髓瘤是浆细胞发生在骨髓的多灶性恶性肿瘤，以多发性骨骼受累为主要特征，同时可播散到淋巴结和结外器官及组织。

①病理变化：浆细胞骨髓瘤的特点是骨髓内大量的浆细胞，形成较大的局灶性结节状或片状病变，肿瘤性浆细胞取代正常骨髓组织。随着病情的进展，在脾、肝、肾、肺、淋巴结等部位均可见到肿瘤性多发性骨髓瘤浸润。

②免疫表型和细胞遗传学：多发性骨髓瘤浆细胞表达CDl38、CD38等标记，克隆性胞质内Ig并且缺乏表面Ig，通常只表达轻链IgE或IgD。存在免疫球蛋白基因受体的克隆性重排。约20%～60%的多发性骨髓瘤出现染色体结构和数量的异常，最常见的是染色体丢失等。

③临床表现：多发性骨髓瘤在临床上主要表现为肿瘤性浆细胞的器官侵犯，特别是骨骼的侵犯。血液中免疫球蛋白水平升高，尿液检查可发现BenceJones蛋白。患者可表现为正常体液免疫受到抑制。当影像学检查发现异常时，需要进行骨髓等部位的检查。多发性骨髓瘤患者的预后差异比较大，出现多发性骨损害者，生存期为6～12个月。经适当的化学治疗，约50%～70%的患者能够缓解，一般生存时间为3年左右。

3. 成熟外周T细胞肿瘤

(1) 外周T细胞淋巴瘤：非特指外周T细胞淋巴瘤是一组异质性的肿瘤，在欧美少见，但在东亚国家相当常见，在我国约占所有非霍奇金淋巴瘤的20%～30%。包括了以往分类的多形性外周T细胞淋巴瘤和T免疫母细胞性淋巴瘤等亚型。

①病理变化：病变的淋巴结固有结构破坏，肿瘤主要侵犯副皮质区，常有血管增生，瘤细胞形态多样，由大小不等的多形性细胞组成，常伴有比较多的非肿瘤性反应性细胞，如嗜酸性粒细胞、浆细胞、组织细胞等。

②免疫表型和细胞遗传学：在免疫表型方面，瘤细胞具有CD_2、CD_3、CD_5、CD_{45}RO、CD_{43}等成熟T细胞标记。在细胞遗传学方面，多数患者T细胞受体(TCR)的基因重排分析显示有单克隆性重排。

⑧临床表现：多见于成人，有全身淋巴结肿大，有时还有嗜酸性粒细胞增多、皮疹、发热和体重下降。临床上进展快，是高度恶性的肿瘤。

(2) NK/T细胞淋巴瘤：为细胞毒性细胞(细胞毒性T细胞或者NK细胞)来源的侵袭性肿瘤，绝大多数发生在结外，尤其是鼻腔和上呼吸道。在我国相当常见。此类肿瘤也与EB病毒高度相关。我国发病的高峰年龄在40岁左右，男性多见，男女之比约为4:1。

①病理变化：发生在鼻腔的NK/T细胞淋巴瘤常引起鼻阻，鼻中隔穿孔，并伴有广泛性坏死。组织学特点为肿瘤细胞穿入血管壁，导致管壁呈洋葱皮样增厚，管腔狭窄、闭锁，弹力膜破裂。肿瘤及其周围组织可发生广泛的凝固性坏死。肿瘤细胞可浸润表皮或腺体。瘤细胞呈多形性，核不规则或圆形，染色质呈点状或泡状，有多个核仁，胞质浅染。瘤细胞之间和坏死灶附近有明显的急慢性炎细胞浸润。

②免疫表型和细胞遗传学：在免疫表型方面，肿瘤细胞常表达T细胞抗原CD_2、CD_{45}RO、胞质型CD_3，以及NK细胞标记CD_{56}。同时也表达细胞毒性颗粒相关抗原，如

TIA1、穿孔素、粒酶 B。在细胞遗传学方面，T 细胞受体基因重排检测呈胚系构型，可出现多种染色体畸形，常见 6q 缺失。大多数病例可检出 EB 病毒 DNA 的克隆性整合和 EB 病毒编码的小分子量 RNA(EBER)。

③临床表现：发生在鼻部的肿瘤可侵及周围相邻组织如鼻咽部、鼻旁窦、眼眶、口腔、腭部和咽部。肿瘤最初常局限于上呼吸道，很少累及骨髓，但很快播散到皮肤、胃肠道、睾丸、颈部淋巴结、骨髓和血液等不同部位。部分病例可并发嗜血细胞综合征。发生在肠道者常引起穿孔。患者就诊时多数已达临床高分期，呈现多处结外部位受累。可出现发热、不适和体重减轻等全身症状。患者经放射治疗后预后较好，五年存活率达 70% 以上。

(3) 皮下脂膜炎样 T 细胞淋巴瘤 (SPTCL)：是一种细胞毒性 T 细胞淋巴瘤，主要累及皮下组织，是一种少见的淋巴瘤，占所有非霍奇金淋巴瘤的 1% 以下。男女发病比例相同，可发病在任何年龄，大多数发生在青年成人。

①病理变化：肿瘤细胞在皮下组织弥散性浸润，通常无间隔残留。其上的真皮和表皮常无累及。肿瘤细胞主要由异型的大小不一的淋巴样细胞组成，常具有明显的肿瘤坏死和核碎片。胞质中等、淡染。肿瘤细胞在单个脂肪细胞的周边围绕。常出现反应性组织细胞，特别是在脂肪浸润和破坏的区域。由于吸收脂类物质，组织细胞常呈空泡状。在一些病例中可见脉管浸润，坏死和核碎片常见。肿瘤细胞主要浸润皮下组织，一般不累及真皮。

②免疫表型和细胞遗传学：肿瘤细胞具有成熟的 T 细胞表型，通常表达 CD_8、CD_{56}，表达细胞毒性分子包括粒酶 B、穿孔素、TIA1。一般不表达 CD_4 和 CD_8。肿瘤细胞有 TCR 受体基因重排，EB 病毒阴性。

③临床表现：皮下脂膜炎样 T 细胞淋巴瘤表现为多发的皮下结节，一般不累及其他部位。部分患者可出现嗜血细胞综合征，伴有全血细胞减少、发热及肝脾肿大。淋巴结一般不受累。自然病程为侵袭性的，但患者常对化疗有效。

(4) 蕈样霉菌病 (MF)：是一种成熟的 T 细胞淋巴瘤，表现为皮肤的斑片 / 斑块。蕈样霉菌病多发生于 40 ～ 60 岁人群，男性多于女性。

①病理变化：以小至中等大小的脑回样核的 T 细胞浸润表皮和真皮为特征。肿瘤细胞小到中等大，核不规则呈脑回样，侵犯表皮。在少数病例中可见到脑回样肿瘤细胞聚集形成所谓的“Pautrier”微脓肿。在真皮，可呈斑片、带状或弥散性浸润。常见小淋巴细胞和嗜酸性细胞等炎细胞浸润。这些炎细胞在皮肤病变早期更多见。

淋巴结常表现为皮病性淋巴结炎，由于大量的组织细胞和指突状细胞而致副皮质区扩大。不同的组织学级别 / 类型反映了淋巴结累及程度，Ⅰ期表现为皮病性淋巴结炎。可见散在脑回样淋巴细胞，一般无成片的聚集现象；Ⅱ期表现为部分淋巴结破坏，有成簇 / 成片的异型、脑回样淋巴细胞浸润，主要分布在副皮质区；Ⅲ期表现为淋巴结增大，正常结构完全破坏，肿瘤细胞弥漫浸润。

②免疫表型和细胞遗传学：瘤细胞表达 CD_2、CD_3、TCRp、CD_5、CD_4，一般不表达

CD_8。在大多数病例中有 TCR 基因克隆性重排，可出现 CDKN2A/p16 和 PTEN 的失活，常出现复杂的核型。

③临床表现：病程经过比较缓慢，可分红斑期、斑块期和瘤块期三个阶段。病变局限于皮肤者，治疗效果比较好，扩散至内脏者，预后比较差。

第三章 胸部疾病

第一节 胸壁软组织损伤

一、基本概念

在胸部损伤中，胸壁软组织损伤最多见，包括浅表皮肤擦伤、软组织血肿、肌肉撕裂伤、软组织挫伤和软组织穿通伤等。胸壁软组织损伤的致伤原因分为锐器伤和钝性伤。锐器伤多为刀刺伤、枪弹伤和玻璃扎伤。钝性伤主要为撞击伤、挤压伤、拳击伤和跌伤。

锐器伤常造成皮肤裂伤，肌肉断裂，软组织出血，疼痛，但是损伤仅限于壁层胸膜外，故又称为胸部开放伤，它不同于开放性气胸，在于损伤未进入胸膜腔。钝性伤为暴力作用在胸部，但皮肤保持完整无裂伤口，主要为皮下、软组织出血和肌肉断裂产生皮下瘀斑，血肿和局部深处肿胀。肿胀可因局部软组织炎性反应渗出、淤血或皮肤损伤所致。

二、临床表现

(1) 胸壁软组织损伤，常有受伤局部疼痛，疼痛程度与暴力的强度、性质、持续时间及受伤部位的神经分布有关。

(2) 钝性伤打击处局部肿胀，压痛明显，并可有不同程度功能障碍，严重损伤可因疼痛限制患者呼吸运动和咳嗽，导致肺部合并症。

(3) 锐器伤因不同致伤物性质和强度可以造成皮肤表面伤痕、破损、撕脱和肌肉撕裂等。

三、诊断

(1) 明确外伤史。

(2) 受伤局部有皮肤、软组织伤口，或局部有皮下淤血斑、血肿，压痛明显。

(3) 一般情况下心率、血压、呼吸多在正常范围。严重、大面积软组织损伤可出现心率加快，血压升高或降低，呼吸幅度变浅，频率加快。剧烈疼痛可致患者面色苍白、冷汗。

(4) 辅助检查：

1) 胸廓挤压试验阴性，提示无肋骨骨折或骨性胸廓损伤。

2) 胸部正侧位片正常，可以排除胸内其他合并伤。

四、治疗

(1) 治疗原则为受伤局部的对症处理，依据伤情给予活血、化瘀、止痛的中、西药物。

(2) 钝性软组织挫伤可行局部理疗，受伤早期行局部冷敷，无继续出血迹象后行热敷或选用其他方法进行物理治疗。

(3) 锐性伤皮肤软组织有裂伤口需要进行清创术。皮肤有破损者，彻底清除伤口内异物及坏死组织，充分止血。有血管、神经损伤给予相应外科处理，以后缝合伤口。伤口有严重污染，肌肉软组织损伤较重，估计感染发生率较高，清创术后伤口不缝合，予以开放换药，延期缝合。

(4) 选择适当抗生素预防感染，短期口服镇痛药止痛。

(5) 根据损伤情况决定是否给予破伤风抗毒血清 (TAT)。

五、评论

(1) 胸壁软组织损伤在临床工作中最常见，特别是在急诊室。而软组织伤又常发生在打架斗殴，如被他人拳击或脚踢损伤时，或乘车时突然刹车造成意外撞伤等。所以，在诊断胸壁软组织伤时需要慎重，必须排除其他胸内脏器损伤或合并损伤，最后才诊断软组织损伤。以免日后引起不必要的纠纷。

(2) 钝性伤时需注意排除肋骨骨折，皮下淤血或软组织血肿虽有疼痛，但是压痛并不剧烈，难以忍受的压痛或疼痛长时间不缓解，应怀疑更严重的损伤。

(3) 开放性胸外伤，应警惕有无异物进入伤口深处存留，如玻璃碎屑、弹片、子弹或折断的锐器。详细了解何种致伤物，进入胸部的方向、深度，拔出的锐器是否完整等。清创时应耐心认真，必要时扩大伤口以清除所有异物或可疑坏死组织，严重软组织损伤清创术后估计渗血较多时，可置放皮下引流，术后加压包扎，保证不留后遗症。此外，还应确定胸膜腔是否完整，是否存在小的开放性气胸或张力性气胸。

(4) 当不能完全确定诊断时，需要进行辅助检查，包括胸部 X 线正侧位片，甚至胸部 CT 检查，排除其他损伤。

(5) 某些胸壁开放性损伤，皮肤有裂伤口或持续出血，需要现场紧急包扎处理，以后再行彻底清创术。

第二节　肋骨骨折

肋骨共有十二对 (真肋七对，假肋三对，浮肋二对)。肋骨前接胸骨，后连胸椎构成胸廓保护脏腑。

肋骨骨折可分为两种：脆骨与肋骨接合处骨折和真肋骨骨折。

一、原因

肋骨骨折多系直接暴力打击所致，如行路滑倒肋骨被硬物垫伤或肋骨遭受挤轧等。脆骨与肋骨接合处骨折，多见于胸部第二三胸肋。真肋骨折断多见于肋骨的中部(腋下部)。

二、症状与诊断

肋骨骨折无明显肿胀，而有凸凹症状，尤以胸肋与脆骨接合处骨折凸凹明显，用手触摸时有的无骨擦音，有的骨擦音明显。肋骨中段骨折，自觉症状是咳嗽、行动时上身倾向患侧，有骨擦音，医者用手触诊时，亦有骨擦音。肋骨骨折，因肺部受到震动和损伤，故多有合并咳嗽症状者，痰内带血或吐血块。在吐痰与咳嗽时，疼痛剧烈并有骨擦音，行动时须用手按住骨折处。晚间睡眠不能仰卧，须将背部垫起成半仰坐形式才觉舒适，有时呼吸短促。

三、整复术

如胸部第二、三真肋与脆骨交接处骨折，多有错位一半，局部有突凹之症状，如此须用手法整复。外敷止痛膏，内服接骨散。5 ～ 6 周可愈，并无其他不良后果。如真肋中部骨折重叠时，在临床上应用的手法有两种：

(1) 骨折在胸前面者，使患者仰卧位，在其背后胸椎处垫一小枕头使胸部凸起，令一助手整复牵引。医者用手摸准肋骨折端，使用推压法。推压时，须令患者大声咳嗽或向外鼓气，这样，能使患者陷下的肋骨托起。医者再用手向肋骨弯曲方向推压凸出部，即能复位。

(2) 令患者取坐位。如系右侧真肋骨折，使患者抬起右侧上肢，向左侧倾斜，左侧肋骨骨折向右侧倾斜。这样能借助肋下肌、肋间外肌和肋间内肌等肌肉之牵引，而易于手法复位。

四、术后处置

外敷止痛膏，以棉布垫垫好，再以厚纸片附在外部，用腿绷或布制绷带包扎固定。包扎要松紧适宜。固定期一般约为 3 ～ 4 周，每 7 日须换药一次。7 日内服活血散，胸腹胀闷者可服四消丸或三黄宝蜡丸，7 日后可服接骨丹或接骨散，咳嗽时，可服止咳养肺等药物。

第三节 创伤性气胸及血胸

一、创伤性气胸

凡因创伤造成气体进入胸腔者称为创伤性气胸。创伤性气胸发生率在钝性胸部伤中占 15% ～ 50%，在穿透性胸部伤中占 30% ～ 87.6%。

(一) 气胸的来源

气胸中积气的主要来源分为如下几种。

1. 肺挫裂伤

肺挫裂伤是最常见的原因，多因钝性伤致肋骨骨折，骨折断端刺破胸膜及肺组织，或因刃器火器性穿透伤。偶有医源性损伤，如胸穿、臂丛麻醉、锁骨下静脉插管、针灸等引起，当针头进入胸腔即被胸壁固定，而肺组织每次因呼吸移动，在动与不动时很容易被划破成裂口。在肺大疱、肺气肿、肺结核、肺炎、肺脓肿及胸膜粘连时可因咳嗽、活动时撕裂漏气，此称自发性气胸。

2. 胸壁穿透损伤

胸壁穿透损伤即使时间短暂，在胸腔负压抽吸下气体也可迅速进入胸腔。

3. 气管、支气管损伤

气管、支气管损伤多因暴力挤压、牵拉或气管压力骤然升高致气管破裂和膜部穿孔。

4. 食管、胸胃 (膈疝时) 破裂

食管、胸胃破裂多因异物刺破食管或因剧烈呕吐，食管内压骤然升高而产生自发性破裂。

(二) 气胸的分类

临床上根据病理生理变化把气胸分为闭合性、张力性和开放性气胸三类。

1. 闭合性气胸

闭合性气胸指气体进入胸腔后与外界已无交通。为了确定治疗原则，根据肺被压缩的多少和临床症状、体征分为少量气胸、中等量气胸和大量气胸三类 (表 3-1)。

表 3-1　闭合性气胸分类及治疗原则

项目	小量气胸	中等量气胸	大量气胸
肺压缩	30% ～ 50%	50% ～ 70%	0% ～ 90%
症状	无或轻	气促、胸闷	呼吸困难
体征	与对侧比呼吸者减弱	可气管移位，叩鼓音，呼吸音明显减弱	对侧代偿性增强，气管明显移位，叩鼓音明显，呼吸音消失
治疗原则	可不予以处理或胸穿	胸穿减压	胸穿或闭式引流

在诊断时，只要伤情允许，必须摄立位后前位全胸片，以了解肺被压缩和纵隔移位情况。如果胸膜无粘连当胸腔积气时，肺即有压缩，胸片上可见有压缩的弧形线，弧形线外无肺纹理。由于肺组织在胸腔内呈扇形分布，越近外带 (远离肺门) 肺组织占据体积越大。一般肺组织外带如压缩 30% 则实际已占肺体积的 50% 以上，如压缩 50%(相当于中带中点) 则实际已占肺体积的 70M 以上。肺组织压缩的多少和临床症状成正比，但和肺的质量、代偿能力、产生气胸的速度有直接关系。肺功能低下、慢性支气管炎弥散性肺气肿患者即使出现少量气胸，有时亦会出现明显呼吸困难和发钳，处理时应采取积极

态度，尽快给氧和穿刺减压引流，但对青壮年完全可以不予处理。应该说明的是，气胸越少胸穿时越易划伤肺组织，造成更严重气胸，尤其对有肺气肿及肺大疱者，要谨慎行事。有时胸片显示大量气胸，由于缓慢发生，发生后又经代偿适应，伤员呼吸困难不太严重，因此在诊断和处理闭合性气胸时，应根据每个伤员的不同情况具体对待。

2. 张力性气胸

(1) 病因和发病机制：张力性气胸又称压力性气胸、活瓣性气胸，因伤口为单向活瓣，造成只进不出或多进少出，胸腔内气体持续增加，而致胸膜腔内压力明显增高呈进行性呼吸困难者。有学者报道：约占闭合性气胸的 14%，由于伤侧肺组织被高度压缩，并将纵隔推向健侧，致健侧肺亦被部分压缩，使有效呼吸面积骤然减少，肺循环血未经气体交换即由右向左分流，心脏、右心房以及上、下腔静脉受压、推移及扭曲，回心血量减少，颈静脉怒张，临床出现进行性呼吸困难、呼吸窘迫和发绀以及严重的低氧血症，如不能紧急减压，可迅速发生呼吸、循环障碍，可在短时间内发呼吸、心搏骤停。

由于气胸压力过大，气体可穿破纵隔和壁层胸膜裂口，进入纵隔、胸壁肌肉间隙，在损伤的局部胸壁、颈部、锁骨上窝及胸骨切迹处出现皮下气肿，并可很快波及至胸、腹、面、头颈部，甚至四肢及阴囊皮下，有时可见到双眼睑皮下气肿，致不能睁眼视物和阴囊肿大似充气的足球等广泛性皮下气肿。

(2) 临床表现和诊断要点：对张力性气胸伤员，必须从现场、运输途中或急诊科内迅速做出诊断和抢救处理，不宜做过多检查而延误救治对间。一般都有典型的临床过程，即：进行性呼吸困难、呼吸窘迫和发钳以及因严重缺氧而造成伤员双眼神的恐惧感，吸气时出现鼻翼煽动及三四征 (锁骨上窝、肋间隙、胸骨上窝)，体瘦者和儿童尤其明显；颈静脉怒张、气管移向健侧、伤侧胸部叩呈鼓音、听诊呼吸音消失等。早期呼吸快、深，脉快，血压升高，继而呼吸转慢而规则，血压下降，至呼吸动作难以察觉，此过程常常非常迅速可在数分钟内发生，如不紧急处置，很快就会呼吸停止、心脏停搏。

(3) 急救要领

1) 根据创伤史及典型症状和体征，立即行胸腔穿刺减压，紧急情况下应立即在锁骨中线第 2 肋间插入粗针头减压，并将针头与输血器官和水封瓶连接，可见大量气泡由水封瓶的导管下泛起，如同煮沸的开水气泡一般，并随着呼气动作总有水泡泛起，说明仍有持续漏气。此时应以直血管钳夹持露于胸壁皮肤外的针管，使针头斜面保持在刚进壁层胸膜的位置，加以固定使针头既不向内伸入，又不会向外滑出。

2) “针头＋指套”法特别适用于现场急救无输血器及水封瓶时。具体做法是在锁骨中线第 2 肋间插入粗针头，针柄处捆扎一只乳胶指套，末端剪一小裂口，当吸气时，气体由破口处排出，呼气时胸内压变小，指套萎陷，造成气体只出不进的单相活瓣。此法优点为简便、快捷是最应急的办缺点是易堵塞、易滑落、易损伤肺组织。

(4) 治疗：在上述紧急处置后，可以从容地行常规的胸腔闭式引流。在有条件时，最好选用已消毒包装的较粗的 (28F 或 26F) 带气囊导尿管，在锁中线第 2 肋间切开小于管径的皮肤及皮下切口，以钝性分离插入胸腔，如用气囊导尿管则向气囊注水10mL再向外轻轻拔出，如遇阻力蘑菇头或气囊即位于壁层胸膜内。连接相应粗细、长短的胶管，远心段置于500mL水封瓶内。其最大优点是不易堵塞、不易滑脱，也不影响肺的膨胀，更不会因膨胀造成肺刺伤，是气胸及婴幼儿行闭式引流减压的最佳选择。观察水封瓶气泡和负压水柱情况，如安放胸腔引流管5～7日后，仍有大量气体溢出，同时，X线胸片示肺复张不良者，说明破口较大，需手术治疗。但对于引流管内气流极多，而氧分压不能改善者也应行急诊开胸手术。

3. 开放性气胸

战时由于高速枪弹、剧烈爆炸的弹片、锐性兵器致胸壁缺损或形成隧道损伤，平时由于交通事故、高处坠落、异物及刀刃刺伤等造成胸壁破损，使胸膜腔与气相通，空气随呼吸自由进出胸膜腔，造成一系列病理生理变化及严重呼吸、循环功能障碍。如不及时救治，将导致早期死亡。

(1) 发病机制

1) 呼吸面积骤减：气体一旦进入胸腔，使伤侧肺迅速压缩萎陷并推移纵隔向健侧移位，有效呼吸面积骤减，严重影响呼吸功能。

2) 纵隔摆动：在呼吸时，由于两侧胸膜腔存在较大的压力差，致纵隔器官来回摆动，吸气时移向健侧，呼气时又返回伤侧，不仅影响静脉回流，导致循环功能紊乱；纵隔及肺门神经受到刺激，可产生胸膜肺休克。

3) 残气对流：当吸气时胸廓扩大，胸腔负压增加，健肺扩张，而伤侧进入大量气体，使伤侧肺受到挤压，留在伤侧的残气流向健肺。呼气时健肺回缩，内压增高，伤侧肺可因扩张内压无变化，致健侧肺内气体不仅排出体外，更容易“走近路”排入伤侧肺内，这样含有二氧化碳高的残气，在两侧呼吸道内往反流动，称为“残气对流”或“钟摆呼吸”，结果加重了残气和二氧化碳的蓄积。

4) 静脉分流：由于伤侧肺受压、萎陷，肺泡失去气体交换功能，伤侧肺循环的血液未经氧化或氧化不完全即回左心而进入体循环，造成动脉血氧含量降低，又加重了伤员的缺氧和发绀。

(2) 临床表现和诊断要点：开放性气胸伤员都有明确的外伤史和严重的呼吸困难，多在早期即出现发绀和休克，表现为呼吸急促、脉搏细数、躁动不安，检查受伤的胸壁可发现胸壁创口即可确诊，小的创口多有出血和气体进出伤口时溅起的软组织颤动和细小的血滴，并可听到“嘶嘶”的响声。一经确诊，应立即置带单向活瓣的急救包加压包扎，变开放伤口为闭合创口，不应做过多检查。值得注意的是已经现场包扎处理过的伤员，在急诊科内亦应检查包扎是否确切。常由于包扎厚度、密封不够，或敷料已有移动，其呼吸困难继续加重，迅速导致呼吸骤停。

(3) 治疗：急救处理必须立即封闭创口，变开放性气胸为闭合性单向活瓣引流，应在现场或运输途中、急诊科内或一线救护所内进行，超过创口边缘约5cm者，要求将单向活瓣妥善固定防止滑脱。简易方法有两种。

1) 可将一只橡胶手套罩在胸壁缺损处，指套周围应密封，同时在任一手指尖端剪一裂口。

2) 可将一块超过伤口的塑料薄膜，三面粘贴在缺损伤口周围，一面不贴，当吸气时可紧贴胸壁，呼气时又可打开。这两种方法都是形成一个使气体可出不可进的单向活瓣。

确定性治疗：包括抗休克、防治感染、另做切口开胸探查，处理继发性胸内脏器伤，同时清创修补、封闭胸膜和胸壁创口，并置胸腔闭式引流。

二、创伤性血胸

胸部损伤后致胸膜腔积血者称创伤性血胸，常见于胸部穿透伤或严重钝性挤压伤，其发生率在钝性胸部伤中的占 25% ～ 75%，在穿透伤中占 60% ～ 80%。

(一) 病因

1. 肺循环出血

钝性伤造成的血胸多由于肋骨骨折断端骨膜及骨髓腔出血难以自行收缩闭合，形成血肿及血凝块时出血可自行停止，但骨折端刺破胸膜，在胸腔负压的作用下很容易被吸入胸腔。如直接暴力较大，骨折断端向内刺入胸膜腔内，可刺破占据胸腔最大体积的肺组织导致损伤出血，这是最常见的出血来－源。但由于肺循环的压力低 (仅及体循环压力的 1/6 ～ 1/5)，损伤的肺组织因弹性回缩及局部血气的压缩，出血速度较慢，甚至全肺广泛挫裂伤出血多可自行停止吸收和愈合。单纯肺挫裂伤引起的出血，多可经胸穿 (少量) 和胸腔闭式引流而治愈，真正需行开胸手术探查者仅为 5% 左右。

2. 体循环出血

体循环出血主要指心脏大血管、主动脉及其属支肋间血管、胸廓内血管、锁骨下动静脉、腔静脉无名动、静脉破裂，及肺动静脉出血，一般出血量大，速度快，休克和死亡发生率高。

(二) 分类

临床上常根据出血量的多少，把血胸分成少量、中等量、大量血胸三类。单纯根据出血量分类是不够全面的，因为伤员胸腔有大有小、出血速度有快有慢、胸膜渗出有多有少。分类的目的应对判明伤情、分清轻重缓急，确定治疗原则有指导作用，据此根据液平面在 X 线立位胸片上的位置，估计引出的血量、症状和治疗原则分类见表 9-2。

表 9-2　创伤性血胸分类

项目	小量	中等量	大量
X 线立位胸片液面位置	平膈肌	达前第 4 肋间	超过第 2 前肋骨
出血量 /mL	300 ～ 500	5.00 ～ 1500	＞ 1500
症状	无或轻	可有休克	重度休克
治疗原则	可行胸穿	胸腔闭式引流	必要时开胸

床上出血量对伤员的影响固然很大，但出血速度对伤员影响更大。短时间内有中等量或以上出血，可致伤员严重休克，甚至可致呼吸心搏骤停，而缓慢大量血胸不一定发生休克。

（三）发病机制

1. 急性呼吸循环功能障碍

当胸腔积血在短时间内超过中等量以上时，使有效循环血量减少，不仅可发生创伤和失血性休克，而且因为心肺大血管尤其是心房及腔静脉受压、推移萎陷和扭曲，使呼吸面积骤减，纵隔移位回心血量减少，导致急性呼吸、循环功能障碍。

2. 凝固性血胸

少数伤员出血速度快，或使用大量止血药，当心、肺、膈肌尚未能去除或未完全去除纤维蛋白时，已经形成或部分形成了血凝块，称为凝固性血胸。血凝块占据了胸腔的部分空间，影响了肺膨胀。临床上经胸腔穿刺或闭式引流均不能引出，需在伤后 2 ～ 3 周内用胸腔镜或小切口行廓清术取出或吸出。

3. 创伤性胸腔积液

有时少量或中等量血胸没有及时处理，血细胞自行分解所产生的代谢产物，刺激胸膜，渗出明显增加，可形成大量胸腔积液，使血胸稀释，此称为外伤后反应性或渗出性胸膜炎。当放置引流时，可见上为橘黄色渗出液，中为橘红色液体，下为酱油色和絮块状沉淀物。

4. 包裹性血胸

因纤维素在胸膜肺表面或叶间沉着分隔，形成包裹性血胸，使引流困难。此时，必须在 B 超定位引导下作胸穿或留置引流。

5. 血胸感染

平时创伤性血胸，由于在无菌操作下及时引流及拔管，同时应用抗生素预防感染，脓胸的发生率已大为减少。战时穿透伤多，有些引流不及时，无菌操作不严格，脓胸发生率高达 3.8% ～ 20%。

6. 纤维胸

如果凝固性血胸或合并感染后未及时处理，由于纤维素的沉积，血管内皮细胞、成纤维细胞的侵入，使胸膜肥厚形成纤维板。脏层纤维板将影响肺的膨胀；壁层纤维板收缩，既影响胸壁的活动，又使肋间变窄胸腔变小。脏、壁层纤维互相愈着称为纤维胸，可损害正常呼吸功能。

（四）诊断要点

根据受伤史、内出血症状、胸腔积血体征，结合胸腔穿刺、B 超和摄 X 线立位后前位、伤侧位全胸片，诊断创伤性血胸一般并不困难。但还应明确血胸的定位、定量和定性诊断及鉴别诊断，以便尽快确定抢救和治疗原则。特别要重视对进行性出血的诊断。

1. 出血量的诊断

(1) 摄立位 X 线全胸片是少量、中等量及大量胸血分类的最重要根据。但有些伤员因休克或脊柱、下肢骨折而难以站立者，在卧位下摄胸片时除看到伤侧透光度稍有减低外是很难分清出血量多少的。可摄坐、立位或健侧卧位后前位全胸片，再结合仰卧位对伤侧胸壁进行叩诊，分清浊音界的位置，并与健侧比较，凡浊音界在腋后线以下为少量，腋中线者为中量，达腋前线者为大量。

(2) 根据引流量和胸血血红蛋白量测定计数丢失的循环血量，作为补充血容量的参考。因为血液进入胸腔后对胸膜多有刺激，引起胸膜反应性渗出，使胸血多有稀释。

2. 定位诊断

为了准确定位可摄侧位胸片或胸部 CT 片，或在 X 线透视下找出最近胸壁积血位置，也可行超声定位，对了解液体的位置、多少、深度，估计出血量，分析有无血凝块、胸壁的厚薄，找出距胸壁最近距离，确定进针方向和深度，避开邻近脏器均有实际意义。处理时应按超声检查时的体位，并在超声引导下进行胸腔穿刺。如仍不能抽出，则可能因针头细，致血液抽出很慢或针头被纤维蛋白或血凝块堵塞难以抽出。

3. 定性诊断

(1) 进行性血胸 (胸内活动性出血)：对创伤性血胸，不仅要诊断有无胸血、胸血量和出血部位，更重要的是要判断胸内出血有无停止、出血量在减少或仍在继续。如确诊胸内进行性出血，经短暂抗休克仍不能逆转，应立即开胸止血。

凡有以下征象者应诊断为胸内进行性出血：

1) 出血症状、体征明显，休克逐渐加深，每小时血红蛋白进行性下降者。

2) 经快速补液、输血扩容后休克未能改善或改善后又复加重或补液、输血速度减缓时休克又见恶化者。

3) 胸血经胸穿或闭式引流，液面下降后又复上升者。

4) 引出的胸血迅速凝固但阴影逐渐扩大者。

5) 在留置胸腔闭式引流放净胸血后，每小时仍有 200mL 持续 2 ～ 3h 或 15 ～ 20min 内又突然出血在 500 ～ 1000mL 以上者。

(2) 迟发性血胸：自 20 世纪 80 年代起，国内对迟发性血胸也开始有多组报道，其发生率占血气胸的 11.2% ～ 25%。其诊断标准为：

1) 胸部创伤入院时摄胸片无血胸，但 24h 后出现者。

2) 入院后确诊为血胸或血气胸，已行彻底引流摄片证明无血气胸而后又出现者。

迟发性血胸有以下特点：

1) 出血量偏大，一般达中等量或中等量以上。

2) 休克发生率高达 25% ～ 65%。

3) 确诊时间不一，短则 2 日，长则 18 日。

因此对严重胸部创伤的观察随访不得少于 2 周。迟发类型可分突发型和隐匿型实发型约占 1/3，多在活动后突然发生，如咳嗽、翻身活动时，多因为血凝块脱落、骨折断端又刺破血肿或血液流入胸腔或异物感染继发性出血等。临床表现有面色苍白、出冷汗，甚至有脉快、血压降低等休克症状隐匿型约占 2/3，为缓慢出血或血凝块破坏代谢产物刺激胸膜反应渗出增加，多在不知不觉中出现中等量或大量血胸。症状较前者平缓，也有当代偿失调时而突然出现气促、呼吸困难。迟发性血胸多在入院时无明显血胸表现而未被医护人员重视，在恢复期中突然或不知不觉中发生，容易漏、误诊而造成严重后果，应予以警惕。

(3) 血胸感染：血胸感染多发生于开放伤、反复胸腔穿刺和长期留置引流管的患者。由于抗生素早期应用和彻底引流，近 20 年来血胸感染发生率已明显减少。但在基层医院，血胸引流不彻底、无菌操作不严格，血胸感染仍有发生。对典型病例诊断多不困难，如有明确的胸外伤病史及急性脓胸的感染症状和体征，胸穿或闭式引流有混浊、黄色脓液，即可确诊。但早期上述症状和体征并不明显，为尽早明确诊断，可借助以下方法确诊。

1) 涂片法：取胸腔引出的血性液体行常规的胸液检查，特别做胸血染色对红细胞和白细胞进行计数。正常红细胞和白细胞为 500∶1(即红细胞 5.0×10^{12}/L，白细胞为 10×10^{9}/L 以下)，如红细胞和白细胞比例小于 100∶1，应考虑有感染。

2) 试管法 (彼得罗夫试验)：取胸血 1mL，加蒸馏水 5mL，充分混合及离心沉淀，3min 后观察。正常液体为红色、清澈透明，异常 (感染) 液体为混浊或见有絮状物。

3) 细菌培养法：细菌培养 (需氧菌及厌氧菌) ＋药物敏感试验，可见致病菌生长。

4. 鉴别诊断

(1) 进行性血胸伴休克与腹内实质性脏器伤伴内出血的鉴别有以下三种情况：胸内、腹内均有出血；出血以胸内或腹内为主；腹内出血伴膈肌损伤，胸内不出血，但由于胸腔负压的抽吸使腹内积血被吸入胸腔，结果腹内积血很少，胸内有大量积血。这三种情况有一个共同的特点，即均有内出血并伴休克、均需抗休克抢救。如果需要手术止血，因其出血的来源不同、手术切口的部位不同，术前必须明确出血的来源。

在抗休克同时，分析以下情况有助于鉴别诊断。

1) 从创伤部位分析，如较大的直接暴力作用部位在第 6 肋以上或纵隔位置，首先考虑内出血来自胸部可能性大，而在第 7 肋以下肋骨骨折，首先应考虑上腹实质性脏器伤可能性大因为上胸部邻近胸壁的血管较多，而下胸部除近纵隔处外，血管相对较少。

2) 从胸、腹腔穿刺或加腹部灌洗，应考虑积血最多的腔隙出血来源的可能性较大些。

3) 用 B 超探查胸腹积血多少，确定脾、肝、肾或胸腔脏器或膈肌损伤的部位。

4) 以胸腔或腹腔镜检查膈肌及胸、腹腔脏器损伤的可能性。

5) 如果仍不能确定出血来源时，可以先放置胸腔闭式引流，引出胸血量尚不能解释休克的严重程度，而腹内出血又不能除外可先行上腹径路剖腹探查。

(2) 进行性血胸与一侧肺叶、双叶或全肺不张的鉴别气管、支气管或肺损伤时，因血块、分泌物堵塞致肺不张，而不张肺气体吸收后，肺体积明显缩小，见肺密度增加，胸片显示亦见大片致密阴影，容易和血胸混淆。鉴别方法是肺不张时气管或纵隔向患侧移位，膈肌抬高、肋间变窄，而血胸时气管纵隔向健侧推移，膈肌下降、肋间增宽。

(3) 进行性血胸与一侧膈肌损伤伴创伤性膈疝的鉴别当膈肌损伤并有腹内脏器被吸入胸腔时，可见膈肌上大片密度增高阴影，也可推移局部纵隔向健侧移位，有时亦难与血胸鉴别。此时可在透视下改变体位，血胸或血气胸阴影始终为抛物线或液气平面并占据肋膈角和侧胸壁，而膈疝在站立位下阴影可部分回纳腹腔或仅局限在膈肌损伤部位。如作吞钡检查可见钡剂在膈上 (和对侧比) 显影。必要时行 B 超或胸、腹腔镜检查可以区分。当难以与创伤性膈疝鉴别时，不主张放置胸腔闭式引流，因为把疝入胸腔的胃泡误认为是血气胸的液平面而放置引流管后，会造成胃液外漏胸腔，发生组织腐蚀、自身消化，可引起严重胸腔感染，甚至造成中毒性休克。

(五) 治疗

1. 急救措施

急救措施强调边诊断边治疗，尤其张力性、开放性、进行性血气胸需紧急处理。在保持呼吸道通畅的同时，迅速封闭伤口，以防纵隔摆动。血气胸有张力者即行胸腔闭式引流术。循环不稳定者迅速建立有效输液通道，积极抗休克治疗。心脏压塞者立即手术。心包穿刺仅作为辅助诊断与术前准备的临时措施，不能作为有效的治疗手段。

剖胸手术指征是：

(1) 胸膜腔活动性出血。

(2) 心脏投影区损伤伴有大出血、休克或锐器伤伤道通过心脏、大血管区疑及心脏大血管损伤。

(3) 胸部开放伤口直径大于 6cm，在原伤口清创，扩大探查。

(4) 胸腹联合伤。

2. 胸腔闭式引流术

胸腔闭式引流术是创伤性血胸简单、有效的治疗方法。中量以上血胸、血气胸均应及早行胸腔闭式引流术。创伤性血胸引流术上应注意以下几点。

(1) 引流管应置于腋中线和腋后线之间的第 6 ～ 8 肋间，其内径应大于 0.8cm。置管后应定期挤压，伤后初期每 30 ～ 60min 挤压一次，以防堵塞。当刚放置引流管后应逐渐或间断开放式引流，以防胸腔积液积气快速引出致胸腔压力迅速降低，肺膨胀太快引起肺水肿及纵隔摆动。

(2) 中量以上血气胸宜置上、下胸腔引流管。

(3) 在引流管无液体及气体流出 2 日后，如复查胸片无胸腔积液或积气，即可拔管。

3. 及时处理合并伤及并发症

胸腹联合伤应果断施行手术。首先确定威胁生命的器官伤，优先处理大出血。

下列情况优先剖胸：

(1) 心脏、大血管损伤和心脏压塞。

(2) 胸腔内持续大出血。

(3) 气管、支气管和食管损伤。

无剖胸指征优先剖腹。胸腹同时活动性出血者最好由两组医生经一个胸腹联合切口同时手术。创伤性血胸常伴肺挫裂伤，具备发生 ARDS 的病理基础，加上抗休克时输入大量晶体，容易诱发 ARDS。ARDS 多发生在受伤后 48h。创伤性血胸尤其是肺挫裂伤严重者，均应想到发生 ARDS 的可能。休克基本纠正后严格控制输液量，尤其是晶体液，适当补充血浆和清蛋白，定时行血气监测，及时发现 ARDS 倾向，一旦发生，及早使用 PEEP 机械通气及激素治疗。

第四节　气管支气管损伤

气管、支气管损伤可单独发生或合并有其他脏器的损伤，患者常出现严重的呼吸循环功能紊乱，病情重，病死率高。美国国家安全局 1983 年发布的一份报告显示，钝性损伤死亡患者中 25% 死于胸部损伤，但由于 80% 的气管、支气管损伤患者在送达医院前已死亡，因而有关损伤致气管、支气管受损的确切发生率尚无准确报道。Kirsh 等在复习 1178 例尸检报告发现证实气管、支气管破裂患者仅 33 例 (2.8%)，81% 患者到达医院前已死亡。因此，早期诊断与急救，及时正确地手术治疗常能挽救伤员的生命，避免肺功能的丧失及其他并发症的发生。晚期病例亦应争取施行气管、支气管吻合重建，不张的肺常能恢复膨胀，肺功能得到恢复。

最早涉及气管损伤是 1871 年由 Seuvre 发表的报道，他描述了一位因四轮车压过胸部的 74 岁女性尸检中发现右主支气管撕脱伤。1931 年 Nissen 报告一例 12 岁女孩因左主支气管损伤后狭窄行全肺切除获得成功。1949 年 Griffth 报告一例左主支气管损伤后行狭窄段袖状切除对端吻合取得成功。

一、气管、支气管穿透伤

(一) 病因

气管、支气管穿透伤一般病因明确，可由来自管腔外和管腔内的锐性暴力所引起。

腔外型暴力如锐物刺伤、火器伤、刀剑劈刺或切割伤等均可导致开放性气管、支气管破裂。此类创伤大多同时合并颈胸部大血管、神经、心脏、主动脉、食管和其他邻近脏器的损伤，损伤后可发生窒息和大出血死亡等严重后果，也可因病情处理不当，致疤痕收缩形成呼吸道狭窄等不良后果。

腔内型暴力是由于气管、支气管内锐性异物，如假牙、钉子、扣针、螺丝动物类骨质等刺破管壁，此外，医源性损伤如气管镜检查、麻醉插管、气管切开时穿破管壁。

（二）临床表现

最常见的症状是出现明显的纵隔及皮下气肿，并且迅速向颈、肩、胸腹壁等处扩展。患者有不同程度的呼吸困难、发绀、咳嗽、咯血等表现，吸氧后呼吸困难常无缓解。创伤严重及大出血者常有休克及昏迷表现。颈部气管损伤还可有吞咽困难、声音嘶哑等表现，检查可发现颈部伤口随呼吸运动有空气进出伤口而发出吸吮声。

胸内气管损伤与胸膜腔相通者主要表现为严重的张力性气胸，伤员呼吸极度困难，剧咳、痰中带血或咯血，严重者有发绀并呈现休克状态，体检可见伤侧胸廓饱满，呼吸运动消失，扣诊回响增强，呼吸音消失，气管向对侧移位，纵隔移位，胸腔引流有持续大量的漏气。如气管、支气管损伤与胸膜腔不相通，多见于较小的裂伤，临床可出现无痰性干咳，迟发性皮下气肿，除后期出现肺不张和肺炎外，症状体征较轻。后期患者有肺不张体征，患侧胸廓平坦，呼吸运动减弱或消失，扣诊呈实变，呼吸音消失，气管向伤侧移位。

腔外型暴力所致气管、支气管损伤多伴有其他脏器损伤，如胸段气管或主支气管损伤常伴有主动脉及食管损伤；2 ～ 4 级支气管损伤常伴有心脏等损伤。此类患者病情常较颈部穿通伤更为严重，除纵隔及皮下气肿、呼吸困难及咯血外，一般均有开放性或张力性气胸以及肋骨骨折、肺脏破裂、血胸等，引起严重呼吸及循环障碍，如不及时抢救，病死率极高。腔内型创伤可出现气道大出血症状。

（三）辅助诊断

1. X 线检查

多数病例通过 X 线检查，结合病史及临床表现，可以做出确诊。早期 X 线表现多数为张力性气胸、纵隔积气增宽、皮下及软组织积气。一侧主支气管完全断裂，由于失去支气管的支持，受到气胸的压迫，肺萎陷不张并向心隔区坠落，形成肺下垂征，是气管、支气管断裂的特征性表现。部分患者可见肋骨骨折和血气胸表现。

延期患者的 X 线表现除显示一侧肺不张外也可看到支气管的不连续阴影或支气管断端阴影。支气管断层或高电压拍片可清楚显示支气管狭窄及中断现象。部分患者可做支气管造影，以进一步了解支气管盲端距隆突的位置和距离制定手术方案提供参考。

2. 纤维支气管镜检查

对早期诊断和定位、了解损伤程度有重要临床价值。不仅可直视受伤支气管腔内情况，还可做选择性支气管造影。对晚期患者的支气管检查不仅可明确诊断，并可排除其他原因诸如分泌物堵塞、异物、肿瘤等引起的肺不张。

（四）治疗

既往由于对气管、支气管损伤认识不足，常延误诊断，致使部分患者失去治疗机会，即使能度过急性期侥幸存活者，后期手术也增加了治疗的复杂性，故应强调早期诊断、早期治疗。首先处理危及生命的症状及伴随伤，积极抢救以恢复与维持基本的生命功能，包括紧急止血、保持呼吸道通畅(必要时行气管插管或气管切开)、吸氧、纠正休克等措施。待病情稳定后，根据情况再进行根治性手术。

1. 颈部穿通伤

(1) 气道重建：对损伤小于气道周长 1/4 ～ 1/3 者可试行非手术治疗。对于大量漏气或通气困难者，即使裂伤小于 1/3 周长仍不应试图非手术治疗。尽管单一气道短的纵向裂伤非手术治疗常很成功但术前区分损伤范围常有困难，并且远期易发生气管狭窄，因此，及时行气管探查、气管断端用 3-0 或 4-0 可吸收缝线，亦可用 Prolene 缝线间断全层或连续缝合，尽量不用丝线，以防形成肉芽肿。针距、边距均为 2mm，对合整齐缝合，并将线结打在气管腔外以防止术后形成疤痕狭窄。术中注意保护气管两侧血供及喉返神经，气管须缝合严密无漏气。对气管损伤伤口不规则者，断端需要修剪整齐，但不宜切除过多。缝合时黏膜应对合整齐，以防术后疤痕狭窄。当气管组织有缺损时，可采用带锁骨骨膜移植修复气管。

(2) 合并伤的处理：由于颈部气管外伤常合并颈部其他器官损伤，严重者可合并出血性休克，因此术中须注意探查有无食管、甲状腺以及血管、喉的损伤。

2. 胸部气管穿通性伤

(1) 紧急行气管切开并放置胸腔闭式引流，同时给予吸氧、输血、输液纠正休克。若损伤严重，经气管切开及闭式引流呼吸困难仍不能缓解，或出现胸内大量进行性出血时，应紧急剖胸手术进行处理。

(2) 气管、支气管小的裂伤而无严重复合伤存在时，经气管切开，胸腔闭式引流，大剂量抗生素防治感染等措施，常可自行愈合。

(3) 大的裂伤或完全断裂均应早期行手术修补或对端吻合，若伤侧肺严重受损应行肺切除术。合并其他器官损伤时应同时予以治疗。

(4) 术后行气管切开，以减低呼吸道阻力，及时吸出分泌物，保持气道通畅。继续抗休克，纠正器官功能紊乱及改善患者全身状况。早期行雾化吸入以利排痰，全身应用大剂量抗生素控制感染。

(五) 预后

气管、支气管腔外型穿通伤大多有严重复合伤存在，病情极为严重复杂，预后凶险，病死率高。腔内型创伤多无伴随伤发生，如能及时确诊治疗，效果较好。

二、气管、支气管钝性伤

(一) 病因

胸部遭受强力挤压或撞击是造成气管、支气管钝性损伤而破裂的主要原因，例如交通事故中车辆的碰撞、辗压伤，厂矿施工中机械及塌方造成的砸伤、挤压伤、摔伤、爆炸伤等。国内外报道显示，气管、支气管钝性损伤在临床上远较穿通性伤多见，是胸部闭合性外伤早期死亡的原因之一。近年来，随着高速交通的发展及交通事故的增多，本病的发生也不断增多，瑞士意外事故预防办公室 1999 年报告显示，90% 的胸部钝性损伤出自于交通事故，7% 由工伤引起，其他外伤占 3%，欧洲国家因交通意外事故造成的死伤比例为 1∶40。同时，国内外文献报告气管、支气管损伤患者占胸部钝性外伤患者的 0.7%，尸检的 2.8%。

（二）发病机制

1. 损伤部位

气管、支气管裂伤发生的概率，Kiser 统计显示以右侧主支气管损伤最为常见，左主支气管、气管相对较低。部分患者可涉及左、右主支气管，甚至气管。具体损伤部位以隆突为中点，距隆突 1cm 以内的损伤约占全部损伤的 58%，2cm 以内的占 76%。同时，右侧支气管损伤部位距隆突的平均距离为 1.1cm，明显短于左侧的 1.8cm。

右侧主支气管损伤最为常见的原因可能在于右侧支气管较左侧短，同时，气管、左侧支气管有主动脉及纵隔其他组织保护。另有学者认为，由于右侧支气管相对较短，因而在遭受减速伤时所受的牵拉力较之左侧大。而正是由于气管、左侧支气管有主动脉及纵隔其他组织保护，其自受伤到确诊的时间相对较右侧长。

2. 损伤机制

有关气管、支气管损伤的机制目前尚无明确的解释，Chow 援引各家学说显示目前主要有 3 种解释。

(1) 压力学说：胸部受伤时，患者屏气，声门紧闭，膈肌固定，气管、支气管内固定于胸骨和脊柱之间，压力突然升高，当压力超过管壁的耐受能力时，则发生气道破裂。Estridge 应用猪的动物模型实验证实了这一理论。

(2) 牵拉学说：胸部受突然的强力挤压时，胸廓前后径变小，横径增大，此时肺仍与胸壁紧贴，向左右分离移位，牵拉隆突，这种向外分离的牵拉力超过一定的限度时，主支气管可发生破裂。

(3) 减速学说：这一学说似乎更适合于解释交通意外事故。主支气管固定于隆突，而两侧肺侧有更多的移动空间，当胸部快速减速时，产生撕裂力导致气管、支气管破裂。

实际上，气管及主支气管破裂可能是上述诸因素综合作用的结果。不同的患者、暴力的大小、作用部位及方式不同，主要损伤机制则有所不闻，可能以其中某一种因素为主，其他因素共同作用。

3. 病理演变过程

胸部闭合伤可造成气管支气管各种程度的损伤，从小裂口伤至完全断裂以及范围广泛的复杂性裂伤等，因而出现不同时期的病理变化。

伤后 1 周以内患者为早期。支气管裂伤处出现不同程度的出血、水肿、组织变性坏死以及浆液、白细胞和纤维素渗出，局部形成血肿、凝血块、纤维素沉着凝集等，堵塞和覆盖伤口。小的裂伤和通道可因此而被封闭。

由于气管、支气管损伤患者有约部 25% ～ 68% 不能及时得到诊断，随着时间的推移，损伤部位及相应肺组织可出现不同的病理变化，Taskinen 等报道一组气管、支气管断裂后仍可由疏松的周围袖式组织保持其连续性并在伤后维持充分通气，尤其是左侧支气管损伤患者，2 ～ 6 周后因肉芽组织增生出现狭窄，肺通气受限，出现肺炎、支气管炎，经反复发作，可形成支气管扩张肺纤维化、实变等，肺功能永久性丧失，即使再次修复狭窄病变，狭窄远端仍形成无功能肺组织。但如气道突然完全堵塞，远端肺组织内由黏液充填并可防止肺组织感染。Webb、Benfield 等应用猪动物模型完全阻断支气管达 5 ～ 7 个月，支气管再通后肺组织的功能仍可恢复。

（三）临床表现

气管、支气管钝性损伤的临床表现与损伤的部位、程度、纵隔胸膜有无破裂和气体外逸、失血量等因素相关，综合国外 Chow，国内王树成、王化生等的文献，一般可分为早期症状和延期表现。

1. 早期症状与体征

(1) 呼吸困难及发绀：呼吸困难是气管、支气管闭合性伤最突出的症状之一。引起呼吸困难的原因主要是：裂伤引起的单侧或双侧气胸，呼吸道被血液、分泌物阻塞，肺不张以及肺实质的挫伤。若不及时处理可因气胸或气道梗阻的发展而进行性加重。严重的呼吸困难导致机体缺氧，引起发绀。

(2) 气胸：大多数气管及支气管损伤与胸膜腔相通，伤后立即出现气胸症状并且迅速发展为张力性气胸，若不及时排气减压，可很快引起病员死亡。少数患者双侧纵隔胸膜同时破裂出现双侧气胸，亦有报告一侧主支气管破裂只出现对侧气胸的情况应引起注意。有些病例因纵隔胸膜尚完整，仅出现皮下气肿而无气胸表现。

(3) 纵隔及皮下气肿：单纯纵隔气肿需行 X 线检查方能发现，但多能迅速发展至颈部皮下而被触及。仔细检查可发现心浊音界缩小及心音低钝；有的病例出现 Hamman 征，为心脏搏动时引起剑突及胸骨后软组织内气体流动发出的嘎吡样杂音。皮下气肿往往开始出现于颈前胸骨切迹上方，呈进行性发展，可迅速扩展到颈、肩、胸腹壁，甚至到达上下肢及会阴部。

(4) 咯血：不少患者于伤后早期出现轻度至中度咯血_，有时为血痰或痰中带血。咯血的原因多为气管支气管断端出血所引起，很少有大量咯血表现。咯血症状一般在伤后 3 天左右逐渐停止，少数患者由于局部继发感染以及肉芽组织增生等原因，咯血症状可持续较长时间。

(5) 其他症状：支气管及肺部损伤后分泌物增多，继发感染可引起咳嗽、咳痰、发热等。胸壁合并伤、肋骨骨折等可引起胸痛、反常呼吸、损伤性窒息等。严重缺氧、颅脑损伤、大量失血可造成昏迷、休克等严重情况。

2. 延期及晚期临床表现

气管、支气管损伤后，若早期未能确诊，或由于其他原因未能早期手术治疗，病程超过 1 周甚至 1 个月以上，则进入延期或晚期。其临床表现以呼吸功能低下及感染症状为主，表现为胸闷憋气，活动后气短、发绀、咳嗽、咳痰、发热等症状。延期患者尚可遗留部分急性期表现，如气胸、皮下气肿、咯血等症状。

引起呼吸功能低下的原因主要有：

(1) 肺不张使呼吸面积减少。

(2) 肺内存在右向左的分流。

(3) 支气管及肺内感染。炎症感染可进一步影响气体交换，加重分流，并且使机体耗氧量增加。

部分性断裂者，支气管狭窄，气道仍有交通，但排痰受阻，远端分泌物积蓄，容易并发感染；如果不能及时处理将并发支气管扩张，肺化脓症以及纤维化等，导致不可逆性损害，肺功能丧失。

支气管完全断裂者，通气中断，形成完全性肺不张，远端与外界隔绝，很少并发感染。

闭合性支气管断裂后，很少引起支气管胸膜瘘。其原因是：

1) 原来支气管并无病理改变。

2) 经胸腔闭式引流后，断端常很快被周围袖式组织、纤维素所填塞。

3) 断端封闭较早，胸腔与远侧肺不易感染。

（四）诊断

气管、支气管断裂的早期病例，根据病史及临床表现，及时进行 X 线检查、CT 扫描及支气管镜检查即可确诊。晚期病例，除病史外，主要依靠支气管断层摄影、碘油造影及支气管镜检查明确诊断。

1. 急性期气管支气管损伤的诊断依据

胸部创伤后短时间内极度呼吸困难、发绀、咯血痰。有重度的纵隔和皮下气肿，伤侧呼吸音减弱或消失。特别是纵隔气肿伴颈静脉怒张更要高度警惕气管、支气管损伤的可能。胸腔闭式引流后持续大量的气体逸出，肺不能复张，呼吸困难无明显改善。

(1) 胸部 X 线检查

1) 气胸征象：多数为张力性气胸，纵隔明显移位，少数为单纯性气胸或血气胸。

2) 气肿征象：表现为纵隔积气增宽，皮下及软组织积气，早期颈胸椎侧位相可见脊柱前缘有透亮带，Eijgelaar 等认为此征象是早期诊断的可靠指征。

3) 肺下垂征：一侧主支气管完全断裂，由于失去支气管的支持，受到气胸的压迫，肺萎陷不张并向心隔区坠落，称为肺下垂征，平卧时不能显示此特征。

4) 气管支气管断裂合并骨折：常合并上胸部，尤其是第 1 ～ 3 肋骨骨折以及锁骨骨折。

(2) CT 检查：CT 扫描可显示气管、主支气管的狭窄及不连续，发现气胸、肺不张、纵隔及皮下气肿等表现。Mouton 报道螺旋 CT 有助于支气管断裂的诊断和定位。Chen 报道 CT 扫描确定气管断裂的灵敏度为 85%。

有条件时可进行纤维支气管镜检查以确定损伤的部位。

2. 延期气管支气管损伤的诊断依据

患者有胸部遭受突然而剧烈的撞击或挤压伤病史。胸部外伤急性期过后，肺仍持续萎陷不张，患者有胸闷、气短、发绀等表现。外伤后患者逐渐出现一侧肺内阻塞性炎症、脓疡形成或支气管扩张等。

(1) 支气管碘油造影、断层拍片或纤支镜检查发现支气管狭窄或阻塞不通，而曾有胸部外伤病史者。

(2) 纤支镜检查可以确定气管、支气管断裂以及狭窄的部位、程度等；对于早期或晚期病例都有肯定的价值，而阴性的检查结果则可以排除支气管破裂的存在。凡胸部外伤后出现上述临床表现而怀疑有气管、支气管破裂者，不论病期早晚，均应争取行此项检查。

(3) X 线表现：

1) 延期病例：完全断裂者表现为持续性肺不张、肺下垂征为主；部分性断裂、支气管狭窄者，可见肺化脓性炎症、脓气胸、纵隔炎等表现。部分病例尚可见少量气胸、纵隔气肿或胸腔积液等表现。

2) 晚期病例：支气管断端已闭合，气胸已经引流及吸收，可见纵隔移向患侧，肋间变窄，患侧胸廓塌陷、胸膜增厚等。萎陷的肺垂落于心隔角处但不如早期清晰可见。支气管狭窄合并感染则出现阻塞性炎症、支气管扩张、纤维化实变等表现。

3. 误诊原因

分析本病发病率低，临床较少遇到，若医师经验不足，对本病缺乏认识，常误诊为气胸、肺不张、凝固性血胸等而拖延治疗，或因外伤后合并复合伤而掩盖病情。同时，急性期胸腔闭式引流由于支气管断端收缩移位，断裂口被软组织、血块或分泌物填塞导致病情趋于稳定或缓解；支气管未完全断裂者，肺尚有部分通气未萎陷下垂，经保守治疗症状可好转。晚期患者，由于裂伤处肉芽及瘢痕增生，引起管腔狭窄，远侧肺继发感染，易误诊为肺炎、肺不张等。支气管镜检查若忽视病史，有时可将晚期支气管腔内肉芽、瘢痕组织误认为是肺癌。

（五）治疗

1. 一般急救处理

支气管断裂早期病死率为 30%。一经确诊，在病情允许时应积极行气管、支气管修补或断端吻合术，在伤后 48h 内手术，纵隔气肿使组织间隙疏松，不但容易解剖，支气管断端水肿轻，而且肺组织内无感染，分泌物少，术后可获满意效果。严重创伤病例，应首先判断身体各处损伤情况，确定有无严重合并伤以及呼吸循环障碍、昏迷、休克等危及生命的病情，决定治疗顺序。

急救治疗及其顺序：

(1) 保持呼吸道通畅和给氧，若有急性呼吸障碍，必须紧急行气管切开或气管插管。

(2) 对于张力性气胸，应及早行胸腔闭式引流。

(3) 输血输液纠正失血及创伤性休克。

(4) 同时处理其他严重合并伤，如颅脑伤、骨折、胸壁软化所引起的反常呼吸，腹腔脏器损伤等。

(5) 严重的纵隔气肿可于胸骨上窝处切开排气。

2. 气管支气管损伤的早期治疗

(1) 保守治疗

1) 气管支气管裂口伤仅为口径的 1/4 ～ 1/3(小于 1cm)，经闭式引流、气管切开、控制感染等措施，能自行愈合，1 周左右拔管观察。

2) 伤情复杂，病情危重，经积极治疗后病情仍很重，不能负担开胸手术者，应待病情稳定，至延期或晚期再行手术治疗。

(2) 手术适应证：气管、支气管损伤一经确诊，除少数适合保守治疗的情况外，都应立即手术修补及吻合；病情较重者，经胸腔闭式引流、气管切开、抗休克等治疗，在全身情况好转后立即施行手术治疗。由于支气管断端粘连轻，易解剖及吻合，手术成功率高，术后不易发生吻合口狭窄。对于部分性断裂的病例，早期手术可防上肺部继发感染及肺功能丧失。

(3) 手术要点与术中注意事项：手术切口的选择须根据受伤部位而定。颈部气管损伤可采取颈部横切口，若远侧断端缩入胸内则须劈开部分胸骨以暴露上纵隔。胸段气管及主支气管损伤，采用患侧后外侧剖胸切口，经第 5 肋床或肋间进胸。应仔细探查，结扎肺门部与胸内活动性出血点，发现并处理其他合并伤情。

剪开纵隔胸膜，右侧切断奇静脉，显露气管、隆凸与主支气管，寻找破裂口及退缩的支气管断端，缝以牵引线并适当游离、修整。吸除气管、支气管内以及局部的积血和分泌物。对于部分性断裂，给予间断缝合修补，若为完全断裂，应做对端吻合。根据术者的习惯不同，采用逐针间断缝合，多针缝好后一次结扎或连续缝合等吻合方法。要求对合准确整齐，严密可靠，针距与边距合适，血运良好，线结扎于腔外。吻合完毕用邻近组织或带蒂胸膜片覆盖于吻合口上，以促进愈合。充分游离胸膜粘连及肺下韧带以减轻吻合口张力。

有广泛的肺挫裂伤肺动、静脉损伤，或一侧主支气管复杂撕裂伤无法缝合修复时，应行全肺切除术。肺叶支气管裂伤，而肺组织及血管无严重损伤时可予以修补吻合，否则应做肺叶切除术。

颈段气管创伤，解剖时宜紧贴气管壁进行。注意保护喉返神经和气管两侧纵向的血管链。部分性撕裂，清创后间断缝合，完全性断裂时，远侧断端常缩入纵隔内，需将其拉出行断端吻合。

(4) 术后护理

1) 体位：术毕平卧位。全麻清醒，生命体征平稳后改半卧位，保持头颈胸前倾位，以减小支气管吻合口张力有利于伤口愈合。

2) 呼吸道监护：维持呼吸道通畅，确保有效通气量，术后常规保留气管导管，继续人工呼吸支持，正压不宜过大。充分镇静，避免咳嗽和胸内压增高，以免吻合口漏气及影响气管吻合口的愈合。做好呼吸机的监护，保证气道温湿化。持续监测脉搏、氧饱和度 (SaO_2)。术后 7 ～ 8 天可在纤支镜下吸出气管腔内分泌物的同时剪除吻合口的肉芽组织，预防吻合口狭窄。

3) 胸腔闭式引流：术后摆放胸腔闭式引流管可排出胸腔内残留的气体、液体。并观察胸腔内有无活动性出血，恢复、保持胸内负压，促进肺膨胀，预防感染拔管不宜过早，根据病情在 5 ～ 7 天拔管。

3. 气管、支气管损伤的延期及晚期治疗

延期或晚期气管、支气管损伤病例，一般均需采用手术治疗，目的是争取切除狭窄，重建气道，使肺复张；或切除严重感染受损的肺组织，以消除症状。术前除应明确诊断外，尚须判明狭窄的部位、程度以及与周围器官的关系，了解肺部有无感染，决定手术方案。

对于支气管狭窄者，若无明显感染，应争取在伤后 1 个月内行手术治疗，彻底清除肉芽及瘢痕组织，做支气管缝合或切除狭窄段，行对端吻合术，以防止继发感染，造成肺功能丧失。若已出现明显感染症状，远侧肺有不可逆损害时，应做肺切除术。

支气管完全断裂晚期，远侧肺多无感染，不论伤后多久，均应尽可能做重建手术，甚至在受伤数年以后，肺仍可能复张，功能得到恢复，有伤后 9 ～ 15 年再行手术重建获得成功的报道。晚期手术常由于瘢痕粘连，解剖结构的改变和肺内陈旧性感染等问题而较为复杂和困难。手术成功的关键在于残端的显露与游离，伤侧肺组织功能的判断和吻合技术。

支气管两断端间常有一硬性瘢痕带相连，可以此作为寻找上下残端的线索，若远侧断端被瘢痕组织掩盖于肺内寻找困难时，应先解剖肺动脉直达肺叶分支处，即可触及较硬的支气管残端，防止盲目的解剖误伤支气管或血管。

支气管吻合前，应充分吸尽痰液，先切开远端支气管，吸尽潴留的黏冻样分泌物，按摩肺叶以帮助吸引。以消毒的导管插入远侧支气管腔，充分使肺复张，但不宜过度加压充气，以免造成肺损伤。因长期肺不张，支气管内潴留的分泌物难以一次清除，加之肺水肿，顺应性减低等原因，不可能在术中将肺膨胀到满意程度。肺表面有纤维板形成者，须予以剥脱，以利术后肺复张。

吻合前应充分切除两残端瘢痕组织，修剪残面达软骨环处，尽量使两断端管径相近，避免将残端游离过多，以防术后因瘢痕切除不彻底，血运不良，组织坏死而造成吻合口狭窄。

术中对萎陷肺能否保留的判断甚为重要，若肺组织失去弹性，远端支气管分泌物呈脓性，支气管内加压充气肺叶不能膨胀，应放弃支气管吻合而行肺切除术。

术后处理与早期气管、支气管裂伤一期吻合术相同。保持胸腔闭式引流管通畅对术后肺复张非常重要，有学者主张在第 2、第 8 肋间放置两个胸腔闭式引流管效果更好。术后无须行气管切开，以减少感染的机会，早期雾化吸入有利于咳痰、胀肺。对于咳痰无力者可应用纤维支气管镜吸痰。

晚期支气管重建后肺功能恢复问题，经过长期大量的观察发现，术后X线改变多在3个月左右恢复正常，肺功能的恢复常落后于X线改变。术后复张的肺，氧吸收功能较低，该肺血供较少，仍存在右向左的分流等。但总的肺功能会逐步好转，经过数月以至数年后，复张肺的功能可达到或接近正常的水平。

（六）预后

根据Kiser等总结的胸部气管，支气管损伤病例，气管、支气管损伤的预后与创伤的部位，损伤报道的年代，自损伤至诊断的时间，损伤机制，治疗方法及损伤的严重程度等因素有密切相关性。左支气管损伤病死率约8%，右侧为16%，气管为26%。损伤后24h确诊并治疗的患者病死率为25%，2～7天确诊患者病死率最高，达40%，可能与损伤严重，多器官损伤、感染、失血性休克等因素相关。7天后病死率明显下降，为3%。

第五节　食管损伤

食管起自下咽至贲门上方，全长成人平均约25cm，直径约2cm，分颈段、胸段及腹段，后壁位于椎体前沿，前壁紧贴气管膜部及心脏、大血管之后，在颈段两侧为颈血管鞘，胸段两侧为纵隔胸膜和双肺之间。因直接、间接暴力损伤食管的概率很少，仅占胸部损伤的0.6%，占食管损伤的20%，而内源性食管伤约占80%，近年来文献报道有增多趋势。由于合并伤多，容易被漏诊误诊，延误了治疗时间，可造成极其严重的后果。特别是在食管穿孔、破裂时，由于胸腔负压的抽吸作用，消化液很容易溢漏，导致纵隔及一侧或双侧胸腔等周围组织的化学性腐蚀，自身消化、感染、大出血，一旦破入胸腔可造成腐败性脓胸、张力性气胸等，病死率很高，平均达34%，但如能在24h内彻底清创手术引流修补，病死率可降至5%，因此早期诊断、手术修补显得尤为重要。对于可疑食管伤者口服亚甲蓝，并由纵隔或胸腔内穿刺或闭式引流引出即可确诊，是最快捷、最可靠、最简单、最经济的定性诊断方法，应予以推广。再结合受伤史，做食管镜检查，口服泛影葡胺摄片见分流征象即可定位诊断和选择手术切口及术式。

一、医源性损伤

因器械造成的医源性损伤也可分内源性和外源性两类。平时以内源性较多，多由于食管内镜检查误伤，例如将食管憩室或隐窝误认为食管腔而穿破，对贲门失弛缓症，食管瘢痕、狭窄，使用不断增大的食管探子扩张时而破裂，食管肿瘤或外伤，在置管和放置记忆合金支架时损伤或将小的损伤下断端推移造成更大破裂者。临床上最多见的还是食管癌患者在行食管与胃肠吻合时缝线切割或张力过大或缺血坏死，在食管内压突然升高（如咳嗽）时突发破裂者。

二、食管异物

食管异物是常见的临床急症之一，在误吞或误吸的异物中，约 20% 进入呼吸道，80% 进入消化道。一般以小儿及老人发病率高，单纯食管异物的诊断和治疗并不困难，主要问题在于异物所致的并发症。

（一）病因

食管异物多发生于小儿及老人或食管手术后。小儿臼齿发育不全，咳嗽反射迟钝，喜将物品含于口中或容易将未咀嚼的食物囫囵吞下，或在口含物品哭笑、惊骇时，误将物品吞下。而老人牙齿阙如，口腔感觉及反应能力差，佩戴义齿和牙托，也易将义齿等吞下。其次是在睡眠、昏迷、醉酒或全身麻醉时容易将口内异物吞下。习惯于“狼吞虎咽”的人，喜吃鱼类、家禽的人，患食管狭窄及食管运动功能障碍的人，精神失常及有自杀企图的人均易发生食管异物。此外，光滑圆润的异物，也容易坠入食管。

（二）食管异物分类

按其性质食管异物分为四大类：金属性、动物性、植物性和化学性。其中金属性异物最为多见，约占 58.6%，按形状可以分为七类。

(1) 长尖形：如鱼骨、缝针、枣核等。

(2) 扁圆形：如硬币、纽扣等。

(3) 球形：如玩具、石子、花生米等。

(4) 圆柱形：如笔帽、竹筷等。

(5) 不规则形：如义齿、手表、刀片等。

(6) 弹性不规则形：如安全别针、发夹等。

(7) 质软体积大者：如肉块、橘瓣。

异物可以停留在食管的任何位置，但最易停留在食管的三个生理狭窄处，即环咽肌食管入口处、主动脉弓及左主支气管的食管压迹处和膈肌食管裂孔处，其中以食管入口处的发生率最高。

（三）发病机制

食管异物的病理改变及临床转归，与异物大小、形态、嵌留时间及是否存在食管病变有关。表面光滑的异物，除非体积太大或食管有原发病变，易于下移进入胃肠道。锐性异物，如骨片、金属片、铁钉等，在咽下过程中往往造成食管壁擦伤甚至裂伤。异物若滞留于食管腔内时，易造成管腔严重梗阻，食管黏膜有不同程度的充血水肿炎症。轻度炎症在去除异物后可自行消退，若异物长时间嵌留，可因炎症及压迫导致食管壁坏死穿孔。小的食管穿孔可造成局部食管周围炎或局限性食管周围脓肿，经食管穿孔处向腔内引流，病情得以缓解，假如穿孔大或感染严重，将造成颈部或纵隔的严重感染，沿组织间隙扩散、形成脓肿、穿破胸膜，形成脓气胸，表现为呼吸困难及全身中毒感染症状，感染也可侵及邻近器官，形成食管－气管瘘、食管－支气管瘘、支气管扩张、肺脓肿，食管－大血管瘘等。食管壁的广泛损伤及穿孔，愈合后可形成瘢痕狭窄及狭窄上端食管扩大。

（四）临床表现

1. 病史

询问患者吞入异物的病史十分重要，要问清异物的形状、大小、性质，有无疼痛、呕血、发热及胸腔和肺部并发症症状。一般成人和大多数儿童对吞咽异物的病史都比较明确。有些患者，特别是上段食管异物者，开始常有气哽、恶心、呕吐或呛咳，继之出现异物梗阻感，而胸段食管异物，除非发生并发症，一般自觉症状不明显。

2. 疼痛

由于异物对食管壁的擦伤和刺伤，常有隐痛或刺痛，疼痛在吞咽时加剧，并可向胸骨上窝、胸骨后或背部放射，颈部活动或体位改变时，疼痛加重，一般颈段食管异物疼痛明显，并常有颈部压痛，胸段食管异物疼痛则较轻。

3. 吞咽困难

因异物导致食管腔机械性梗阻及炎症、水肿、食管痉挛，发生吞咽困难，严重者滴水难咽。常伴呕吐，可致脱水、酸中毒。

4. 分泌物增多

分泌物增多多见于儿童，疼痛及食管梗阻为唾液腺分泌增多的主要原因，小儿除流涎外，更有哭闹不止、拒绝吃奶，成人检查时可见梨状窝大量唾液或脓性分泌物潴留。

5. 呼吸道症状

食管异物出现呼吸道症状，有以下四方面原因：

(1) 误吸。

(2) 气管受压迫。

(3) 炎症反应所致喉头水肿。

(4) 食管－气管瘘。症状包括：咳嗽、气急、发绀、声音嘶哑，多见于异物较大且嵌于环咽肌处，小儿表现尤为明显。

6. 呕血

异物造成食管黏膜损伤，出血量一般较小，常处于咽下而不被发现，或仅在呕吐物中带少量血液。

7. 长期无症状

长期无症状者约占食管异物患者的 10%。

8. 食管穿孔症状

食管异物可以穿透食管壁，破入纵隔、颈部、胸膜腔、心包腔、大动脉，导致化脓性炎症、脓肿、脓气胸、心脏压塞、大出血等。

（五）诊断

根据咽下异物病史、临床症状体征，结合X线及食管镜检查，诊断多无困难。小儿及精神失常、企图自杀的成人患者和咽下异物时间太长遗忘病史时，往往给诊断带来一定困难。

颈段食管异物患者饮水时，会表现出痛苦的面部表情及下咽费力，头由前下方向后上方移动的特殊表现。颈部局部肿胀、触痛、颈下部出现皮下气肿，往往提示食管穿孔。早期呕少量鲜血，多为食管黏膜的损伤，延期少量呕血，常为食管大动脉瘘大出血的先兆。

颈部及胸部正侧位X线检查，可以查明不透X线的异物的形状及位置，侧位片对检查肉骨等较小异物更有意义，可以避免遗漏，并可以观察气管与脊柱间的间隙大小，从而提示食管的水肿或周围脓肿。部分可透过X线的异物，X线不易显示，可以做食管吞钡造影或棉球浸钡吞服食管造影，有助于非金属异物的定位诊断。怀疑有食管穿孔或出血先兆时，不宜应用钡剂检查，而应改用可以吸收的泛影葡胺造影。食管镜检查作为首选方法一般用于临床和X线检查仍不能确定诊断的病例。

（六）治疗

食管异物治疗方法很多，大体可归纳为药物治疗、内镜下取异物及外科手术治疗三种，应根据异物的性状、嵌留部位、嵌留时间及有无并发症确定，不可盲目探取或刺激催吐。

1. 急救

如误吞异物引起卡喉窒息，首先应施行Heimlieh手法急救。即用一手握拳另一手加在握拳的手背上冲压剑突下及腹上区，反复冲压直至内容物呕出。小儿只用双手中示指冲压上述部位即可。

2. 药物治疗

药物治疗开展较早，主要是应用蛋白溶解剂以软化肉团异物，多采用稀盐酸、胃蛋白酶、胰蛋白酶、木公素等，该疗法有一定的效果，但可能产生食管穿孔等严重并发症，对于病程超过36h，怀疑食管穿孔，X线检查肉团中有骨片的患者不宜采用。

3. 内镜下取异物

经内镜取出异物包括直接喉镜法及食管镜法。直接喉镜法主要用于食管开口上的异物，而多数情况下食管异物均可在食管镜下取出，如果异物巨大并嵌顿很紧，需要外科手术治疗。食管镜检查越早越好，对颈椎疾患、主动脉瘤、严重高血压及心脏病或有先兆性大出血时应慎重考虑。异物外形光滑、体积不大、食管无梗阻时，可以短期观察，部分异物可进入胃内，由肠道排出。

4. 手术

食管异物一般均能在食管镜下安全取出，少数伴有严重纵隔、胸腔并发症或经食管镜取出失败的病例，可考虑外科手术治疗。

(1) 手术适应证

1) 异物引起食管穿孔，并发颈部、纵隔、胸膜腔感染和脓肿形成。

2) 异物嵌顿紧密，食管镜取异物失败，临床表现有穿孔可能。

3) 异物巨大，形态为多角、带钩、带硬刺或边缘锐利，镜下取出困难。

(2) 慎重选择手术的情况

1) 晚期穿孔感染局限，正在愈合时。

2) 穿孔小，体征不明显。

3) 某些食管腔内引流通畅的颈部食管穿孔。

(3) 手术途径及方法：应根据食管异物及并发症情况而定。

(4) 手术术式有：

1) 颈部食管切开异物取出术。

2) 经胸腔食管切开异物取出术。

3) 胸段食管穿孔修补术。

4) 食管壁内脓肿经食管镜切开内引流术或颈部切开外引流术。

三、食管异物合并胸内大动脉 – 食管瘘

(一) 病因

食管异物刺破食管壁，致消化液外漏、纵隔感染，造成胸主动脉或胸内大动脉 – 食管瘘引起的大出血病死率很高。

(二) 发病机制

Dubreuil(1818 年) 首次报道 1 例本病，CTercteko 等收集文献报道 89 例，除自己及 Yonage 各治愈 1 例外其余均死亡。本病之所以救治困难、预后险恶，与以下发病机制有关：

(1) 食管损伤、穿孔并刺破血管形成内瘘。

(2) 消化液外溢侵蚀及异物存留致食管、纵隔、大血管组织炎症、感染，有的形成脓肿，使病情更趋复杂。

(3) 大动脉压力增高，致反复呕血或形成血栓、血肿、假性动脉瘤，但异物、血栓脱落和血肿、假性动脉瘤破裂，可造成难以控制的大出血。一般多有典型的出血过程。伤后早期多有“信号性出血”，继后异物、血栓突然脱落大出血，术中误切包膜大出血及缝合修补后感染再出血，常常是致命的直接原因。

(4) 上述的食管损伤、内瘘、异物、感染及大动脉高压出血，可相互影响使病情加重，也可因损伤程度、瘘口部位和大小、就诊早晚而影响本病的转归。

(三) 临床表现

根据致病原因的不同，可合并呕血前的不明原因的发热、胸痛、胸闷和呼吸困难等

表现，起初出血量少多为新鲜动脉血，称为“信号性出血”，经短暂间隙期，一般为几分钟到几周，由于病因未除或血块崩溃，发生致命性的喷射性大出血，患者迅速死亡。

（四）诊断

对食管异物引起发热，并有“信号性出血”者，应考虑食管主动脉瘘可能，宜迅速利用短暂的出血间隙期查明原因。常用的检查方法有胸片、主动脉逆行造影、血管彩色B超等。有些检查需在患者情况许可、医院有条件时方能进行。床边胸片发现纵隔团块状。对一些锐利不规则异物剖胸探查既是诊断又是治疗措施。

（五）治疗

治疗方式上，主张以胸外科急诊手术为主的治疗原则。手术的关键是控制血流及防止消化液外漏，处理好大动脉及食管瘘口，彻底清创，去除异物，控制感染。

1. 手术适应证

在未发生“信号性出血”之前，特别是伤后24h内，感染尚未发生前，是最佳手术时机。3～5日后已经造成感染，首次出现呕血，是危及患者生命的紧急时期，应争取急诊手术。

具体手术指征如下所述：

(1) 有明确的误吞异物史及临床症状。

(2) 出现“信号性出血”。

(3) 纤维食管镜下见到刺出食管外的异物或X线胸片示纵隔影增宽或钡餐、碘油造影有分流或挂棉球现象。

凡以上三项中具其两项者，就应当机立断行急诊开胸探查。

2. 主动脉瘘口的处理原则

(1) 阻断血流：控制出血是探查和处理瘘口的第一步，是避免术中大出血的重要保证。可采用瘘口两端套带法、阻断钳钳夹法、梯形无损伤钳瘘口侧壁钳夹法。如阻断时间过长，宜采用低温、降压、插管架桥，必要时可采用体外循环转流的方法。而未阻断血流就对瘘口探查或修补造成大出血的严重后果屡有报道。

(2) 结扎法：结扎受损动脉两端，控制出血和消化液外渗。

(3) 修补法：如瘘口小、炎症轻，可修补成功。

(4) 切除、封闭与旁路手术：对瘘口大、炎症重、管壁脆弱、修补困难或有严重狭窄时，可采用炎症大动脉切除至达正常管壁，残端封闭，在远离感染血管壁做自体或人造血管旁路手术。Yonaga报道先经右胸做降主动脉旁路手术，再经左胸做降主动脉病变切除，两残端缝闭，覆盖加固获得成功。宋氏提出为保证移植的血管不在感染区内，将移植吻合口缝合在膈下腹主动脉并以大网膜包裹，以避免术后吻合口感染再出血。

3. 食管瘘口的处理原则

对瘘口小、炎症轻或分流不明显者，去除异物采用修补及局部组织覆盖缝合而获得成功。如瘘口大、炎症重，应果断采用食管切除或外置，争取二期手术，术后应重视抗感染，采取禁食、食管外营养、纵隔及胸腔引流措施。

4. 纵隔炎症的处理原则

在有异物残留、组织坏死、感染严重时，彻底清创，反复冲洗、引流，局部及全身大量应用有效抗生素，带蒂大网膜或肌瓣转移，促进肺膨胀均至关重要。

四、自发性食管破裂

自发性食管破裂是一种比较少见的急性危重病症，它是指非直接外伤，非异物、非食管及邻近器官疾病引起的食管全层破裂，又称 Boerhaave 综合征，也有称呕吐性食管破裂、压力性食管破裂及非损伤性食管破裂等。发病以中年男性多见，在暴饮暴食引起的呕吐后容易发生。

（一）病因和发病机制

自发性食管破裂有 90% 以上是由于剧烈呕吐时腹内压突然升高而引起。也发生于腹部用力过度时，如分娩、癫痫抽搐、哮喘、用力排便等使腹内压升高，迫使胃内压突然增高。当胃内充满食物时，此时患者又主动屏气调节，致双肺过度膨胀、胃幽门及食管入口紧闭、胃内压力升高更为明显，胃底无法抵抗升高的压力，致贲门开放，压力突然传导至食管腔内。呕吐时环咽肌收缩，食管内压力无法缓冲，食管壁压力过大，导致食管壁肌层首先裂开，随后食管黏膜破裂。由于中下段食管肌层以平滑肌为主，肌层薄，缺乏纵向肌的扩张缓冲，又处于负压的胸腔内，周围缺少包裹组织，因此，最容易发生破裂。体外食管腔内加压实验及临床患者的食管破裂几乎都发生在食管下 1/3 段，多见于左侧，呈纵向，长 2 ～ 8cm，颈段及腹段食管破裂极为罕见。

（二）病理生理

自发性食管破裂病理改变的轻重取决于发病时间的长短和外漏胃内容物的多少。就诊时间晚，暴饮暴食后，食管及纵隔有化脓性炎症者重。新鲜裂口有时像剪开一样整齐。由于漏出胃酸的强烈刺激和消化液自身消化，可立即或短时间内出现下胸、腹上区剧痛，数小时后裂口边缘炎性肿胀、糜烂、坏死，愈合能力下降。破裂至纵隔者，气体、胃液、食物侵蚀纵隔组织引起感染，并出现纵隔气肿，向上发展可出现纵隔皮下气肿，形成液气纵隔。如果破裂一开始即穿破纵隔胸膜，则纵隔炎症不明显，而胸腔因受化学刺激及细菌污染，产生化学性和细菌性胸膜炎，导致严重呼吸、循环功能障碍，并出现中毒感染症状及水、电解质失衡，甚至发生休克危及生命。

（三）临床表现

1. 胸腹剧痛

食管破裂常发生于呕吐之后，尤其是饱餐和酒后，患者突然感到胸部难以忍受的持续性剧痛，有时则表现为上腹痛。疼痛可以向肩部、背部、季肋部放射，疼痛常位于破裂的一侧，用止痛剂难以奏效。患者常呻吟不止，表情痛苦，躁动不安，甚至休克。随着时间延长，疼痛可能部分缓解。

2. 呼吸困难

呼吸困难往往与疼痛同时发生，呼吸短促，频率逐渐加快，有时出现发绀。这是由于食管破裂后张力性气胸及大量胸腔积液所致。

3. 恶心呕吐

恶心呕吐多在食管破裂前发生，食管破裂后多会消失，但部分患者仍有呕吐，或呕少量血性胃内容物，呕大量鲜血者极少见。

4. 气胸及胸腔积液

气胸及胸腔积液包括明显呼吸困难，患侧胸部呼吸动度及呼吸音明显减弱。气管及纵隔尚健侧移位，胸部叩诊上鼓音或下实音。此类症状、体征有时早期并不明显，随着破裂时间延长而明显加重。

5. 纵隔及皮下气肿

摄胸片时发现纵隔气肿，颈部及上胸部皮下握雪感。约 20% 的病例听诊可闻及类似心包摩擦的咔嚓音，称为 Hanlmell 征，为纵隔积气、心脏冲动挤压产生的声音。

6. 急性感染中毒症状

由于急性纵隔炎症及胸膜腔感染，可出现发热、气促、脉快、躁动不安，白细胞计数及分类增高及电解质平衡紊乱等。

(四) 诊断

根据典型病史与体征，例如暴饮暴食，饮酒呕吐后出现剧烈的胸、腹痛与呼吸困难，气胸及皮下气肿，应高度怀疑本病，选择以下检查，尽早明确诊断。

1. X 线检查

如病情允许，应取站立位透视或胸部 X 线，可以发现纵隔影增宽、纵隔气肿、液气胸、皮下气肿的表现，个别破裂入心包者，尚可发生＋、包腔积气征。食管造影最好选用可吸收的碘液，如泛影葡胺，见造影剂外溢入纵隔和胸腔，可以确诊。最好摄斜位片显示清楚。必须注意食管造影检查的阳性率在 75% 以下，X 线造影阴性时不能排除本病。此外，X 线检查可见破裂口的大小，往往与实际情况有较大偏差，这些现象主要是与食管破裂口被食管及凝血块堵塞及检查体位、技术有关。

2. 胸腔穿刺术

胸腔穿刺术既是诊断方法，也是急救手段，可以缓解张力性气胸症状。抽出的胸液常混浊或脓性，呈酸性，淀粉酶明显升高，而血清淀粉酶升高不明显，可与急性胰腺炎鉴别。可在穿刺前 10min 口服亚甲蓝 (美蓝)2mL ＋温开水 20mL。如果亚甲蓝在胸液中出现，也可明确诊断。

3. 胸腔闭式引流术

如发现引流液中含有食物或口服的亚甲蓝，则可确诊。

4. 其他

急性期危重患者通常不作食管镜检查，只有对诊断产生怀疑或发病已久、周身情况稳定时方可考虑检查，以确定裂口部位、大小和炎症程度。

在临床工作中，本病误诊率很高，主要是对本病的发病机制及病理生理过程认识不足，而未按食管破裂进行检查。本病的临床表现类似某些胸腹部疾病。需要鉴别的疾病：出现上腹剧痛、腹肌紧张的疾病如消化性溃疡穿孔、急性胰腺炎、肠穿孔等；表现为胸痛、呼吸困难的疾病如自发性气胸、主动脉夹层动脉瘤、急性心肌梗死、食管黏膜撕裂症。特别要警惕把本病误诊为急性胃肠道穿孔而错误地行剖腹探查手术。

(五)治疗

本病一经确诊应急诊手术治疗，越早越好。术前准备包括应用止痛镇静药物、胸腔闭式引流、禁食及放置胃管行胃肠减压，大剂量抗生素、备血以及纠正水、电解质紊乱等。发病 6 ～ 12h 的破裂，及时开胸行修补术，多可奏效。发病超过 24h 的裂口，由于局部的严重污染及炎症反应，裂口愈合能力差，如果全身情况可耐受手术，仍可手术。也有发病 48h 后行修补，用膈肌瓣、胃底、胸膜、肺、大网膜包埋裂口取得成功的报道。发病时间长，局部炎症重，严重营养不良者，尤其是合并远端狭窄时，可采用“T”形管置入食管腔内，并从胸壁引流唾液及反流胃液，待窦道形成后再拔除“T”形管。一般不用切除破裂食管及行食管 - 胃吻合术。

对于危重患者，可以采用非手术治疗，如闭式引流、补液、抗感染等治疗，并同时行空肠造瘘管饲，但常需长达 2 ～ 6 个月的治疗。也可分期手术，先行颈部食管外置、胸段食管拔脱，关闭贲门，胃造瘘或空肠造瘘维持营养。待病情好转后，再用结肠或经胸骨后隧道重建食管。

对于年老、体弱患者也可试行覆膜食管支架治疗。有学者曾诊治一例 85 岁女性食管破裂患者，食管镜发现食管右侧壁 6cm 纵向裂口，行食管支架治疗成功。

五、食管化学性灼伤

食管化学灼伤是因为误吞各种化学腐蚀剂所引起的食管意外损伤，伤后如果得不到及时处理，患者常死于早期或晚期并发症，后果严重，处理困难且复杂。

(一)病因及发病机制

食管化学灼伤的原因，小儿常为误吞，成人也有寻求自杀而伤害的。强酸和强碱溶液是常见的化学腐蚀剂。在我国，做面食时用苛性钠(火碱或烧碱)溶液为最常见的致伤原因。

食管化学灼伤的程度、病理改变和转归主要取决于腐蚀剂的种类、性质、浓度、剂量及其与组织接触的时间。液体腐蚀剂较固体更易引起食管的广泛性灼伤，因固体不易咽下，却易吐出。酸类腐蚀剂对食管损伤较轻，但因为胃液亦为酸性，缺乏中和作用，因此，对胃损伤较严重，酸类吸收后可引起全身严重酸中毒。强碱腐蚀剂具有强烈的吸水性，使脂肪皂化及蛋白溶解，因而有较强的组织穿透力，使黏膜坏死穿孔。除了强酸强碱外，吞服其他腐蚀剂一般很少引起食管严重的瘢痕狭窄。食管灼伤的程度与食管的生理性狭窄及吞咽生理有关，一般上段较轻，下段较重。

轻度灼伤，病变仅累及黏膜及黏膜下层，愈合后无瘢痕狭窄。中度灼伤深达肌层，可引起轻重不等的瘢痕狭窄，重度者侵及食管全层及邻近组织，引起坏死、穿孔，甚至全胃坏死。依病理变化过程，可以分为三期。

1. 急性坏死期

伤后食管全层炎症水肿，伴感染、出血及黏膜下血栓形成，食管受刺激后痉挛及严重水肿，造成食管梗阻，持续 7 ～ 10 日。

2. 溃疡形成期

由于急性炎症消散，坏死组织脱落可致出血，肉芽生长而瘢痕尚未形成，吞咽困难症状可以部分缓解。

3. 瘢痕狭窄形成期

灼伤 3 ～ 4 周后，食管肉芽组织机化，胶原结缔组织收缩，引起管腔狭窄，并且逐渐加重，导致吞咽困难症状再次加重，持续约半年后呈现稳定，一般不再进展。有专家认为，此期食管相当脆弱，应用激素及食管扩张时应倍加小心。

（二）临床表现

依据食管化学性灼伤后食管的病理生理改变过程，吞咽困难等症状亦有一定变化规律。

1. 急性期

一般在吞服腐蚀剂后，立即感觉口、唇、舌、咽、喉、颈及胸骨后剧烈疼痛，可放射到腹上区，唾液分泌增多，有时呕吐混有血液的胃内容物。吞服强酸者可出现全身性酸中毒及肾脏损害，胃亦明显灼伤，吞服碱液者则局部症状明显，全身中毒症状较轻，症状持续约 1 周。轻度灼伤者，全身症状不明显，亦无其他不良反应；中等度灼伤者除持续疼痛外，可逐渐出现感染、肺炎等并发症；重度灼伤者，不但食管损害严重，口腔黏膜、咽喉及食管周围组织常严重破坏，伴高热、休克和昏迷等明显全身中毒症状，并可出现纵隔炎、食管穿孔、食管－气管瘘、肺脓肿和大出血等致命并发症。

2. 隐性期

食管灼伤后 1 ～ 2 周急性炎症逐渐消退，体温恢复正常，吞咽困难缓解，可以恢复正常饮食，故称为无症状期，一般持续 3 ～ 4 周。

3. 狭窄期

食管灼伤 3 ～ 4 周后，开始瘢痕性愈合，吞咽困难症状逐渐加重，可发展至汤水难以下咽。食物及唾液贮于狭窄段食管上方，狭窄段上方食管扩张，反流物可误入呼吸道导致肺炎。由于长期进食不佳可以出现脱水、营养不良、消瘦及恶液质。一般认为食管烧伤后瘢痕形成过程持续约 6 个月。此后无吞咽困难症状者，狭窄发生率不超过 1%。

（三）诊断要点

根据吞服腐蚀剂病史、口咽部灼伤及有关症状，一般诊断可以确诊进一步检查灼伤范围及程度，以便制定治疗措施。虽然食管化学灼伤时口颊部都有灼伤，但是口颊部灼伤并不完全表示食管有灼伤。

1. 胸部 X 线检查

胸部 X 线检查可以了解有无食管穿孔及肺部并发症。

2. 食管造影检查

食管造影检查简便而有价值，急性期检查可显示食管节段性痉挛及黏膜破坏，但是却很难准确地反映病变的程度及范围，有时还可能造成一些假象。一般主张急性期不宜作食管吞钡造影检查，待进入隐性期后则需定期复查，如发现狭窄征象，应早期行扩张治疗。

3. 食管镜检查

近年来不少学者主张在灼伤后 24 ～ 48h 进行食管镜检查，是确定灼伤范围的主要手段。检查发现黏膜正常者，则无须治疗；检查发现浅表损伤，则需治疗并作密切随访。早期食管镜检查容易穿孔，危险性较大，因此，检查中如发现食管环形深度灼伤，应立即中止食管镜检查。也有学者认为食管镜检查于灼伤 1 ～ 2 周后开始施行，一方面可以确定诊断，另一方面可根据情况做扩张治疗。

以下情况不宜作食管镜检查：

(1) 咽喉部III度灼伤。

(2) 呼吸困难。

(3) 休克。

(4) 有食管穿孔的表现。

食管灼伤的并发症分为全身及局部两种。全身并发症包括吞强酸者出现的酸中毒、休克、全身重度感染；局部并发症在灼伤早期主要是大出血、胃灼伤、幽门梗阻、食管穿孔、食管－气管瘘、喉头水肿、纵隔脓肿、急性精神病、肺炎、肺水肿等，晚期则可发生食管狭窄、支气管扩张、牵引型裂孔疝、食管瘢痕癌变。

（四）治疗

1. 早期急救及治疗

病情危重时立即进行抗休克治疗，止痛、解痉、镇静、保暖、强心、利尿、禁食、输液，纠正脱水及水、电解质平衡紊乱。服用中和剂和黏膜保护剂：对于吞服酸性腐蚀剂者可口服 2% 氢氧化铝或镁乳，对于吞服碱性腐蚀剂者可口服稀醋酸、醋、橘子水、柠檬汁等。黏膜保护剂包括牛奶、蛋清、橄榄油、思密达粉等。吞服酸性腐蚀剂者禁用苏打水中和，以免产生过多气体，导致食管或胃穿孔。中和剂应早期应用，迟于 2h 才应用几乎无任何治疗效果。一般不用催吐剂，以免腐蚀剂反流加重食管损伤，且呕吐可能诱发穿孔。如果出现喉头水肿，呼吸窘迫，应当气管切开，小儿尤其应当注意。病情稳定后应留置胃管鼻饲，可保留3个月以上。既可以免除食物污染创面，还可以减少创面粘连，为日后食管扩张做准备。不要立即行胃造瘘术，重度食管灼伤患者病情稳定后，一般先做空肠造瘘维持营养，以利于二期胃重建消化道。如果胃或食管坏死穿孔，可以做食管胃切除，一期吻合、急性期还应当用大剂量抗生素，以控制感染。

2. 预防瘢痕狭窄

皮质激素预防瘢痕狭窄的效果是肯定的，但剂量、应用时间仍无定论，必须早期(48h内)开始，并与大剂量抗生素并用，开始剂量较大，以后逐渐减量。灼伤早期插入胃管或较粗塑料管，对保持食管管腔通畅有一定作用，急性期可以抽吸胃液，防止胃液反流。溃疡愈合后，又可经胃管饲食维持营养。在灼伤早期，经口吞入一根丝线或尼龙丝，其头端系一个光滑的小纺锤形金属物，以便定位。行胃造瘘时，可将此线由腹壁引出，作为食管扩张的引导线，甚为方便。食管扩张术可以在灼伤2～3周后开始，在食管镜明视下认清食管腔，可在事先吞下的丝线引导下进行，较为安全。开始每周扩张一次，逐渐加大扩张器的号码，延长扩张间隔时间。食管腔内早期置支架管是近年来开展起来的技术，它有助于食管腔在开放状态下上皮生长，可以代替部分食管重建术。

3. 晚期治疗原则

食管灼伤的晚期治疗主要针对食管瘢痕狭窄，其他还有牵引型裂孔疝等。对于短而软的食管狭窄，食管扩张仍为首选的治疗方法，可以经食管镜扩张，也可以采用丝线导引法扩张。如果狭窄范围广、程度重，或已经行食管扩张无效者，宜进行手术治疗。手术时机应选定为食管灼伤至少6～8个月后，否则手术方式选择可能失当，造成再次狭窄。术式选择应根据病变部位、范围、程度而定。少数单一短节段性食管狭窄，可行局部纵切横缝，食管成形手术或局部切除，对端吻合术。对于食管狭窄范围较广者，可以行转流术、食管部分切除食管胃吻合术、结肠或空肠代食管等手术。

第四章　甲状腺疾病

第一节　解剖生理

一、甲状腺解剖的生理

甲状腺呈“H”形，由左右两叶及峡部组成，重量30g，50%存在锥状叶。甲状腺有内外两层包膜包绕，内层为甲状腺真包膜，随甲状腺分叶进入腺体实质，使甲状腺形成假小叶结构，后方增厚形成甲状腺悬韧带，使甲状腺固定于甲状软骨；外层包膜又称外科包膜，由气管前筋膜形成，内外两层包膜之间有疏松结缔组织、血管、神经和甲状旁腺，甲状腺手术应在这两层组织之间进行。由于甲状腺胚胎发育特点，异位甲状腺可以发生在甲状腺下降途径中的任何部位，前纵隔甲状腺较常见，偶可发现舌下甲状腺。

甲状腺血液供应丰富，主要来自甲状腺上、下动脉，有时有甲状腺最下动脉。上动脉来自颈外动脉，有时来自颈总动脉，进入甲状腺上极，分成前后两支，甲状腺下动脉来自锁骨下动脉发出的甲状颈干，向内下经颈动脉鞘后方至甲状腺侧叶后面与喉返神经交叉后进入腺体，甲状腺最下动脉发自头臂干或主动脉弓，沿气管前行，进入甲状腺峡部。甲状腺静脉有上、中、下三对，上静脉与同名动脉伴行，入颈内静脉；中静脉起自侧叶中部，汇入颈内静脉；甲状腺下静脉和甲状腺最下静脉汇入头臂干。

甲状腺接受交感神经和副交感神经的支配，交感神经来自交感神经颈段，伴甲状腺上动脉进入甲状腺，副交感神经来自迷走神经。喉返神经和喉上神经与甲状腺外科关系密切。喉返神经由迷走神经分出，右侧绕过锁骨下动脉左侧绕过主动脉弓向上行走于气管食管沟内，甲状腺手术时喉返神经易损伤部位有甲状腺下极、甲状腺背面与甲状腺下动脉交叉处以及喉返神经入喉处。喉上神经由迷走神经分出后分成内支和外支，内支为感觉支，支配咽喉部感觉，外支为运动支，支配环甲肌。喉返神经损伤后喝水呛咳、声音低钝。避免喉返神经和喉上神经损伤的关键是手术中紧贴甲状腺包膜操作，避免大把结扎。甲状腺淋巴回流的特点是广泛性，流向多个方向，向上达颈部，向下达纵隔。区域淋巴结包括中央区淋巴结和颈侧区淋巴结，前者包括舌骨水平以下胸骨切迹以上颈总动脉内侧淋巴结；后者包括颈深上组、颈深中组、颈深下组淋巴结、颈后三角淋巴结。认识淋巴回流系统有利于对甲状腺癌生物学行为的了解，多数甲状腺癌的淋巴转移出现在中央区，部分出现“跳跃式”转移。

甲状腺是人体内最大的内分泌腺体。甲状腺激素在体内的作用非常广泛，促进机体产热，促进糖、蛋白质、脂肪代谢，促进骨骼、性腺生长发育，促进胃肠心血管系统功能等。

二、甲状旁腺解剖生理

甲状旁腺一般有 4 枚，偶有超过 4 枚或低于 4 枚者。每个甲状旁腺重约 35 ～ 40mg，颜色由深黄色至红色，色泽取决于脂肪含量、嗜酸细胞量以及血供状况，通常为黄色，与脂肪组织难区别。通常甲状旁腺位于甲状背面真假被膜之间，由于其胚胎发育特点，甲状旁腺的分布变异较大，可位于颌下三角到纵隔间的任何部位，98%位于颈部，2%位于纵隔；上甲状旁腺位置较恒定，位于甲状腺背面、甲状腺下动脉上方，而下甲状旁腺位置变异较大，多数位于甲状腺后缘下 1/3 附近。甲状腺手术中应重视甲状旁腺的辨认，避免损伤。

甲状旁腺产生甲状旁腺激素 (PTH)，甲状旁腺激素维持体内钙磷代谢有重要意义。PTH 促进骨代谢、减少肾脏钙排出、促进肠道钙吸收，维持体内钙稳定。浓度不同其作用机制有所不同。

第二节　单纯性甲状腺肿

非炎症和非肿瘤原因的不伴有临床甲状腺功能异常的甲状腺肿称为单纯性甲状腺肿。甲状腺可呈弥散性肿大或多结节肿大，散发的单纯性甲状腺肿患者约占人群的 5%，女性发病率是男性的 3 ～ 5 倍，当人群单纯甲状腺的患病率超过 10%时，称为地方性甲状腺肿。

一、病因和发病机制

(一) 碘缺乏

碘缺乏是引起地方性甲状腺肿的主要病因。地方性甲状腺肿多见于远离海洋、地势较高的山区，其土壤、水源、食物中含碘甚少，我国主要见于西南、西北、华北等地区，缺碘时不能合成足够的 TH，TSH 分泌增加，刺激甲状腺增生肥大，称为缺碘性甲状腺肿，在青春期、妊娠期、哺乳期、寒冷、感染、创伤和精神刺激时，由于机体对 TH 的需要量增多，引起碘的相对不足，可诱发或加重甲状腺肿。

(二) 致甲状腺肿物质

致甲状腺肿物质如硫氰酸盐、保泰松、碳酸锂、硫脲类药物、含碘药物、木薯等。

(三) 先天性甲状腺激素

合成障碍参与甲状腺激素合成过程中的任一酶缺陷，都可引起甲状腺肿。

(四)甲状腺激素

需要量增加在青春发育、妊娠、哺乳期，机体对TH的需要量增加，可出现相对性缺碘而致生理性腺肿，基于以上原因使甲状腺分泌甲状腺激素减少，不能满足机体生理活动需要，垂体促甲状腺激素分泌增多，促使甲状腺腺泡增生、肥大以加强合成甲状腺激素的能力，维持甲状腺正常功能以适应机体的需要，甲状腺因而肿大。

此外，有部分甲状腺肿病者，系由于摄取碘过多，以致阻碍甲状腺内碘的有机化合过程，使甲状腺激素合成和释放减少所致。

二、病理变化

(一)非毒性甲状腺肿

按病变发展过程，非毒性甲状腺肿的形成可分为以下三个时期。

1. 增生期

这是非毒性甲状腺肿的早期阶段。甲状腺素分泌减少时，通过负反馈作用，垂体分泌大量促甲状腺激素。此时镜下主要表现为甲状腺滤泡上皮呈轻度或高度增生。上皮呈立方形或柱状，并伴有新生的小滤泡形成，滤泡内胶质含量少。甲状腺组织呈充血状。肉眼见甲状腺呈对称性弥散性肿大。重量可几倍于正常甲状腺，表面光滑无结节。此时期甲状腺的肿大称“非毒性弥漫增生性甲状腺肿”。

2. 胶质储积期

这是非毒性甲状腺肿的中期发展阶段。当甲状腺由于持续缺碘，甲状腺滤泡上皮显著增生。使甲状腺激素供求之间的不平衡暂时缓解时，滤泡上皮的增生会逐渐趋于恢复。但是，如果长期持续缺碘不改善时，滤泡上皮的增生会陷于疲惫而衰竭。由于滤泡内甲状腺球蛋白，因含甲状腺素少，而形成胶质堆积。此时镜下表现小滤泡变大，滤泡内胶质堆积，滤泡上皮细胞因胶质堆积受压而变得扁平。滤泡体积显著增大。肉眼见甲状腺组织呈弥散性肿大，表面光滑无结节，重量增加可达200～300g。切面呈淡褐色、半透明、胶冻状。此时的甲状腺肿称为“胶样甲状腺肿”。

3. 结节期

这是非毒性甲状腺肿发展的后期阶段。随着病情的发展，甲状腺内滤泡上皮的增生与恢复出现了不一致。形成了不规则的结节。镜下可见，有的滤泡仍保持小型增生状态，有的增生的上皮呈乳头状结构，多数滤泡呈极度扩张状态，直径可达300～400μm或更大。滤泡上皮细胞呈扁平状。甲状腺组织的局部地区形成结节，结节大小不一，无包膜或包膜不完整，但结节境界清楚。部分地区由于生长过快，营养相对不足，故甲状腺切面上可见出血、坏死、囊性变或纤维化。因为此期甲状腺组织呈不对称型肿大，表面、切面均可见结节状，故此期的甲状腺又称结节性甲状腺肿。

(二)毒性甲状腺肿

甲状腺呈弥散性肿大，可为正常的2～3倍。并且重量也增加，可达60～70g以上。

切面为灰红色，似牛肉样。质地略硬，胶质含量少。镜下灰红色，似牛肉样。质地略硬，胶质含量少。镜下所见以滤泡增生为主要特征。一般滤泡小叶结构尚保存。滤泡大小不等，以小滤泡为主。滤泡小而密集。滤泡上皮高度增生，呈乳头状突入腔内，上皮细胞呈立方或高柱状。胶质少而稀薄，滤泡腔周边近上皮处的胶质多呈大小不等的空泡。有的滤泡腔内，几乎无胶质成分。间质中的血管扩张充血。淋巴组织呈不同程度的增生。以上为未经治疗的毒性甲状腺肿的典型病变。经碘剂治疗后的病变，将变为不典型，滤泡扩大，腔内充满胶质。上皮细胞变得矮小，但增生的小滤泡及滤泡上皮呈小乳头状突入管腔内等的变化依然可见。

三、临床表现

流行病史、服药史、食用非碘化食盐史等，有助于诊断。本病起病缓慢，地方性甲状腺肿多在 10 ～ 30 岁发病，女性高于男性，但严重缺碘的流行区，男女发病率差别不大，儿童发病亦不少见，甲状腺肿是本病主要临床表现，肿大的甲状腺大小不一，小者刚可扪及，大者如婴儿头大，早期呈轻度、对称性、弥散性肿大，无自觉症状，肿大的甲状腺质软、无压痛、无震颤和血管杂音，病程愈长，肿大愈显著，可出现结节，变为不对称并质地坚实，少数巨大者可下坠于颈部，肿大的甲状腺可引起压迫症状，压迫气管可引起刺激性干咳、呼吸困难，压迫食管可引起吞咽困难，压迫喉返神经可引起声音嘶哑，位于胸骨后的甲状腺肿大可压迫上腔静脉，引起上腔静脉综合征。肿大的甲状腺结节内可发生出血，导致结节迅速增大和局部疼痛，甲状腺功能一般正常，病变严重者可出现甲状腺功能减退表现，严重缺碘的流行区小儿尤其是女性患者的子女可发生克汀病，少数多结节性甲状腺肿大的患者，补碘量过多，可诱发碘甲状腺功能亢进症，散发性甲状腺肿多发生于青春发育期、妊娠期、哺乳期，甲状腺一般呈轻度、弥散性肿大，质柔软、无压痛，妊娠、哺乳期过后可缩小。病程长期者质地变硬，亦可出现结节。

四、实验室及其他检查

甲状腺功能检查基本正常。

(1) T_4 正常或偏低，T_3 正常或偏高，T_3/T_4 比值增加，TSH 可增高。

(2) 甲状腺摄碘率常增高，但高峰不前移，且可被 T_3 抑制。

五、诊断和鉴别诊断

(一) 诊断

1. 诊断标准

我国对居住在碘缺乏病区的甲状腺肿制定的诊断标准是。甲状腺肿大超过受检者拇指末节，或小于拇指末节而有结节者。排除甲亢、甲状腺炎、甲状腺癌等其他甲状腺疾病。尿碘低于 50μg/gCr，吸碘率呈“碘饥饿”曲线可做参考。

2. 分型

可分为以下三种类型：

(1) 弥漫型：甲状腺均匀肿大，质较软，无结节，属早期甲状腺肿，多见于儿童和青少年，补碘后易于恢复。

(2) 结节型：晚期甲状腺肿，甲状腺有一个或多个结节。结节的多少与缺碘程度有关(约 60%的结节性甲状腺肿为多结节)。此型多见于成人，特别是妇女和老年人，说明缺碘时间较长。

(3) 混合型：在弥散性肿大的甲状腺中存在一个或多个结节。

3. 分度

可分为Ⅰ～Ⅴ度

Ⅰ度肿大，可扪及，直径小于 3cm，Ⅱ度肿大，吞咽、触诊和视诊均可发现，直径 3～5cm，Ⅲ度肿大，不吞咽时即可发现，直径 5～7cm，Ⅳ度肿大，明显可见，颈部变形，直径 7～9cm，Ⅴ度肿大，极明显，直径超过 9cm，多数伴有结节。

(二) 鉴别诊断

1. 慢性淋巴细胞性甲状腺炎(桥本甲状腺炎)

慢性淋巴细胞性甲状腺炎亦可仅表现为甲状腺弥散性肿大而无功能异常，多发生于中年妇女，甲状腺球蛋白抗体和微粒体抗体显著增高，针吸活组织检查有明显淋巴细胞、单核细胞浸润，鉴别不难。

2. 甲状腺功能亢进症

单纯性甲状腺肿伴有神经官能症时，应注意与甲状腺功能亢进症相鉴别，甲状腺功能亢进症常伴有食欲亢进而体重减轻、心动过速于休息睡眠后亦不能恢复正常、突眼等特征表现，甲状腺摄 ^{131}I 率增高且甲状腺激素抑制试验不被抑制，可资鉴别。

3. 甲状腺癌

单纯性甲状腺肿出现结节时，应与甲状腺癌相鉴别，甲状腺癌病程短，结节增长快、坚硬而固定，核素扫描显示为冷结节，必要时可作针吸活检鉴别之。

六、治疗

(一) 病因治疗

单纯性甲状腺肿的治疗主要取决于发生的原因。生理性甲状腺肿，多数肿大并不显著，一般不需特殊治疗，大多可自行消退，对于肿大显著或有结节形成者需予适当治疗。

1. 补充碘剂

2. 停服

致甲状腺肿物质，地方性甲状腺肿流行区可采用碘盐 (1:20000) 进行防治，40 岁以上，特别是结节性甲状腺肿患者，应避免大剂量碘的治疗，以免发生碘甲亢。

(二)药物治疗

病因未明者可用于甲状腺片(每日 60 ～ 180mg)或 L-T_4(每日 100 ～ 150pg)治疗，但停药后易复发，病程长的多结节性甲状腺肿患者，TRH 兴奋后 TSH 反应降低或无反应时，不宜用甲状腺激素治疗，老年人应慎用。

(三)手术治疗

单纯性甲状腺肿一般不采取手术治疗，但当发生压迫症状或疑有癌变者可行甲状腺次全切除术。术后残留甲状腺组织常增生，为防止再形成腺肿及术后甲状腺功能偏低，宜长期服用甲状腺片，以防复发。

第三节 甲状腺炎

甲状腺炎包括急性甲状腺炎、亚急性甲状腺炎、无痛性甲状腺炎(产后无痛性甲状腺炎和散发型无痛性甲状腺炎)、慢性淋巴细胞性甲状腺炎、硬化性甲状腺炎，以及其他少见的甲状腺炎症性疾病。慢性淋巴细胞性甲状腺炎在甲状腺炎中发病率最高，而硬化性甲状腺炎和急性化脓性甲状腺炎极为少见。

一、急性化脓性甲状腺炎

急性化脓性甲状腺炎(AST)是临床上非常少见的甲状腺细菌性感染。甲状腺不易发生感染的原因可能与下列因素有关：①甲状腺有一完整的被膜；②具有丰富的血液供应及淋巴回流；③局部有高浓度的碘离子，不利于细菌的侵入与生长，从而使其免受邻近器官感染的侵犯。

研究显示，急性化脓性甲状腺炎在男女两性发病率几乎无差别，在儿童多见，男性平均发病年龄 36.6 岁，女性平均 35.1 岁。在成人中，既往有甲状腺其他疾病者占总病例数的 2/3，而起源于第四腮囊的左侧梨状窝瘘是 90％患病儿童的主要发病原因，细菌可通过瘘管到达甲状腺周围间隙，进一步侵犯甲状腺，有些瘘管可直接通达甲状腺导致感染；全身或局部的细菌感染也可经血行、淋巴管或邻近化脓性病灶侵入甲状腺引起 AST；另外也可由甲状腺囊肿继发感染而发病，而甲状腺手术、穿刺或外伤后引起 AST 尚属罕见。

(一)病因

急性化脓性甲状腺炎多数是颈部的其他感染直接扩散到甲状腺的结果，少数是在败血症时细菌经血液循环进入甲状腺而发病，个别病例是由于甲状腺穿刺细胞学检查时偶可引起感染的，有的病例，病因不明，可能感染的原发灶隐蔽。急性化脓性甲状腺炎的致病菌一般为金黄色葡萄球菌、链球菌或肺炎球菌，偶见沙门氏菌、大肠杆菌或产气杆菌。

（二）临床表现

本病起病急骤，患者常表现为突发高热，寒战、头痛、颈部疼痛并向下颌耳后或枕部放射，吞咽、颈部转动或后仰时疼痛加重。甲状腺肿大，触痛明显，脉率加快，白细胞数升高。甲状腺摄 ^{131}I 率和血清蛋白结合碘正常，感染严重者降低。

（三）诊断

由于本病罕见，加之对本病的认识不足，故极易漏诊。本病引起的放射痛往往误诊为中耳炎或咽喉炎。有的患者全身症状及局部疼痛轻微，早期常误诊为亚急性甲状腺炎。因此，本病正确诊断的关键在于提高对本病的认识。如形成脓肿有波动感时，则可试穿抽得脓汁后则可确诊。如脓肿深在而无波动感则可行 B 超检查以助诊断。同位素扫描甲状腺可显示放射性分布稀疏或不均之图像。

（四）病理分析

分为局限性和弥散性两种，前者为甲状腺原有结节性肿大，故感染局限于甲状腺的结节内，也称为甲状腺肿炎，若同时有血液循环不良则易形成脓肿。后者发病前甲状腺正常。弥散性炎症如未能控制，甲状腺组织可发生坏死和形成脓肿。脓肿可从前方侵蚀甲状腺前肌而波及皮下层，偶可深入纵隔或破入气管，造成窒息而突然死亡。

（五）治疗

保持呼吸道通畅至关重要。穿刺排脓虽可使部分患者免于手术，但应慎重使用，尤其是儿童常不易操作，脓肿可破入气管、食管、颈部蜂窝组织、纵隔等处，也可因脓肿压迫气管而致死。所以一旦发现脓肿，应立即切开引流。

急性期应给予抗感染治疗，需采用广谱抗生素或根据细菌培养结果选用敏感的抗生素。对于咽喉肿痛明显、吞咽困难者可给予雾化吸入以减轻症状。

急性期过后对证实有梨状窝瘘存在者应行瘘管切除术。术中需谨慎操作避免损伤喉返神经。应在切断甲状腺上动、静脉后，于甲状软骨下角附近喉返神经人喉处上方区域寻找瘘管，因该处炎症一般较轻，易于发现瘘管的存在。发现瘘管后在其根部高位结扎切断，然后将其远端分部游离切除，如瘘管贯穿甲状腺实质，则需切除部分甲状腺组织。

二、亚急性甲状腺炎

亚急性甲状腺炎是一种可自行缓解的非化脓性甲状腺炎性疾病。1936 年 DeQuervain 曾对本病加以描述，故又称为 DeQuervain 氏甲状腺炎。亚急性甲状腺炎这一名称有时可能会引起误解，其实本病临床上可能表现为急性炎症过程。少数病例甚至呈慢性经过。本病是一种自限性、非细菌感染性甲状腺炎。其临床表现差异较大，有的以局部症状为主，有时全身反应较突出，最终都能自行痊愈。由于本病的症状一并不突出，诊断也无肯定的依据，故不少病例可能被误诊或漏诊。总的说来，本病多见于青壮年女性，男女之比约 1:3 ～ 1:4，发病年龄多在 30 ～ 50 岁，人群中发病率每年约 4.4 人 /10 万妇女。

（一）病因

本病的真正原因尚无定论。因为本病常发生在上呼吸道感染或扁桃腺炎、病毒性感冒之后，有时具有小规模流行性质，故一般认为系病毒感染或变态反应所致。并且患本病时可并发腮腺炎或睾丸炎，部分患者血液中腮腺炎及柯萨奇病毒抗体滴度上升，甚至可以从甲状腺中分离出腮腺炎病毒，因而有人推测本病源于病毒感染。但这并不意味着所有的亚急性甲状腺炎都是由腮腺炎病毒引起，其他如风湿热、甲状腺的外伤或放射损害也可导致本病。最近已有人注意到白细胞抗原 HLABW，阳性的个体发病率较其他人群高 16 倍，说明遗传因素在发病中起着某种作用。

（二）临床表现

本病发病前往往有某些前驱症状，主要表现发热，全身不适，咽喉疼痛，颈部胀痛，流涕等其他症状，往往误诊为“感冒”，虽经治疗而疗效不显著，经过一段时间之后（短则 1 ～ 2 天，长可 2 ～ 3 个月，平均 2 星期左右），甲状腺即有明显肿大，并有压痛，开始仅为一侧叶或一侧叶的某一部分，随之累及两侧叶，常以一叶为明显以致使甲状腺呈不对称性肿大，局部有时呈结节状，随病程变化有时一叶的肿胀消退后又在另一叶出现新的肿块，这点为本病所特有。多数患者甲状腺局部疼痛明显并向耳部、枕部，下颌及咽后部放射，伴有发热、全身不适、乏力、肌肉及关节酸痛，少数病例还有声音嘶哑或吞咽困难。

在病程早期，症状将近高峰时。患者可能有怕热、心悸、多汗等甲亢表现，是因为甲状腺炎后有较多内分泌素释放之故。这种急性症状一般在 3 ～ 4 天或 1 ～ 2 周便可达到高峰，病程快的 1 周便可逐渐消退，慢的可持续 3 ～ 6 周。不少病例呈反复加重与缓解的病程，可持续数月之久，但很少有 1 年以上未愈者，这是本病与其他甲状腺疾病的区别之一。症状消退后一般不留后遗症，造成永久性甲状腺功能低下者罕见。

（三）诊断

典型的亚急性甲状腺炎的诊断并不困难，但多数病例需要辅助检查和实验室检查才能明确诊断，个别病例需术中快速冰冻切片病理检查才能确诊。

1. 血液常规检查

红细胞计数正常或略低，白细胞计数增加。最突出的是红细胞沉降率常有明显增加，有时可 80 ～ 100mm/h 以上。

2. 基础代谢率

病变早期 BMR 可升高到 30%～ 50%，病程后期可降到 20%以下。

3. 甲状腺吸 ^{131}I 率测定

亚急性甲状腺炎由于甲状腺实质被炎症破坏以及被炎症破坏的部分甲状腺滤泡漏出

大量的甲状腺激素而抑制了 TSH 的分泌，故吸 ^{131}I 率明显减低。如病变范围比较广泛，则 ^{131}I 吸收率降低非常明显，即使给予 TSH 注射也不能增加其吸收率。因发炎的甲状腺本身功能有所减退时，它自身实际上已处于在多量的 TSH 刺激下，所以对外源性的 TSH 不可能再有反应。但当亚急性甲状腺炎进入恢复期时，吸 ^{131}I 率往往高于正常。另外 PBI(血清蛋白结合碘) 常有增高，当炎症消退后吸 ^{131}I 率恢复正常，PBI 反而降低。

4. 过氯酸钾释放试验

过氯酸钾被甲状腺细胞吸收后，可使甲状腺细胞失去浓聚碘化物的能力，并能促使碘离子从甲状腺内释放出来，在甲状腺细胞中碘离子的地位由过氯酸钾所代替，但已经与酪氨酸结合的有机碘则不能被释放出来。正常情况下被甲状腺摄取的碘离子，在过氧化酶的参与下，很快有机化，因此甲状腺内碘离子很少。甲状腺有机化功能障碍时，所摄取的碘离子不能转化成有机碘，仍以离子形式存在于甲状腺内，此时引入过氯酸盐。能阻止甲状腺进一步吸收碘，促使碘离子从甲状腺内释放。

5. 血清 T_4 测定

测定血清中 T_4 含量对反映甲状腺功能是准确性高、特异性强，方便易行，不受年龄、碘食物或药物等的限制。亚急性甲状腺炎由于甲状腺滤泡受到破坏，致甲状腺吸 ^{131}I 率明显下降。由于大量甲状腺球蛋白漏入血液中，致血中 T_4 浓度增高，临床上产生吸 ^{131}I 率降低而血中 T_4 浓度增高的“分离现象”，此现象对亚急性甲状腺炎，尤其是临床症状不典型患者诊断颇有价值。

6. 血清甲状腺微粒体 (TM) 抗体测定 (正常值＜ 15%)

TM 抗原存在于甲状腺上皮细胞质中，也可在细胞膜上，即为 TM 抗原性细胞膜上的表达。弧急件甲状腺餐可出现短暂的一过性 TM 抗体阳性。

7. 甲状腺核素显像

甲状腺体外显像是应用放射性碘和多点成像的扫描，或进一步成像的 γ 照相及 SPECT 断层照相技术，使甲状腺体外显像的方法。它能显示甲状腺的形态、大小、位置和甲状腺内放射性分布的情况。可作为诊断甲状腺形态学异常、肿块功能状态及整个甲状腺功能状态的依据。亚急性甲状腺炎的甲状腺体外显像受炎症累及范围大小的影响。当累及整个甲状腺时，其图像为整个颈部放射性本底明显增高，甲状腺影像极不清楚，甚至不显像，即使显影也难以准确判定其轮廓。在适当的治疗后，甲状腺功能恢复，再重复显像则可见到清晰的甲状腺影像。当病变只累及甲状腺某一部时，临床上可触及边界不甚整齐的肿块，甲状腺体外显影可见相当于肿块部位呈放射性缺损区，即所谓“冷结节”，经适当治疗后，原放射缺损区消失。

8. B 超检查

亚急性甲状腺炎多表现为结节性甲状腺肿，因此 B 超显示无囊壁的低回声区，或无回声区，呈假性囊肿表现。

9. 细针抽吸活检

甲状腺出现结节，为进一步诊断应进行细针抽吸细胞学检查。此法与手术后病理石蜡切片组织学检查诊断对照，其诊断符合率达 96.7%。亚急性甲状腺炎亦可施行细针抽吸活检，此法与甲状腺临床检查、同位素扫描以及吸 ^{131}I 率的测定等相比，其确诊率为最高的一种方法。

（五）鉴别诊断

如患者出现发热、全身不适等炎症反应，甲状腺肿痛现象，红细胞沉降率异常升高，吸 ^{131}I 率明显降低、T_4 浓度增高的“分离现象”，基本上可以诊断为亚急性甲状腺炎。但在疾病的不同时期，应与下列疾病鉴别：

1. 病程早期

应与咽喉炎、扁桃腺炎和上呼吸道感染相鉴别。有的病例一直误诊为上呼吸道感染，直至甲状腺局部肿痛明显时才考虑到亚急性甲状腺炎，个别病例又可误诊为急性化脓性甲状腺炎，后者可通过甲状腺穿刺和细胞学检查排除。

2. 病程中期

应与慢性淋巴细胞性甲状腺炎、甲状腺腺瘤、结节性甲状腺肿囊性变或囊内出血等相鉴别。慢性淋巴细胞性甲状腺炎也有甲状腺肿痛，但一般较轻，碘代谢无明显改变。测定血清中的抗甲状腺球蛋白抗体 (TGA) 含量明显升高。而亚急性甲状腺炎升高不明显。亚急性甲状腺炎有 PBI 升高而吸 ^{131}I 率下降的分离现象，此点可与慢性淋巴性甲状腺炎相鉴别。

3. 病程晚期

应与结节性甲状腺肿、慢性纤维性甲状腺炎及甲状腺癌等相鉴别。总之，以上几种疾病的鉴别有时极为困难，需要经细针抽吸细胞学检查或经手术探查和病理学检查才能最后确定诊断。

（六）病理分析

肉眼观：甲状腺呈不均匀轻度肿大，可不对称，质硬，常与周围结构粘连。

镜下：可见滤泡坏死破裂病灶的周围有淋巴细胞与多形核白细胞的浸润，胶质逐渐减少或消失，之后形成类似结核结节的肉芽肿，中心为不规则的胶质碎块伴有多核巨细胞反应，周围有巨噬细胞及淋巴细胞。随着病情转归，肉芽肿纤维化，残留少量淋巴细胞，滤泡细胞开始再生，多数可以恢复至正常甲状腺结构。

（七）治疗

本病是一种自限性疾病，预后良好。多数患者在数周或数月内可自行缓解。

急性期的治疗主要是缓解疼痛改善甲亢症状。适当应用糖皮质激素治疗效果很好，泼尼松每日 40mg 分次口服持续 2 ～ 4 周，在 24 小时内就能改善疼痛，并能使甲状腺球蛋白在4周内恢复到正常。泼尼松的用量在1个月内逐渐减少，但有20%的病例复发。复发者继续用药仍然有效。

有学者认为甲状腺组织遭受破坏后，TSH分泌增加，而TSH可加剧甲状腺的急性炎症过程，使用甲状腺激素可抑制TSH的分泌，故应用甲状腺激素治疗亚急性甲状腺炎，以缓解症状，缩短病程。常用量为甲状腺片120～180mg/d，或用三碘甲状腺原氨酸25～50μg/d。应用2～20Gy放射性核素做外照射是20年前采用的方法，现已不用。由于甲亢是滤泡细胞破坏，甲状腺激素释放入血的结果，故用抗甲状腺药物是无效的，并且还会导致甲减。甲减患者中仅一部分需行甲状腺激素替代治疗，罕见有持续甲减长期替代治疗者。

手术治疗是不适宜的，轻易行手术治疗常导致甲减的发生。除极少数疼痛长期不能缓解或伴有甲状腺肿瘤者，才需手术切除病变的甲状腺。

第四节　甲状腺功能亢进症

原发性甲状旁腺功能亢进症是指甲状旁腺腺瘤、增生肥大或腺癌所引起的甲状旁腺激素(PTH)分泌过多而导致骨质吸收及高钙血症引起的具有特殊症状和体征的临床综合征。本病发病率为1/1000，男女比例为1:2～1:3，好发于停经的女性，发病率随年龄而增加，绝经后的妇女患病率为普通人群的5倍，高峰年龄为63～73岁，可有家族史。

一、病因

原发性甲状旁腺功能亢进症是指甲状旁腺腺瘤、增生肥大或腺癌所引起的甲状旁腺激素(PTH)分泌过多，其病因尚不明确。近年来研究发现，甲状旁腺细胞基因突变的损伤可引起甲状旁腺腺瘤和增生。

1. 甲状旁腺腺瘤

甲状旁腺腺瘤最为常见，约占总数的80%～90%。可占腺体的全部或部分，一般仅累及1个腺体，2个腺体同时有腺瘤的极为少见。无论是增生或腺瘤都是细胞成堆排列紧密，病理切片检查有时很难区别，但腺体大小超过2cm者腺瘤可能较大。

2. 甲状旁腺增生

本病约占10%～15%。一般同时累及4个腺体，但4个腺体增生的程度并不相同，有的腺体可仅比正常略大，所以不能以腺体的大小判断其是否正常，有时4个腺体中有一个增生特别明显，常被误诊为腺瘤。

3. 甲状旁腺癌

本病少见，仅占1%左右。从细胞形成上很难区别腺瘤或腺癌，遇下列情况应考虑是腺癌：①腺体与周围组织粘连；②有转移；③切除后复发。

二、临床表现

本病起病缓慢，有以屡发肾结石而发现者，有以骨痛为主要表现，有以血钙过高而呈神经功能症人群起病者，也有以多发性内分泌腺瘤病而发现者，有始终无症状者。临床表现可归纳为下列 4 组：

（一）高血钙低血磷症群

1. 消化系统

可有胃纳不振、便秘、腹胀、恶心、呕吐等症状。部分患者伴有十二指肠溃疡病，可能与血钙过高刺激胃黏膜分泌胃泌素有关。如同时伴有胰岛胃泌素瘤、如卓一艾综合征，则消化性溃疡顽固难治、部分患者可伴有多发性胰腺炎，原因未明，可能因胰腺有钙盐沉着，胰管发生阻塞所致。

2. 肌肉

四肢肌肉松弛，张力减退，患者易于疲乏软弱。心动过缓，有时心律不齐，心电图示 QT 间期缩短。

3. 泌尿系统

由于血钙过高致有多量钙自尿排出，患者常诉多尿、口渴、多饮，尿结石发生率也较高，一般在 60%～90%，临床上有肾绞痛、血尿或继发尿路感染，反复发作后可引起肾功能损害甚至可导致肾衰竭。本病所致的尿结石的特点为多发性、反复发作性、双侧性，结石常具有逐渐增多、增大等活动性现象，连同肾实质钙盐沉积，对本病具有诊断意义。肾小管内钙盐沉积和质钙盐沉着可引起肾衰竭，在一般尿结石患者中，约有 2%～5% 由本病引起。除上述症群外，尚可发生肾实质、角膜、软骨或胸膜等处的异位钙化。

（二）骨骼系症状

初期有骨痛、可位于背部、脊椎、髋部、胸肋骨处或四肢，伴有压痛。下肢不能支持重量，行走困难，常被误诊为关节炎或肌肉病变，病久后渐现骨骼畸形（部分患者尚有骨质局部隆起等骨囊表现）。身长缩短，可有病理性骨折，甚而卧床不起。

（三）其他症群

少数患者可出现精神症状如幻觉、偏执病、多发性内分泌腺瘤Ⅰ型（胃泌素瘤、泌素瘤，伴甲状旁腺腺瘤有时伴胃肠类癌瘤，称 Wermer 综合征）或Ⅱ型 (Sipple 综合征：嗜铬细胞瘤、甲状腺髓样癌伴甲状旁腺功能亢进症）。

三、实验室检查

（一）X 线检查

X 片上所见的主要改变为：①骨膜下皮质吸收、脱钙；②囊肿样变化较少见；③骨折及(或)畸形。全身性骨骼如骨盆、颅骨、脊柱或长短骨等处的脱钙、骨折和畸形等改变，均常见于本病，但以指骨内侧骨膜下皮质吸收、颅骨斑点状脱钙，牙槽骨板吸收和骨囊肿形成本病的好发病变(阳性率 80%)，有助于诊断。少数患者尚可出现骨硬化和异位钙化，这种骨骼的多形性改变，可能与甲状旁腺激素对破骨细胞和成骨细胞的作用，降钙素的代偿和病变的腺体呈间歇性活动有关。X 线中尚可见到多发性反复发生的尿结石及肾钙盐沉着症，对诊断均有价值。

(二)骨密度测定

PTH 增多后，促进骨质吸收，骨密度降低，对皮质影响较明显，以骨密度仪可测量得的尺桡骨远端和股骨显示密度降低，表明骨量丢失。

(三)生化血

1. 血

(1) 血钙：早期血钙大多增高，对诊断最有意义。血钙如反复多次超过 2.7mmol/L (10.8mg/dL)，应视为疑似病例，超过 2.8mmol/L(11.0mg/dL) 意义更大。早期病例的血钙增高程度较轻，且可呈波动性，故应多次反复测定。血钙经常维持于正常水平，在本病中是极罕见的。但肾功能不全时血磷上升后血钙常降低，血钙浓度与血清甲状旁腺素浓度和甲状旁腺肿瘤重量之间存在平行关系。

(2) 血磷：多数低于 1.0mmol/L(3.0mg/dL)，但诊断意义不如钙增高，特别在晚期病例肾功能减退时，磷排泄困难，血磷可被提高。

(3) 血清甲状旁腺素测定：测定血清 PTH 的方法可分为测定血中氨基端、中间段、羧基端和完整的 PTH。PTH 的中间段或羧基端，系非活性片段，虽与临床有良好相关，但可受肾功能不全的干扰。故目前争取采用双部位免疫放射测量 (IRMA) 法测定 PTH 全分子，则临床相关良好，结果不受肾脏病的干扰，能很好分辨正常、原发性甲旁亢以及肿瘤所致血钙过高症。

(4) 血浆 1，25-$(OH)_2D_2$ 本病中过多 PTH 可兴奋而使血浆 1，25-$(OH)_2D$ 含量增高。

(5) 血清碱性磷酸酶：在单纯表现为尿结石者，早期可正常，但有骨病表现者几乎均有不同程度的增高。

2. 尿

(1) 尿钙、磷排泄量增加：主要因为血钙过高后肾小管滤过增加，尿钙也增多。患者低钙饮食 3 天后(每日摄钙低于 150mg)，24 小时尿钙排泄仍可在 200mg 以上，而正常人则在 150mg 以下，如在普通饮食下进行，则本病尿钙常超过 250mg。但尿钙排泄量可受维生素 D 和日光照射强弱以及有无尿结石等许多因素影响，故估价尿钙意义时应作具体分析。收集尿时应予酸化，以免钙盐沉淀影响结果。如有尿路感染，尚有蛋白尿、脓尿、血尿等发现。

(2) 尿羟脯氨酸排泄量测定：PTH 促进骨质吸收，尿羟脯氨酸排泄量增多。

3. 皮质醇抑制试验

大量糖类皮质激素具有抗维生素 D 的作用 (抑制肠道吸收钙等) 可降低由结节病、维生素 D 中毒、多发性骨髓瘤、转移癌或甲状腺功能亢进症引起的血钙过高，而对本病所致的血钙过高则无作用。方法为口服氢化可的松 50mg，每天 3 次，共 10 天。

四、诊断

甲状旁腺功能亢进的诊断主要依靠综合指标、血钙值、钙磷比值及肾小管磷重吸收试验等。大多数病例如经多次检查血钙增高、血磷降低、尿中钙排出量增加时多可确诊。可结合典型的骨相改变，如骨膜下骨质吸收 (指骨、锁骨外 1/3，尺骨远端)，骨囊肿形成 (长骨干中央髓部、掌骨、肋骨) 和颅骨斑点状脱钙，需要时可施行髂嵴活组织检查，显示破骨细胞活跃，可协助诊断本病。血清 PTH 测定 (放射免疫法) 为最有价值的诊断手段，正常人完整 PTH 分子浓度在 100μg/L 以下，氨基端浓度为 25μg/L 以下。定性诊断确立之后，还需定位诊断，对手术治疗十分重要。腺瘤的定位以 B 超为首选检查，准确率可达 90%。腺瘤直径小于 5mm 时 B 超难以发现，可借助 CT、MRI 或甲状腺下动脉插管选择性造影检查进行定位。

五、鉴别诊断

1. 继发性甲状旁腺功能亢进症

由任何原因所致的长期低血钙引起。最常见于慢性肾功能不全，其次为维生素 D 缺乏以及妊娠或哺乳期失钙过多者，是因长时间低血钙刺激甲状旁腺分泌过量的 PTH 所致。此类甲旁亢患者的甲状旁腺有代偿性增生、肿大，临床亦表现出骨骼的脱钙病变，但其血钙低于正常，可与原发性甲旁亢鉴别。

2. “异位”甲状旁腺功能亢进

本病指由某些非甲状旁腺恶性肿瘤自主地分泌过多 PTH 所引起的甲状旁腺功能亢进，而不是因异位甲状旁腺引起的甲状旁腺功能亢进症。这类患者的症状发生时间较短，血清钙浓度常大于 3.5mmol/L。临床上可用肾上腺皮质激素抑制试验来鉴别“异位”甲状旁腺功能亢进和原发性甲旁亢。应用肾上腺皮质激素 (如每日用氢化可的松 150mg 连续 10 天) 后，“异位”甲旁亢患者血清离子钙浓度会降低，而对原发性甲旁亢引起的高血钙则无效。导致“异位”甲状旁腺功能亢进的肿瘤以肺鳞状细胞癌、肾癌、膀胱癌和胰腺癌为常见。

六、病理分析

病理变化主要由过多的 PTH 所引起，包括导致肾、骨及小肠等器官反应增强，导致血中游离钙上升。骨骼的病变为破骨或成骨细胞增多、骨质吸收，呈不同程度的骨质脱钙，结缔组织增生构成纤维性骨炎。严重时引起多房囊肿样病变及“棕色瘤”，形成纤维性囊性骨炎，易发生病理性骨折及畸形。钙盐的异位沉积，尤其肾脏是排泄钙盐的重要器官，如尿浓缩或酸度改变等常可发生多个尿结石。肾小管或间质组织中可发生钙盐沉积。PTH 过度分泌时，可引起初期血钙呈歇性升高，多数患者血钙仅略有增高 (低于 2.875mmol/L)。一段时间后可能出现持续性增高。约半数患者肾小管对磷的再吸收能力降低，可出现低血磷、高尿磷。此外，白蛋白与钙离子结合力降低，骨骼脱钙增加，出现明显代谢障碍。因骨骼组织吸收增加，尿中羟脯氨酸和血中碱性磷酸酶增高。PTH 还可经过 25- 羟基维生素 D_3 转变为 1，25a-$(OH)_2D_3$，从而活性降低，出现维生素 D_3 缺乏征象。骨骼可表现为囊状纤维骨炎，骨质软化。维生素 D_3 缺乏的患者，小肠对钙的吸收明显增加，血钙浓度明显增高，易形成尿路结石。血钙高时还可刺激胃窦 G 细胞分泌促胃液素，导致胃酸增加而形成消化性溃疡。

七、治疗

外科手术是治疗原发性甲状旁腺功能亢进症唯一确切有效地方法。对有症状和血清钙水平大于 2.75mmol/L 的无症状原发性甲旁亢患者，只要诊断明确，应采取手术治疗，特别是浓度显著增高者，更应积极给予手术治疗。即使是血清钙水平界于 2.625 ～ 2.75mmol/L 的无症状患者，只要能确定甲状旁腺肿物的位置，也应手术，因为甲旁亢患者一旦出现并发症，如肾实质钙盐沉积和肾损害，常不能予以纠正。若高钙血症极轻微，或年老、体弱不能进行手术时，可试用药物治疗。

1. 手术探查及治疗

手术探查时，如仅 1 个甲状旁腺肿大，提示为单个腺瘤，应切除肿瘤。如 4 个腺体均增大，提示为增生，则应切除 3 个腺体，第 4 个切除 50%，必要时可做冷冻切片。异位甲状旁腺大多位于纵隔，可顺沿甲状腺下动脉分支追踪搜寻，常不必打开胸骨。如手术成功，血清 PTH 及血、尿的钙、磷异常可获得纠正，术后低钙血症只需给予高钙饮食。但在纤维囊性骨炎患者，由于“骨饥饿”可继发严重的低钙血症，或剩留的甲状旁腺供应发生障碍，手术后出现严重低钙血症。如血清钙持续在 2mmol/L 以下，可出现 Chvostek 征与 Trousseau 征，或有手足搐搦，可静脉注射 10% 葡萄糖酸钙 10 ～ 20mL。必要时，1 日内可重复 2 ～ 3 次，或置于 5% 葡萄糖溶液中静脉滴注，滴注速度取决于低钙症状的程度与对治疗的反应。如 2 ～ 3 天内仍不能控制症状，可加用维生素 D 制剂。可用骨化三醇 0.25 ～ 1.0μg/d，作用快，停药后作用消失也快。如同时伴有低镁血症，应加以纠正。手术后一般恢复良好。骨髓病变逐步改善，血清碱性磷酸酶逐渐下降，患者可完全恢复。但在肾功能已有损害者，恢复较困难。少数患者术后低钙血症持续不恢复，血清磷逐渐升高，提示有永久性甲状旁腺功能减退症的可能，则须长期补充钙剂与维生素 D。

2. 西咪替丁

西咪替丁可阻滞 PTH 的合成和分泌，血钙可降至正常，但停药后可出现反跳，可试用于有手术禁忌的患者。

3. 处理高钙危象

甲旁亢患者血清钙＞3.75mg/L 时称高钙危象，严重威胁生命，应予以紧急处理。

(1) 大量静脉滴注生理盐水，根据失水情况每天给 4 ～ 6L，大量生理盐水一方面可纠正同时因多量钠从尿中排出而促使钙从尿中排出。

(2) 二磷酸盐，如帕米磷酸钠 60mg，静脉滴注，用 1 次，或 30mg 每天静脉滴注 1 次，连用 2 天。应用时以 10mL 注射用水稀释，加入 1000mL 液体 (生理盐水或 5% 葡萄糖液) 中静脉滴注。不可用含钙的液体，如林格注射液。

(3) 呋塞米 40 ～ 60mg 静脉注射，促使尿钙排出，但同时可导致钠与钾的丧失，应适当补充。

(4) 降钙素可抑制骨质吸收，2 ～ 8UI(kg·d) 皮下或肌内注射。

(5) 血液透析或腹膜透析降低血钙。当血清钙降至 3.25mmol/L 以下时，则较相对安全。

第五节　甲状旁腺功能减退症

甲状旁腺功能减退症 (HPP，简称甲旁减) 是指甲状旁腺激素 (PTH) 分泌减少和功能障碍引起的钙磷代谢异常，表现为手足抽搐、癫痫样发作或哮喘症状，血清钙浓度降低而血清磷浓度升高的一系列临床症状。

一、病因

特发性甲旁减 (IHP) 指病因不明的甲旁减，为少见的疾病，多呈散发性。有家族史者极少见，无单基因遗传方式的特点。特发性甲旁减儿童常见，也可见于成人。儿童患病常伴性联隐性遗传或常染色体隐性或显性遗传，可能是免疫监视上有缺陷，称为“多发性内分泌缺陷、自身免疫及念珠菌病综合征”。本病容易误诊，从症状发生至确诊常需多年，确诊时甲状旁腺功能往往已基本丧失，患者的血循环中常可测到抗甲状旁腺及抗肾上腺特异性抗体。患者于幼年时常先出现念珠菌病，局部抗真菌治疗效果差。常在发生念珠菌病后约 5 年左右出现甲旁减，再过 5 年左右出现 Addison 病。可伴有恶性贫血 (抗胃壁细胞及抗内因子抗体阳性)、卵巢功能减退以及自身免疫性甲状腺炎伴甲状腺功能减退。近年来，随着血清 IPTH，1，25-$(OH)_2D_3$ 及尿 CAMP 检测技术的发展，对 IHP 的病因已有所了解，约 1/3 患者血中有甲状旁腺抗体，说明其病因与自身免疫有关。新生儿有低血钙者称新生儿甲旁减。正常新生儿于出生后 2 天内血钙下降，2 ～ 3 天上升，

5～10天恢复正常。DiGeorge综合征在新生儿时发病，由于甲状旁腺发育不全所致，可表现为甲旁减，亦可发生胸腺萎缩和先天性心脏异常以及唇裂和腭裂。晚发型特发性甲旁减多为散发性，患者血中无自身抗体，腺体功能损害的原因不明。

二、病理生理

在多发性内分泌缺陷，自身免疫及念珠菌病综合征的甲状旁腺可见有淋巴细胞浸润和纤维化。晚发型特发性甲旁减的甲状旁腺腺细胞为脂肪组织所替代及纤维化和萎缩。甲旁减病程长者可出现特异性的眼球晶状体及脑基底节钙化，骨组织中各种骨骼细胞减少。病理生理为：

(一)PTH分泌不足

造成高血磷、低血钙，但尿钙和磷含量皆低。高血磷是由于PTH不足使肾小管对磷的重吸收增加而致磷潴留。

低血钙则由于：

(1)骨细胞及破骨细胞溶解吸收骨矿物质的功能减弱，不能从骨库补充血循环中的缺钙量。

(2)肾小管重吸收钙量减少。

(3)高血磷抑制肾脏合成1，25-$(OH)_2D_3$，造成肠钙吸收减少。

(4)高血磷促进1，25-$(OH)_2D_3$的形成，后者促使Ca^{2+}沉积人骨基质中。

(5)高浓度的PO^{3-}加重低血钙。尿钙排出减少是血钙水平低的结果，尿钙可减低至10～20mg/d，但不如维生素D缺乏时明显。PTH有促进肾小管重吸收钙的作用，因而甲旁减患者尿钙排出量与肾小球滤过量的比值高于正常人，这可以解释为什么甲旁减病例用钙剂治疗后，尿钙虽高于正常水平，而血钙仍低于正常的现象。

(二)高血磷

高血磷携带钙离子向骨及软组织沉积，部分患者骨密度增加，由于不是成骨细胞活性增加造成的骨生成，而且骨转换减慢，所以，血清ALP正常，脑、血管壁及皮下可有钙盐沉着。颅内钙沉着与神经精神症状及癫痫有关。

(三)神经肌肉兴奋性

神经肌肉的兴奋性与钙镁离子的浓度成反比，即钙或镁离子浓度低时神经肌肉兴奋性增高。

(四)由于外胚层形成的组织器官营养障碍

可见皮肤粗糙、色素沉着、毛发脱落、指(趾)甲薄脆易裂或萎缩，牙齿发育不良或不发育。

三、临床表现

主要由于长期血钙过低伴阵发性加剧而引起。

（一）神经肌肉症状

因神经肌肉应激性增加所致。

1. 手足抽搐

显性手足抽搐可由许多微小刺激诱发，如寒冷，情绪激动，深呼吸等。发作前将常有面、手感觉麻木，蚁行感及肌肉疼痛等先兆。发作时手足抽搐的典型表现是手足肌肉呈现强直性收缩，肌肉疼痛，拇指内收，其他手指并紧，指间关节伸直，掌指关节屈曲及腕关节屈曲。严重者自手向上发展，同时引起肘关节屈曲，上臂内收，紧靠胸前，两下肢伸直，足内翻，面部上唇收缩，不能咧嘴，全身肌肉僵直、疼痛，恐惧感。神志方面成人始终清醒，儿童可有改变。发作可持续几分钟、几小时，严重者可连续几天。小儿多惊厥，大多呈全身性，似原因不明性癫痫大发作而可无昏迷、大小便失禁等表现。

2. 平滑肌痉挛

严重者影响自主神经功能，可引起平滑肌痉挛，喉、支气管痉挛，严重时可出现喉头痉挛，引起水肿，导致缺氧、窒息甚至死亡。肠痉挛引起腹痛、腹泻和胆绞痛。膈肌痉挛时有呃逆，膀胱括约肌痉挛有尿急感。

3. 血管、心脏改变动脉痉挛

可发生偏头痛、心绞痛，肢端动脉痉挛，即所谓血管型或内脏型手足抽搐症。上述缓解时最先出现的症状最后缓解。累及心肌时呈现心动过速，心电图显示 QT 延长，主要为 ST 段延长，伴异常 T 波。

4. 隐性抽搐

有时血钙在 1.8 ～ 2.0mmol/L 时，临床上可无明显抽搐，称为隐性抽搐，以下两个试验可以使隐性者显示其病情：

(1) 面神经叩击试验：以手指叩击咀嚼肌外表皮肤，可引起同侧口角或鼻翼抽搐，重者同侧面部肌内亦有抽搐。

(2) 束臂加压试验：将血压计的袖带缠于上臂，测得患者的血压后，重新将袖带充气至收缩压与舒张之间，维持 1 ～ 3 分钟。低钙的患者可出现典型的手抽搐。

（二）眼部表现

低血钙引起白内障最常见，占本病患者的 50%，裂隙灯检查可发现早期白内障患者。白内障常为双侧性，早期表现为多晶体前后层混浊，晚期扩散或弥散性混浊而不能与老年性白内障区别，即使治疗后低钙血症好转，白内障亦难消失，眼底检查可能有视盘水肿甚至假性脑瘤的表现。

（三）精神症状

发作时常伴有不安、焦虑、抑郁、幻觉、定向失常、记忆减退等症状，精神症状可能与脑基底核功能障碍有关。

四、实验室检查与诊断

（一）实验室检查

1. 血清钙

血清钙可＜ 2.0mmol/L(8.0mg/dL)，主要是钙离子浓度的降低。成年人无机磷上升，血清钙＞ 1.62mmol/L(60mg/L)，幼年患者中，浓度更高。

2. 免疫反应性甲状旁腺激素 (IPTH)

多数低于正常。少数也可在正常范围，假性甲旁减和假性特发性甲旁减患者 IPTH 水平可增高。

3. 尿钙

当血钙浓度＜ 70mg/L 时。尿钙浓度显著降低或消失，草酸铵盐溶液定性试验呈阳性反应。

4. 血清碱性磷酸酶

正常或稍低。

（二）诊断与鉴别诊断

1. 诊断

典型甲旁减患者有手足抽搐史，同时还有低血清钙，高血清磷，血清碱性磷酸酶正常，IPTH 降低，尿钙、羟脯氨酸及 CAMP 皆为低值。如果患者有低钙血症引起的手足抽搐病史，Chvostek 征和 / 或 Trousseau 征阳性，而血钙低、血磷高，且血清蛋白、ALP、镁及 BUN 均正常，对外源性 PTH 有良好反应，即可诊断为甲旁减。特发性甲旁减诊断标准为：

(1) 血钙低，血磷高或正常。

(2) 有手足抽搐史。

(3) X 线照片无佝偻病或骨质软化症表现。

(4) 排除肾功能不全、慢性腹泻，脂性腹泻或原因不明的碱中毒等引起低钙血症原因素。

(5) 血 ALP 正常。

(6) 无甲状腺、甲状旁腺或颈部手术史，无颈部放射线照射或肿瘤浸润病史。

(7) 24 小时尿钙排泄降低。

(8) 大剂量维生素 D 和钙剂方可控制发作。

2. 特殊类型的甲状旁腺功能减退症的诊断和鉴别诊断

(1) 假性特发性甲旁减：假性特发性甲状旁腺功能减退综合征是指分泌的 PTH 生物活性降低，引起特发性甲状旁腺功能减退样表现，但血 IPTH 明显升高，类似假性甲状旁腺功能低下。故称之为假性特发性甲旁减 (PIHP)。

诊断依据：①具有特发性甲旁减的临床表现、低钙血症、血磷正常或增高；②血

PTH 正常或升高，并不降低；③无特殊体态，且对外源性 PTH 反应良好；④肾功能大致正常；⑤血清镁＞ 1.0mg/dL；⑥尿 CAMP 低值；⑦一般不伴有骨形成异常或自身免疫性疾病。

(2) 假性甲状旁腺功能减退症：假性甲状旁腺功能减退症是一种罕见的多基因遗传性甲状旁腺疾病，X 伴性显性遗传。患者周围靶器官受体或受体后缺陷，对 PTH 无反应。临床表现为甲旁减的低血钙、低血磷，手足抽搐及尿钙磷变化等特点。但甲状旁腺增生，PTH 分泌增多。此病多见于儿童，20 岁后发病者罕见。可有智力减退并呈特殊的体态，如身材粗矮、肥胖、圆脸、颈粗短、指 (趾) 短小畸形，常见1、4、5 掌骨或跖骨缩短，以致握拳时在 1、4、5 掌骨头部形成凹陷。假性甲旁减可合并甲状腺功能减退，肾上腺皮质功能减退、尿崩症、糖尿病、性腺发育障碍或不发育。

五、治疗

早期诊断和及时治疗，不仅可以消除低血钙造成的精神神经症状，而且还可以延缓各种病变的发展，尤其是预防低血钙性白内障和基底节钙化的进展。治疗目标是控制病情，缓解症状，纠正低血钙，使尿钙排出量＜ 8.75mmol/d(350mg/d 或不多于 400mg/d)。

(一) 急性低血钙症的治疗

当发生低血钙症手足抽搐、喉痉挛、哮喘、惊厥或癫痫大发作时，必须静脉补充钙剂。应缓慢静脉推注 10％葡萄糖酸钙或氯化钙 10 ～ 20mL，必要时 1 ～ 2 小时后重复给药。可能时尽量改为 10％氯化钙溶液口服，10 ～ 15mL，每 2 ～ 6 小时 1 次。抽搐严重或难以缓解者，可采用持续静脉滴注 10％葡萄糖酸钙 100mL，稀释于 500 ～ 1000mL 生理盐水或葡萄糖液内缓慢滴注，速度以每小时不超过元素钙 4mg/kg 体重为宜，定期监测血清钙水平，使之维持在＞ 1.75mmol/L(7mg/dL)，避免发生高钙血症，以及致死性心律失常。若患者在 3 周内曾用过洋地黄制剂，静脉注射钙制剂更应小心，应将钙维持在正常之低水平，因为高钙血症可使心脏对洋地黄更敏感，易发生心律失常甚至猝死。口服双氢速甾醇，0.5 ～ 1.0mg/d，是方便而有效地疗法。若低血钙症为 2mmol/L，无手足抽搐或只有轻微的神经肌肉症状，可口服钙剂，或者加服维生素 D 或其衍生物。

(二) 慢性低钙血症的治疗

1. 治疗原则

在慢性低钙血症疾病中，要根本解决低钙血症，应对原发病进行治疗，对特发性甲旁减，应给予维生素 D 或其衍生物及钙剂。

2. 钙剂静脉注射钙剂

用于治疗手足抽搐。在治疗慢性低钙血症时，应在使用维生素 D 或其衍生物的同时予以口服钙剂。常用的钙剂有葡萄糖酸钙、乳酸钙、氯化钙和碳酸钙等。应长期口服，元素钙 1 ～ 1.5g/d，分 3 ～ 4 次口服。

3. 维生素 D 及衍生物

单用钙剂无效者可加用维生素 D。一般需维生素 D 1 万～ 5 万 U/d，有的病例需加大到 40 万 U 才有效，个别病例需 150 万 U/d。维生素 D 治疗无效时可采用双氢速甾醇或 AT_{10} 油溶剂，AT_{10} 首剂 1 ～ 3mg/d，2 ～ 3 天内可见疗效。常用的维生素 D 衍生物有以下几种：①麦角骨化醇 (维生素 D_2)；②胆固化醇 (维生素 D_3)；③双氢速甾醇 (DFT)；④ 25- 羟维生素 D_3[25-(OH)D_3]；⑤钙三醇 (1，25- 双羟维生素 D_3)；⑥阿清骨化醇 [1- 羟维生素 D_3，1-(OH)D_3]。钙及维生素 D 治疗无效时，应测血镁，如有镁缺乏，则以口服枸橼酸镁及氯化镁混合物较好，也可口服 33%～ 50%硫酸镁 10mL，3 次 / 日，必要时静脉或深部肌内注射 25%硫酸镁，5 ～ 10 毫升 / 周。

第六节　单纯性甲状腺肿

非炎症和非肿瘤原因的不伴有临床甲状腺功能异常的甲状腺肿称为单纯性甲状腺肿。甲状腺可呈弥散性肿大或多结节肿大，散发的单纯性甲状腺肿患者约占人群的 5%，女性发病率是男性的 3 ～ 5 倍，当人群单纯甲状腺的患病率超过 10%时，称为地方性甲状腺肿。

一、病因和发病机制

(一) 碘缺乏

是引起地方性甲状腺肿的主要病因。地方性甲状腺肿多见于远离海洋、地势较高的山区，其土壤、水源、食物中含碘甚少，我国主要见于西南、西北、华北等地区，缺碘时不能合成足够的 TH，TSH 分泌增加，刺激甲状腺增生肥大，称为缺碘性甲状腺肿，在青春期、妊娠期、哺乳期、寒冷、感染、创伤和精神刺激时，由于机体对 TH 的需要量增多，引起碘的相对不足，可诱发或加重甲状腺肿。

(二) 致甲状腺肿物质

如硫氰酸盐、保泰松、碳酸锂、硫脲类药物、含碘药物、木薯等。

(三) 先天性甲状腺激素

合成障碍参与甲状腺激素合成过程中的任一酶缺陷，都可引起甲状腺肿。

(四) 甲状腺激素

需要量增加在青春发育、妊娠、哺乳期，机体对 TH 的需要量增加，可出现相对性缺碘而致生理性腺肿，基于以上原因使甲状腺分泌甲状腺激素减少，不能满足机体生理活动需要，垂体促甲状腺激素分泌增多，促使甲状腺腺泡增生、肥大以加强合成甲状腺激素的能力，维持甲状腺正常功能以适应机体的需要，甲状腺因而肿大。

此外，有部分甲状腺肿病者，系由于摄取碘过多，以致阻碍甲状腺内碘的有机化合过程，使甲状腺激素合成和释放减少所致。

二、临床表现

流行病史、服药史、食用非碘化食盐史等，有助于诊断。本病起病缓慢，地方性甲状腺肿多在 10～30 岁发病，女性高于男性，但严重缺碘的流行区，男女发病率差别不大，儿童发病亦不少见，甲状腺肿是本病主要临床表现，肿大的甲状腺大小不一，小者刚可扪及，大者如婴儿头大，早期呈轻度、对称性、弥散性肿大，无自觉症状，肿大的甲状腺质软、无压痛、无震颤和血管杂音，病程愈长，肿大愈显著，可出现结节，变为不对称并质地坚实，少数巨大者可下坠于颈部，肿大的甲状腺可引起压迫症状，压迫气管可引起刺激性干咳、呼吸困难，压迫食管可引起吞咽困难，压迫喉返神经可引起声音嘶哑，位于胸骨后的甲状腺肿大可压迫上腔静脉，引起上腔静脉综合征。肿大的甲状腺结节内可发生出血，导致结节迅速增大和局部疼痛，甲状腺功能一般正常，病变严重者可出现甲状腺功能减退表现，严重缺碘的流行区小儿尤其是女性患者的子女可发生克汀病，少数多结节性甲状腺肿大的患者，补碘量过多，可诱发碘甲状腺功能亢进症，散发性甲状腺肿多发生于青春发育期、妊娠期、哺乳期，甲状腺一般呈轻度、弥散性肿大，质柔软、无压痛，妊娠、哺乳期过后可缩小。病程长期者质地变硬，亦可出现结节。

三、实验室及其他检查

甲状腺功能检查基本正常。

(1) T_4 正常或偏低，T_3 正常或偏高，T_3/T_4 比值增加，TSH 可增高。

(2) 甲状腺摄碘率常增高，但高峰不前移，且可被 T_3 抑制。

四、诊断和鉴别诊断

(一) 诊断

1. 诊断标准

我国对居住在碘缺乏病区的甲状腺肿制定的诊断标准是。甲状腺肿大超过受检者拇指末节，或小于拇指末节而有结节者。排除甲亢、甲状腺炎、甲状腺癌等其他甲状腺疾病。尿碘低于 50μg/gCr，吸碘率呈“碘饥饿”曲线可做参考。

2. 分型

可分为以下三种类型：

(1) 弥漫型：甲状腺均匀肿大，质较软，无结节，属早期甲状腺肿，多见于儿童和青少年，补碘后易于恢复。

(2) 结节型：晚期甲状腺肿，甲状腺有一个或多个结节。结节的多少与缺碘程度有关 (约 60% 的结节性甲状腺肿为多结节)。此型多见于成人，特别是妇女和老年人，说明缺碘时间较长。

(3) 混合型：在弥散性肿大的甲状腺中存在一个或多个结节。

3. 分度

可分为Ⅰ～Ⅴ度

Ⅰ度肿大，可扪及，直径小于 3cm，Ⅱ度肿大，吞咽、触诊和视诊均可发现，直径 3～5cm，Ⅲ度肿大，不吞咽时即可发现，直径 5～7cm，Ⅳ度肿大，明显可见，颈部变形，直径 7～9cm，Ⅴ度肿大，极明显，直径超过 9cm，多数伴有结节。

(二)鉴别诊断

1. 慢性淋巴细胞性甲状腺炎(桥本甲状腺炎)

亦可仅表现为甲状腺弥散性肿大而无功能异常，多发生于中年妇女，甲状腺球蛋白抗体和微粒体抗体显著增高，针吸活组织检查有明显淋巴细胞、单核细胞浸润，鉴别不难。

2. 甲状腺功能亢进症

单纯性甲状腺肿伴有神经官能症时，应注意与甲状腺功能亢进症相鉴别，甲状腺功能亢进症常伴有食欲亢进而体重减轻、心动过速于休息睡眠后亦不能恢复正常、突眼等特征表现，甲状腺摄 ^{131}I 率增高且甲状腺激素抑制试验不被抑制，可资鉴别。

3. 甲状腺癌

单纯性甲状腺肿出现结节时，应与甲状腺癌相鉴别，甲状腺癌病程短，结节增长快、坚硬而固定，核素扫描显示为冷结节，必要时可作针吸活检鉴别之。

五、病理分析

单纯性甲状腺肿时，甲状腺呈弥散性或结节性肿大，重量 60～1000g。病理改变取决于疾病的严重程度与病程的长短，是一个动态的变化过程。疾病的早期，甲状腺呈弥散性肿大，腺体滤泡增生、血管丰富。随着病变的进展，甲状腺因不规则增生或再生，逐渐出现结节，结节还可以进一步扩大融合，形成可以在触诊时摸到或肉眼可以看到的结节。后期，部分腺体可发生坏死、出血、囊性变、纤维化或钙化。针对病因治疗，弥散性甲状腺肿可以复原，但结节一旦形成，不可复原，结节性甲状腺肿是弥散性甲状腺肿进一步发展的结果，结节的形成一般标志着甲状腺肿进入了不可逆阶段。

有的增生结节可以演变成腺瘤，个别的腺瘤样增生结节有可能进展为甲状腺癌。还有的结节由于反复增生，最终失去了对促甲状腺激素的依赖性而形成自主功能性结节，但一般无甲亢症状，极少数结节发展为毒性甲状腺结节而伴发甲亢症状。

六、治疗

(一)病因治疗

单纯性甲状腺肿的治疗主要取决于发生的原因。生理性甲状腺肿，多数肿大并不显著，一般不需特殊治疗，大多可自行消退，对于肿大显著或有结节形成者需予适当治疗。

1. 补充碘剂

2. 停服致甲状腺肿物质

地方性甲状腺肿流行区可采用碘盐 (1:20000) 进行防治，40 岁以上，特别是结节性甲状腺肿患者，应避免大剂量碘的治疗，以免发生碘甲亢。

(二) 药物治疗

病因未明者可用干甲状腺片 (每日 60 ～ 180mg) 或 L-T_4(每日 100 ～ 150pg) 治疗，但停药后易复发，病程长的多结节性甲状腺肿患者，TRH 兴奋后 TSH 反应降低或无反应时，不宜用甲状腺激素治疗，老年人应慎用。

(三) 手术治疗

单纯性甲状腺肿一般不采取手术治疗，但当发生压迫症状或疑有癌变者可行甲状腺次全切除术。术后残留甲状腺组织常增生，为防止再形成腺肿及术后甲状腺功能偏低，宜长期服用甲状腺片，以防复发。

第七节　甲状腺肿瘤

甲状腺肿瘤分良性和恶性肿瘤两类，良性多为腺瘤，恶性多为癌。

一、甲状腺腺瘤

甲状腺腺瘤是最常见的甲状腺良性肿瘤，一般无全身不适症状，可发于任何年龄，好发于中青年女性，是起源于甲状腺滤泡组织的良性肿物。多数为单发，可合并甲状腺肿。结节呈圆形或椭圆形，表面光滑，质地较周围正常甲状腺组织略为坚韧，无压痛，边界清楚与皮肤无粘连，可随吞咽而上下移动，易致甲亢 (20%) 或癌变 (10%)，现代医学主张手术治疗。

(一) 病因

①性别：甲状腺瘤在女性的发病率为男性的 5 ～ 6 倍，提示可能性别因素与发病有关，但目前没有发现雌激素刺激肿瘤细胞生长的证据。②癌基因：甲状腺腺瘤中可发现癌基因 c-myc 的表达，腺瘤中还可发现癌基因 H-ras 第 12，13，61 密码子的活化突变和过度表达，高功能腺瘤中还可发现 TSH-G 蛋白腺嘌呤环化酶信号传导通路所涉及蛋白的突变，包括 TSH 受体跨膜功能区的胞外和跨膜段的突变和刺激型 GTP 结合蛋白的突变，上述发现均表明腺瘤的发病可能与癌基因有关，但上述基因突变仅见于少部分腺瘤中。③家族性肿瘤：甲状腺腺瘤可见于一些家族性肿瘤综合征中，包括 Cowden 病和 Catney

联合体病等。④外部射线照射：幼年时期头，颈，胸部曾经进行过 X 线照射治疗的人群，其甲状腺癌发病率约增高 100 倍，而甲状腺腺瘤的发病率也明显增高。⑤ TSH 过度刺激：部分甲状腺腺瘤患者可发现其血 TSH 水平增高，可能与其发病有关，实验发现，TSH 可刺激正常甲状腺细胞表达前癌基因 c-myc，从而促使细胞增生。

（二）临床表现

多以颈前无痛性肿块为首发症状，常偶然发现。甲状腺内出现圆形或椭圆形、质韧有弹性、表面光滑、边界清楚、无压痛结节，多为单发，随吞咽上下移动。多数患者无任何症状。腺瘤生长缓慢。当乳头状囊性腺瘤因囊壁血管破裂发生囊内出血时，肿瘤可在短期内迅速增大，局部出现胀痛、触痛，因张力较大，肿瘤质地较硬。肿物较大时可有压迫感，有时可压迫气管导致其移位，但很少造成呼吸困难，罕见喉返神经受压表现，可引起甲亢及发生恶性变。

（三）辅助检查

1. 放射性核素检查

^{131}I 及 ^{99m}Tc 扫描图像多为温结节，也可为热结节或冷结节。

2. 影像学检查

(1) X 线检查：肿块较大者颈正、侧位片常可见气管受压移位。

(2) B 型超声波检查：可显示腺瘤的大小、形状。实性者内回声高于正常甲状腺，呈均匀性强回声光团，伴有囊变时，则呈不均匀回声或无回声。

3. 细针穿刺细胞学检查

对实性者诊断有较大的参考价值。

（四）诊断

根据典型的临床表现一般不难诊断。

(1) 多发于 40 岁以下女性。

(2) 甲状腺内的单发结节，质地柔韧，随吞咽上下活动。

(3) 甲状腺功能检查正常。

(4) B 超、细针穿刺细胞学检查可协助诊断。

（五）鉴别诊断

1. 结节性甲状腺肿

多见于地方性甲状腺肿流行地区，但亦可散发，病程较长，初为双侧甲状腺弥散性肿大，逐渐出现大小不等的多个结节，质韧或较软，表面光滑，包膜常不完整。核素扫描显示甲状腺增大及放射性分布不均匀。

2. 甲状舌骨囊肿

青少年多见，肿块位于颈中线，呈半球形或球形，有囊性感，伸舌时肿块内缩。

3. 甲状腺癌

可发生于任何年龄。早期多为单发结节，病史短，病情进展快，结节硬、表面不光滑，不能随吞咽动作上下移动，甲状腺扫描为冷结节，穿刺抽吸细胞学检查能帮助确定本病的诊断。

(六) 病理分析

甲状腺腺瘤及其相关的肿瘤分为滤泡性腺瘤和玻璃样变性梁状肿瘤。

1. 滤泡性腺瘤

滤泡性腺瘤常见于碘缺乏地区的人群，涉及腺瘤的病因因素大多相似于甲状腺腺癌。滤泡性腺瘤可发生在正常甲状腺和异位甲状腺组织，其通常单发、圆或卵圆形，结节外有薄包膜，肿瘤直径为 1 ～ 3cm 左右，新鲜肿瘤切面灰白色、棕褐色或棕色。肉眼观灰白色的肿瘤通常是实性或梁状生长方式，褐色至棕色的切面显示为胶冻样物聚积的滤泡。继发性改变为出血和囊性变。经外科手术切除后，该肿瘤基本不出现复发或于手术范围种植。

滤泡性腺瘤和滤泡性腺癌很难通过细胞学进行鉴别。镜下典型的滤泡性腺瘤由厚度不一的纤维性包膜所包围，无包膜和脉管浸润。肿瘤形态学特点明显区别于外周正常甲状腺组织，而瘤内组织结构比较一致，显示多种排列方式，滤泡或小梁状最为常见。肿瘤细胞可呈立方形、柱状或多边形，具有圆形深染的核。有时由于组织固定不及时，导致肿瘤中心区域的细胞核显示肿胀，大而淡染。需注意这不同于乳头状腺癌的细胞学特点。肿瘤内可出现灶性黏液样变，并继发间质水肿、纤维化、玻璃样变、钙化、软骨化生、囊肿形成和梗死等。滤泡性腺瘤免疫组化标记角蛋白、甲状腺球蛋白 (Tg) 和甲状腺转录因子 -1(TTF-1) 表达阳性，而 CK19、降钙素等标记阴性。

滤泡性腺瘤的组织形态变化较大，但大多实际临床意义不大。根据其组织结构和细胞特点，滤泡状腺瘤共分为以下 10 个亚型。

(1) 嗜酸性腺瘤：该腺瘤为滤泡性腺瘤中唯一具有形态学预后意义的亚型，尤其好发于年轻的女性。据报道，该肿瘤中有近 30% 的病例存在恶性潜能。嗜酸性腺瘤多单发，包膜完整，切面为明显的棕红褐色，中央区常可见瘢痕形成。细针穿刺后肿瘤极易发生梗死，但也可有自发性梗死。形态学结构一般相似于通常的滤泡性腺瘤，特点在于组成肿瘤的细胞体积大，具有丰富嗜酸性颗粒的胞质，核大，核仁明显，核大小不一致。胶质浓稠，可形成胶质钙化，局灶可见乳头结构。此时应注意与嗜酸性乳头状腺癌相鉴别，关键在于后者有特异性的核指征。而嗜酸性腺瘤与嗜酸性滤泡腺癌的鉴别在于前者缺少包膜或脉管的浸润。

(2) 伴有乳头状增生的滤泡性腺瘤：该肿瘤好发于儿童和青少年，可多发。肿瘤常呈包膜完整的囊实性改变，镜下特点为宽的或纤细的乳头状分枝，乳头轴心可见滤泡结构，衬覆于乳头表面具有圆形、深染核的柱状细胞单层、规则地排列在基底部，极向一致。

而与之相鉴别的乳头状癌的乳头通常更纤细，细胞核呈现无极性、拥挤的“上上下下”样的排列方式，核呈卵圆形，淡染，核沟以及核仁小等特征。易混淆的还有结节性甲状腺肿的乳头状增生结节，关键在于后者为多发性，常无完整包膜的结节。镜下腺肿结节组织学形态多样，结节附近多为弥漫非毒性甲状腺肿的形态。

(3) 胎儿性腺瘤：肿瘤由微小滤泡构成，小梁状结构存在于明显水肿的间质背景中，该形态更常见于肿瘤的中心部位。DNA 倍体分析显示该亚型半数以上的肿瘤为非整倍体。

(4) 印戒细胞型滤泡性腺瘤：该肿瘤由具有胞质空泡、核偏位的印戒样肿瘤细胞组成。超微结构上，细胞腔内缘排列微绒毛样结构。胞质空泡区免疫组化染色 Tg 阳性表达，且黏液基质染色常阳性。

(5) 黏液型滤泡性腺瘤：具有滤泡性肿瘤典型的结构和细胞学表现，区别于其他型的特点在于其丰富的细胞外黏液基质，常伴有微囊、网状或多囊的生长方式。

(6) 脂肪腺瘤：伴有成熟的脂肪细胞散布于肿瘤各个区域的滤泡性腺瘤。

(7) 透明细胞型滤泡性腺瘤：腺瘤由具有透亮胞质的肿瘤细胞构成。透亮胞质变化可能由于线粒体的气球样变、脂质或糖原的累积，或细胞内甲状腺球蛋白的沉积。与转移性肾细胞癌的鉴别在于该型腺瘤细胞 Tg 和 TTF-1 的免疫组化反应阳性。

(8) 毒性 (机能亢进) 腺瘤：指伴有甲状腺机能亢进症状的滤泡性腺瘤。病因在于其自发的甲状腺素生成。组织学上，滤泡由高柱状细胞排列，常显示腔内乳头状结构，相似于 Graves 病的滤泡形态。

(9) 非典型腺瘤：非典型腺瘤是指细胞高度增生，核具有不典型性，细胞形态结构欠规则，但又无脉管和包膜浸润证据的腺瘤。非典型腺瘤预后常呈良性经过。

(10) 伴有奇异核的滤泡性腺瘤：其特征是出现巨大深染的细胞核，散在或聚集成簇，而不伴有其他恶性特征的滤泡性腺瘤。这种现象类似于其他内分泌肿瘤。

2. 玻璃样变性梁状肿瘤

HTT 是一种少见的，滤泡源性的肿瘤，呈明显的梁状排列并具有显著的玻璃样变性。该肿瘤常见于 40 ～ 70 岁的女性，30 岁以下人群罕见。通常为单发、实性、包膜完整或界限清楚的肿瘤，直径＜ 2.5cm，切面均质淡黄色，钙化少见。镜下，多角形或长梭形的瘤细胞呈曲直不一的梁状或巢状的“器官样结构”，胞质嗜酸、双色或透亮，核卵圆形，核沟和假包涵体可见，具有核周空晕和胞质黄色小体 (电镜下显示为巨溶酶体)。免疫组化 Tg 和 TTF-1 阳性，降钙素阴性，大多数肿瘤 MIB-1 标记呈细胞膜阳性，一些 HTT 呈 CK19 和 galectin-3 表达阳性，并存在特异的 KI-67 膜阳性表达。玻璃样基质 PAS 染色阳性，淀粉酶染色阴性。认识该肿瘤，应与其具有相似特征的肿瘤相鉴别。研究显示，HTT 具有确信地良性生物学行为。HTT 的组织结构相似于副节瘤和髓样癌，但通过免疫组化可将三者鉴别。HTT 核的特征相似于甲状腺乳头状癌，其玻璃样梁状生长方式还可见于胶样结节、甲状腺炎和乳头状癌等。对 HTT 的遗传学研究示，21% ～ 62% 的病例出现 RET/PTC 重排 (常见于乳头状腺癌)，导致 RET/PTC1 融合基因的出现。基于这些相似的特征，令人推测 HTT 与乳头状癌间存在密切的关系，但目前证据尚不充分。

二、甲状腺癌

甲状腺癌是最常见的甲状腺恶性肿瘤，约占所有恶性肿瘤的 1.3%，占癌症死亡病例的 0.4%。除髓样癌外，绝大部分甲状腺癌起源于滤泡上皮细胞。好发于女性，年龄在 7 ～ 20 岁和 40 ～ 45 岁间各出现发病高峰。临床特点是颈前正中或两侧出现质硬、表面高低不平肿块，不随吞咽动作而上下移动。

(一) 病因

甲状腺癌的病因尚未明了，其发生与多种因素有关，如放射性损害 (X 线外照射)、致甲状腺肿物质、TSH 的刺激、遗传等。致甲状腺肿物质可使人的 TSH 分泌增加，TSH 能刺激甲状腺细胞增生，先引起甲状腺弥散性肿大，而后形成结节、腺瘤、甲状腺癌。甲状腺癌患者应用甲状腺素抑制了 TSH 的分泌，可使其缩小甚至消失，说明与内分泌因素有关。颈部放射线照射是人类甲状腺癌的肯定原因，有报道青少年甲状腺癌中 48%～ 74%有颈部放射治疗史，近年用放射性碘治疗甲亢后，其致癌作用曾引起注意，文献中有少数病例 (包括儿童及成人) 用放射性碘治疗后发生甲状腺癌的报告。地方性甲状腺肿的地区甲状腺癌比较多见，供给碘化食盐后并不能降低甲状腺癌总的发病率，而导致滤泡性癌减少，乳头状癌增多。在供碘比较充裕的地区或山地，供给碘化食盐后甲状腺乳头状癌发生率比较高，这可能是供碘时甲状腺的修复性增生的促癌作用所致，少数是在良性甲状腺肿大基础上癌变，而大部分则从开始即为癌。

(二) 临床表现

1. 甲状腺肿块

通常表现为甲状腺结节，多为单发，亦有多发或累及双侧者。结节质硬、不规则、表面不光滑、边界欠清、活动度较差，早期多无明显症状，多为偶然发现。甲状腺内肿块质硬而固定、表面不平是各型癌的共同表现，腺体在吞咽时上下移动性小。未分化癌可在短期内出现上述症状，除肿块增长明显外，还伴有侵犯周围组织的特性。

2. 压迫症状

晚期可压迫喉返神经、气管、食管，出现声音嘶哑、呼吸、吞咽困难，颈交感神经节受压引起霍纳综合征 (表现为患侧上眼睑下垂，睑裂狭窄，瞳孔缩小，眼球凹陷及颜面无汗等)。侵犯颈丛出现耳、枕、肩等处疼痛，颈静脉受压或受侵者可出现患侧面部水肿、颈静脉怒张等。

3. 转移及扩散

局部转移常在颈部，出现硬而固定的肿大淋巴结；远处转移多见于扁骨 (如颅骨、椎骨、骨盆) 和肺。未分化癌颈淋巴结转移发生较早。有的患者甲状腺肿块不明显，以颈、肺、骨骼的转移癌为突出症状而就医时，应想到甲状腺癌的可能，要仔细检查甲状腺。

4. 其他

髓样癌常有家族史，癌肿可产生 5- 羟色胺和降钙素，临床上可出现腹泻、心悸、颜面潮红和血钙降低等症状。

5. 辅助检查

(1) 实验室检查：放射免疫测定血浆降钙素，对髓样癌有诊断价值。

(2) 放射性同位素检查：同位素 ^{131}碘，^{99m}锝、^{201}铊、^{131}铯、^{32}磷、^{75}硒、^{67}镓检查只能反映结节的形态和有无摄碘功能，不能确定其性质，但在热结节、温结节、凉结节、冷结节中，甲状腺癌的可能性依次递增。无功能的冷结节与具有功能的热结节相比，其甲状腺癌的发生率高 5 ～ 6 倍。要进一步鉴别冷结节的良、恶性，可用亲肿瘤的放射性核素作甲状腺显影扫描，如在冷结节处有放射性浓聚，则恶性可能性大，反之，如仍无放射性浓聚，则良性可能性大。

(3) 影像学检查：① X 线检查：颈部组织正、侧位片常见甲状腺肿瘤内散在钙化阴影及气管受压和移位。肺及骨 X 线检查可发现转移灶。② B 型超声波检查：可检测甲状腺肿块的形态、大小、数目，可确定其为囊性还是实性。

(4) 穿刺细胞学检查：与病理切片甲状腺可以切除的肿块一般不做术前活检，必要时手术中行快速冰冻切片。较大肿块需明确诊断者，若患者无明显呼吸困难，可行针吸或切取活检，颈部疑为因转移而肿大的淋巴结可作切除或切取活检。

（三）诊断

若甲状腺发现硬而固定的肿块，与周围器官粘连；局部淋巴结肿大或出现对周围器官的压迫症状时；或存在多年的甲状腺肿块，在短期内迅速增大者，均应怀疑为甲状腺癌，血清降钙素测定可协助诊断髓样癌，可依据原发灶的局部生长情况 (T)、区域淋巴结的转移情况 (N) 和远处转移的有无 (M) 三个方面来进行甲状腺癌的临床分期：

Ⅰ期：$T_{0\sim1}N_0M_0$。T_0：癌灶在甲状腺内尚不可扪及；T_1：仅一个小结节，尚未致甲状腺变形；N_0：颈淋巴结不可触及 M_0：无远处转移。

Ⅱ期：$T_{0\sim2}N_{1\sim2}M_0$。T_2 甲状腺内一个结节，已导致甲状腺变形，或已有多个结节，N_1：同侧颈淋巴结已肿大 N_2：对侧颈淋巴结亦已肿大。

Ⅲ期：$T_3N_3M_0$。T_3：肿大的甲状腺已粘连固定；N_3：同侧或对侧颈淋巴结已固定。

Ⅳ期：$T_xN_xM_0$。T_x：无法对原发肿瘤做出估计；N_x：无法对区域淋巴结做出估计；M_1：有远处转移。上述分期，只是提供手术医师术前对病情的预计以及对术式选择的参考，具体准确的临床分期有待手术中的探查，确切的病理分期则有待术后的病理切片报告出来后方可确立。对甲状腺癌患者，手术医师在术前有必要对患者的临床分期做出比较准确的预计，尽可能使手术方案制订得较为合理。

（四）鉴别诊断

甲状腺癌应与慢性淋巴性甲状腺炎、结节性甲状腺肿、甲状腺腺瘤等鉴别。

1. 慢性淋巴性甲状腺炎

慢性淋巴性甲状腺炎表现为甲状腺弥散性肿大，腺体虽硬，但表面较平，无明显结节，可摸到肿大的锥体叶。颈部多无肿大的淋巴结。虽也可压迫气管、食管，引起轻度呼吸困难或吞咽困难，但一般不压迫喉返神经或颈交感神经节。鉴别困难时，可行穿刺细胞学检查。

2. 结节性甲状腺肿

结节性甲状腺肿病史较长，多数为双侧腺叶弥散性肿大，有多个大小不等的结节，表面光滑，质韧或较软，可随吞咽上下移动，B 超检查多为囊性，可有明显钙化区，肿块很少产生压迫症状。

3. 甲状腺腺瘤

甲状腺肿块局限，表面光滑，界限清楚，质坚韧，活动度好，能随吞咽动作上下移动，生长缓慢，预后好。

（五）病理

甲状腺癌的组织学表现亦有很大的差异，有时与良性肿瘤或增生性病变难以鉴别，因此在临床病理工作中，对甲状腺癌的诊断常遇到不少困难。甲状腺癌的病理类型可分为：

1. 乳头状癌

乳头状癌起源于甲状腺滤泡上皮细胞，约占成人甲状腺癌的 60% 和儿童甲状腺癌的全部。多见于 30 ～ 45 岁女性，生长缓慢，多数无包膜，质地较坚实，切面灰白色，境界清楚，与周围褐色之正常组织形成鲜明对照，但边界不齐，常有放射状浸润条索伸向周围。肿瘤呈细小颗粒绒毛乳头状，中央呈瘤痕性凹陷，常伴有钙化，甚至骨化，部分有囊腔形成。囊腔内含稀薄的棕色液体，并常见乳头状突起，恶性程度较低，约 80% 肿瘤为多中心性，约 1/3 累及双侧甲状腺（这点对计划治疗十分重要），虽较早即出现颈淋巴结转移，但预后较好。

2. 滤泡状腺癌

滤泡状腺癌亦起源于甲状腺滤泡上皮细胞，发生率仅次于乳头状癌，约占 15%，常见于 50 岁左右中年人，女性约为男性的 2 ～ 3 倍。常为孤立性结节，少数为多个结节，圆形、卵圆形或分叶状，瘤体较乳头状癌略大，质硬。切面灰白、灰红或红褐色，鱼肉样，境界清楚，可有包膜。肿瘤生长较快，属中度恶性，且有侵犯血管倾向，33% 可经血运转移到肺、肝和骨及中枢神经系统，颈淋巴结侵犯仅占 10%，因此患者预后不如乳头状癌。

3. 未分化癌

未分化癌起源于甲状腺滤泡上皮细胞，约占 5%～ 15%，多见于 70 岁左右老年人。生长迅速，呈广泛浸润性生长，浸润至周围组织，形成巨大肿块，肿块质硬实，境界不清，切面灰红、略红色或灰白色，肉样，可见出血、坏死。约 50% 早期即有颈淋巴结转移，高度恶性。除侵犯气管和(或)喉返神经或食管外，还能经血运向肺、骨远处转移，预后很差，平均存活 3～6 个月，1 年生存率仅 5%～15%。

4. 髓样癌

髓样癌较少见，约占 7%，男女发病率相似。起源于甲状腺滤泡旁细胞(c 细胞)，可分泌降钙素。肿块质硬，为灰白或灰红色，细胞排列呈巢状、束状、带状或腺管状，无乳头或滤泡结构，呈未分化状，间质内有淀粉样物沉积，可有颈淋巴结侵犯和血行转移，预后不如乳头状癌，较未分化癌略好。

5. 鳞状细胞癌

鳞状细胞癌少见，约占 1%，多发生于 50 岁以上的中老年人。来源于甲状腺滤泡上皮细胞的鳞状化生，肿瘤呈结节状，质硬，生长快，浸润较广泛，向周围甲状腺组织、颈部肌肉、气管、食管浸润，癌组织多形成不规则癌巢和条索，恶性程度较高，预后近于未分化癌。

(六)治疗

不同类型的甲状腺癌其恶性程度和转移途径不同，故其治疗原则亦不尽相同，但无论何类甲状腺癌，首选的治疗方法是外科手术。根据甲状腺癌的临床分期，可选择不同的手术方式。

1. 手术治疗

(1) 甲状腺乳头状癌：恶性程度低，癌灶尚在腺体包膜内，且无颈淋巴结肿大者，作患侧腺体全切加峡部及对侧腺体大部分切除，不需行颈淋巴结清除术，术后 5 年治愈率可达 90%，如已有颈淋巴结肿大者，则应同时清除患侧的颈部淋巴结。

(2) 甲状腺滤泡状癌：早期手术切除的原则与乳头状癌相同。如有颈淋巴结转移，多数已有远处转移，即使清除了颈淋巴结，疗效也不满意，应作甲状腺全部切除后用放射性碘治疗。对摄取放射性碘很少的腺癌，放射性碘治疗的效果不好，应早期给予足量的甲状腺干制剂，通过对垂体前叶的负反馈作用，可使转移灶缩小。

(3) 未分化癌、鳞状细胞癌：发展迅速，恶性程度高，浸润较广泛，通常在发病 2～3 个月后即出现压迫或远处转移的症状。手术及放射性碘治疗，疗效均不满意，一般不宜手术治疗，通常采用外放射治疗。

(4) 髓样癌：应积极采用手术切除或同时清除颈部淋巴结，仍有较好疗效。

2. 化学治疗

主要适用于局部无法切除或有远处转移的某些甲状腺癌病例，特别适用于未分化癌。药物以阿霉素(ADM)最为有效，反应率可达 30%～45%。联合化疗常用：

(1) ADM^{+}BLM(博莱霉素)。

(2) DDP(顺铂)5-FU。

(3) VCR^{+}DACT，此联合化疗方案可交替使用。

3. 放射性核素治疗

甲状腺乳头状癌、滤泡状癌术后应用 ^{131}I 治疗。适合于 45 岁以上、多发癌灶、局部侵袭性肿瘤及存在远处转移的患者，目的是检测复发或转移灶，破坏残癌，减少复发。

4. 内分泌治疗

(1) 甲状腺素：乳头状癌和滤泡状癌存在促甲状腺激素 (TSH) 受体，对垂体分泌的 TSH 有一定依赖性。抑制垂体产生 TSH，进而降低血中 TSH 的浓度，就可能抑制乳头状癌和滤泡状癌的生长。可用干燥甲状腺素片，每天 80 ～ 120mg，或用左旋甲状腺素，每天 100μg。并定期测定血浆 T_4、TSH 来调整用药量，以保持 TSH 低水平又不引起甲亢为原则。

(2) 三苯氧胺：有研究发现甲状腺癌组织中有雌激素受体的存在，雌激素也可影响甲状腺生长，主要通过促使垂体释放 TSH 而作用于甲状腺，血雌激素水平升高时，TSH 水平也较高。有人观察到三苯氧胺可影响甲状腺髓样癌、乳头状癌及滤泡状癌细胞株移植瘤及体外组织培养细胞的生长，具有抗肿瘤细胞增殖的作用。临床方面有应用三苯氧胺对进展期髓样癌进行短期治疗的报道，取得了一定疗效。

(3) 奥曲肽及其类似物：有研究表明，甲状腺髓样癌含有丰富的生长抑素 (SST) 受体 (SSTR)，应用与 SSTR 结合的制剂可能影响甲状腺髓样癌的生长。应用与这些受体具有亲和力的 SST 的类似物奥曲肽，并用合适的放射性核素加以标记，则可作为诊断和治疗药物。

第五章　乳房疾病

第一节　解剖生理

乳房在儿童和男性不发达，成人女性的乳房呈半球形，上下位居 4 至 5 个肋间，上界约在第 2 肋骨水平，下界约在第 6 肋骨水平，浅筋膜浅、深二层之间的囊内，胸肌筋膜表面，两侧自胸骨旁线向外至腋前线。腺体的外上部向腋窝突出为乳腺尾叶。乳房由腺体、脂肪和纤维组织构成。乳腺由表皮衍生而来，乳房的包囊是胸浅筋膜，它向乳房深部延伸，将乳腺分隔成约 15 ～ 20 个呈放射状排列的乳腺小叶，腺叶又分为若干个腺小叶。小叶间为蜂窝样脂肪的组织。腺叶、小叶间有结缔组织间隔。腺小叶由乳管和腺泡组成，是乳腺的基本单位。每一乳腺小叶均有一相应的输乳管，其以乳头为中心呈放射状排列，末端开口于乳头。近乳头部位的乳管扩大称为输乳管窦，是乳管内乳头状瘤的好发部位。腺叶间结缔组织中有许多与皮肤垂直的纤维束，分别将皮肤、浅筋膜浅层与浅筋膜深层、胸大肌筋膜相连，称乳房悬韧带或 Cooper 韧带。乳腺癌时，由于韧带两端固定，无伸展性，常使皮肤形成凹陷。乳房的中心为乳头，其周围环状的色素沉着区称为乳晕。乳腺脓肿切开引流时，宜做放射状切口，并注意分离小叶间结缔组织间隔，以利引流。

乳腺作为众多内分泌腺的靶器官，其生理活动受垂体前叶激素、肾上腺皮质激素和性激素等多种激素的影响。乳腺在育龄妇女月经周期、妊娠和哺乳期、绝经后的不同阶段，其生理机能和组织结构在各种激素的影响下发生相应的变化。

女性乳房的淋巴管极为丰富，互相吻合成网。分为浅、深二组。浅组位于皮内和皮下，深组位于乳腺小叶周围和输乳管壁内，两组吻合广泛，主要的回流途径是腋窝淋巴结和内乳淋巴结。乳腺癌时，主要淋巴流向及其淋巴结的位置具有重要的临床意义。乳房各部的淋巴流向可大体归纳如下：

1. 乳房外侧和上部的淋巴液

多汇集成 2 ～ 3 条大淋巴管流向上外方，先注入位于第 3 肋骨表面的胸大肌下缘的胸肌淋巴结，该群约有 1 ～ 3 个淋巴结，其输出管注入中央淋巴结尖淋巴结，再流向锁骨下淋巴结。但一部分乳房上部的淋巴液可不经腋窝而直接经穿过胸大肌的淋巴管流向锁骨下淋巴结，而后流向锁骨上淋巴结。其输出管合成锁骨下干预颈干，右侧注入右淋巴导管，左侧；注入胸导管，最后注入颈静脉角；上述的两条径路是乳腺癌的最主要转移途径。尚有部分乳房上部淋巴管可直接穿胸大肌注入尖淋巴结。

2. 乳房内中部的淋巴液

于胸骨旁穿 1 ～ 6 肋间隙，注入沿胸廓内动，静脉排列的胸骨旁淋巴结，其输出管上注入锁骨上淋巴结，或在右侧直接注入右淋巴导管，左侧直接注入胸导管，经颈静脉角入血。这也是乳腺癌转移的重要途径之一。

3. 乳房下内侧部的淋巴液

可与腹前壁上部的腹直肌鞘和肝镰状韧带的淋巴管相吻合，吻合后的淋巴管穿过腹壁及膈下间隙与肝的淋巴管相连通。

4. 乳房深部淋巴管

可形成 2 ～ 3 条淋巴管，穿胸大、小肌直接注入尖淋巴结，有时在胸大、小肌之间也有几个淋巴结，称胸肌淋巴结，故乳癌根治术需一并切除胸大、小肌。

5. 乳房浅淋巴管网

两侧乳房间在皮下可借浅淋巴管网相互交通形成广泛的吻合。一侧乳房的淋巴液可流向另一侧乳房。癌肿可由此转移至对侧乳房和腋窝。当乳腺癌累及引流皮肤的淋巴管时，可导致所属范围的淋巴回流受阻，发生淋巴水肿。由于皮肤在囊处与皮下组织连接紧密，水肿不明显，使局部皮肤出现点状凹陷，呈“橘皮样”改变，是诊断乳腺的重要依据。

腋窝淋巴结可分为外、前、后、内和中央 5 群。外侧群在腋动、静脉周围，前群位于前锯肌浅面、胸小肌下缘和胸外侧动脉周围，乳腺癌转移首先侵及该群淋巴结，后群位于腋窝后侧壁，沿肩胛下血管分布；中央群在腋窝基底中央，腋筋膜深面的疏松脂肪结缔组织内，各群淋巴结在此汇合，内侧群位于胸小肌上方的深面，其输出管集合为锁骨下干预颈外侧淋巴结相通，左侧锁骨下淋巴干注入胸导管，右侧注入右淋巴导管。胸骨旁淋巴结沿胸廓内血管排列，乳腺内侧部和胸前壁的浅组和深组淋巴管汇入此组淋巴结，继而经肋间淋巴管汇入纵隔或锁骨上淋巴结。乳房的血液供应主要来自胸外侧动脉、胸廓内动脉的肋间穿支和肋间动脉的外侧支。乳房的浅静脉即皮下静脉，深静脉与同名动脉伴行，汇入胸廓内静脉、腋静脉、奇静脉或半奇静脉。乳房的神经支配主要是第 2 至 6 肋间神经外侧皮支及前支以及锁骨上神经及胸前神经。

第二节　急性乳腺炎

一、病因

急性乳腺炎的形成必须有 3 个条件：①致病菌：主要是金黄色葡萄球菌，其侵入途径有以下两种：其一，通过乳头皮肤的破损处入侵。初产妇在婴儿吮吸乳头时，乳头常有不同程度的皲裂、糜烂或细小溃疡，细菌可经此入口沿淋巴管扩散到乳腺实质，形成感染病灶。其二，通过乳腺导管开口上行到乳腺小叶，再扩散到乳房间质；②乳汁郁积：是病因中的重要因素。乳头的内陷、急性乳腺炎、导管的先天性不通畅、产妇授乳经验不足，常不能使乳汁得以充分排空，以致乳汁郁积，为细菌的繁殖创造条件；③机体免疫力下降：产后，全身及局部免疫力下降，也为感染创造了条件。乳头部潮湿与温度的升高，更易造成细菌的感染。免疫力良好者，病变可以停留在轻度炎症或蜂窝织炎期，可以自行吸收。免疫力差者，感染易扩散，形成脓肿，甚至脓毒血症。

二、临床表现

急性乳腺炎患者多数为哺乳期初产妇。初期表现为乳头皲裂、疼痛，哺乳时疼痛加剧，以致产妇惧怕或拒绝哺乳而出现乳汁郁积、乳房胀痛不适或有积乳的块物。局部可以出现红、肿、疼痛、压痛或痛性肿块。感染严重者，炎性肿块增大，可有波动感，并可出现腋下淋巴结肿大、疼痛和压痛。全身表现有寒战、高热、白细胞增高等。不同部位的脓肿表现也不尽相同：浅表的脓肿可以自行穿破；深部的脓肿常无波动感，脓肿可深入到乳房后疏松结缔组织中，形成乳房后脓肿；未给予引流的脓肿可以进入不同的腺叶间，穿破叶间结缔组织间隙，形成哑铃状脓肿或多发性脓肿。乳腺大导管受累者，可出现脓性乳汁或乳瘘。

三、诊断及鉴别诊断

（一）诊断

产后哺乳的女性如出现乳房胀痛以及局部红、肿、热、痛，并可扪及痛性肿块，伴有不同程度的全身炎性毒性表现，不难做出诊断。

（二）鉴别诊断

1. 乳房内积乳脓肿

可表现为局部疼痛与肿块，但常无局部的红、肿与搏动性疼痛，也无发热等全身表现，可资鉴别。

2. 乳房皮肤丹毒

比较少见，有皮肤的红、肿、热、痛，且有明确的边界。局部疼痛较轻，而全身毒血表现较明显。乳房实质内仍松软，无炎性肿块，由此可以鉴别。

B 超检查对乳腺炎性肿块及脓肿形成的诊断很有价值，且具有定位作用。

对有波动的炎性肿块，用针刺获得脓性液体，即可明确诊断。

四、治疗

（一）一般治疗

(1) 一般不停止哺乳，因停止哺乳不仅影响婴儿的喂养，且容易提供乳汁淤积的机会。但患侧乳房应停止哺乳，并以吸乳器吸尽乳汁，促使乳汁通畅排出。若感染严重或脓肿引流后并发乳瘘，应停止哺乳，可选用：①己烯雌酚：每次口服 2 ～ 3mg，每日 3 次，共 2 ～ 3 日；②苯甲酸雌二醇：每次肌肉注射 2mg，每日 1 次，至乳汁分泌停止为止。

(2) 用胸罩托起乳房，患部行湿热敷，每次 20 ～ 30min，每日 3 ～ 4 次。应用淡盐开水清洁乳头。

（二）药物治疗

(1) 本病早期宜用含有 100 万 U 青霉素的等渗盐水 20mL 注射在炎性结块四周，必要时每 4 ～ 6h 可重复 1 次，能促使早期炎症灶消散。

(2) 应用足量广谱抗菌药物，如用青霉素、红霉素、头孢类抗生素等。

（三）手术治疗

脓肿形成后宜及时切开排脓。切开引流时应注意以下各点：①为避免手术损伤乳管而形成乳瘘，切口应以乳头为中心循乳管方向做放射状切口，至乳晕处为止。深部或乳房后脓肿可沿乳房下缘做弧形切口，经乳房后间隙引流，既有利于引流排脓，又可避免损伤乳管。乳晕下脓肿应沿乳晕边缘做弧形切口；②若炎症明显而波动感不明显者，应在压痛最明显处进行穿刺，及早发现深部脓肿；③切开后应以手指探入脓腔，轻轻分离多房脓肿的房间隔膜以利引流；④为有利于引流通畅，可在探查脓腔时，找到脓腔的最低部位，另做切口做对口引流。

第三节 乳房囊性增生症

乳腺囊性增生病也称慢性纤维囊性乳腺病，简称乳腺病。本病与内分泌功能紊乱密切相关，本质上是一种生理增生与复旧不全所造成的乳腺结构紊乱症。为此，世界卫生组织将其命名为良性乳腺结构不良。

一、病因学

本病常见于 30 ～ 50 岁的妇女，与卵巢内分泌功能失调有关。月经周期内乳腺同样有周期性的变化，比较经典的病因学说是雌激素和孕激素平衡失调，表现为黄体期孕激素减少、雌激素的量相对增多，致使雌激素长期刺激乳腺组织而缺乏孕激素的节制与保护作用，乳腺导管和小叶在周而复始的月经周期中增生过度而复旧不全，从而导致乳腺增生病的发生。近年来，许多学者认为，催乳素升高也是乳腺增生病的一个重要因素。此外，有研究表明，激素受体在乳腺增生病的发病过程中也起着重要作用。

二、临床表现

乳腺囊性增生病的突出表现有乳房胀痛和乳内肿块。

1. 乳房胀痛

常见为单侧或双侧乳房胀痛和触痛。病程为 2 个月至数年不等，大多数患者具有周期性疼痛的特点：月经前期发生或加重，月经后减轻或消失。必须注意的是，乳痛的周期性是本病的典型表现，但对缺乏此特征者，不能否定病变的存在。

2. 乳房肿块

常见为多发性，单侧或双侧，以外象限多见；且大小、质地亦常随月经呈周期性变化，即月经前肿块增大、质地较硬，月经后肿块缩小、质韧而不硬。在查体时，可触及肿块呈结节结构，大小不一，与周围组织界限不清，多有触痛，与皮肤和深部组织无粘连，可被推动，腋窝淋巴结无肿大。根据临床表现，可分为 4 个不同阶段：①乳痛症：主要见于青春期或青年女性，在经期前，有明显的乳房肿胀、疼痛，有时疼痛可延及肩背部，局部常有疼痛及震动式疼痛。经后，乳房疼痛及肿块逐渐自行缓解，并有松弛感。这类患者常伴有痛经、月经失调及经期紧张症。缓解期仅有乳房增厚感，未能扪及结节。本病属生理变化范围；②小叶增生：是乳腺增生中最常见的临床阶段，多见于 20 ～ 30 岁的青年女性。主要表现为经前期乳房胀痛不适，疼痛加剧时，可延及肩背及腋下；乳房局部常可扪及大小不等的结节或片状组织增厚，经后结节缩小，组织柔软，但结节很难完全消退；病变较多分布于乳房的外上象限或呈弥散分布。此期，在病理中已出现腺上皮增生表现；③纤维腺瘤或乳头状瘤病：由小叶增生进一步发展而来。临床表现为整个乳腺常同步均匀增厚，个别区域可扪及边界清晰的小结节或纤维腺瘤，可呈多发性细小的病变，有一定的活动度，但无压痛，月经过后并不消失。此期从病理上看，若以腺上皮及纤维组织增生为主，则可演化为纤维腺瘤；若为导管上皮呈乳头状增生，则可发展为乳头状瘤；多发于边缘，呈多发者，成为乳头状瘤病，有较高的癌变率；④纤维囊性增生病或硬化性乳腺病：为弥散性乳腺慢性增生与囊性增生的结果。多发于 30 岁以上的女性。整个乳房坚实、增厚，或呈扁平块状，表面光滑或呈结节状，无压痛，经前、经后无症状与体征的改变。囊肿形成后，则表现为乳房内散在、多发、大小不等的结节。患者常由于乳房扪及结节而就医；部分患者可以出现浆液或浆液血性的乳头溢液；少数患者可同时出现腋窝淋巴结肿大，甚至可以发生癌变。

三、诊断

根据典型的临床表现和辅助检查，诊断本病并不困难。主要标准有：①临床上有一侧或双侧乳房出现单个或多个肿块，多数伴有周期性乳房疼痛，且多与情绪及月经周期有明显关系：一般月经来潮前 1 周左右，症状加重，行经后，肿块及疼痛明显减轻，且连续 3 个月不能自行缓解；②排除生理性乳房疼痛，如经前轻度乳房胀痛、青春期乳痛症及仅有乳痛而无肿块的乳痛症；③临床体检，可触及乳房内单个或多个大小不等的不规则结节，质韧，多位于外上象限，结节与周围组织无粘连，可推动，常有轻度触痛，腋下淋巴结不大；④钼靶、B 超等辅助检测手段有助于诊断。必要时，行肿块针吸细胞学及局部组织病理学检查，排除乳腺癌、纤维腺瘤及其他良、恶性乳腺疾病。

四、鉴别诊断

乳腺病患者若临床表现不典型，或没有明显的经前乳房胀痛，仅表现为乳房肿块者，特别是单侧单个、质硬的肿块，应与乳腺纤维腺瘤及乳腺癌相鉴别。

五、病理分析

1. 基本病理改变

国内资料一般认为本病有五种基本改变，即囊肿形成、导管上皮增生、中小导管乳头状瘤病、腺管性腺病 (盲管性腺病)、上皮细胞大汗腺化生，只要找到其中 3 种或主要病变中的 2 种，即可诊断为本病。上述病变包括上皮的非典型增生的出现，而且可伴发乳腺各种腺病及间质纤维化和纤维腺瘤形成倾向。

2. 乳腺增生症组织学的推荐方案 (1997)

将本病区分为囊肿为主型 (单纯性囊肿)、腺病为主型、纤维腺瘤样结构为主型、导管内乳头状瘤病为主型 (不包括孤立性及多发性导管内乳头状瘤)、非典型增生。没有指出具体那些病变组合方能诊断本病，但强调了非典型增生。

3. 国外研究资料

一般认为纤维性囊性乳腺病虽可延伸到大导管，但主要累犯乳腺终末小导管小叶单位 (TDLU)，肉眼与镜下改变各不相同，取决于以何种病变占优势，这些病变包括囊肿形成、大汗腺化生、间质纤维化、钙化、慢性炎症、上皮增生、纤维腺瘤变、核内晕状包涵体。亦没有指出应具备那几种病变方能诊断本病，仅指出上述所有形态特征无一具有独立诊断意义。非典型增生在大汗腺化生中提到，上皮增生则单独详细地描述了导管型上皮增生及小叶增生，主要强调前者的各种“乳头状瘤病”改变，而目前此类病变有人命名为上皮病，但未被广泛采用，认为用上皮增生即可，按 WHO 新分类，“乳头状瘤病”这一种易混淆的术语应避免使用，因其曾既用于一般的导管上皮增生又用于多发性乳头状瘤 (外周性乳头状瘤)，而后者常伴随一般性导管增生、非典型导管内增生、导管原位癌或浸润癌和硬化性腺病或根治术性疤痕，并强调了非典型增生。WHO 新分类进一步废弃囊性增生病、纤维囊性乳腺病或乳腺增生症等一系列术语，采取各种病变单独命名的方案。

六、治疗

1. 非手术治疗

(1) 激素类制剂：如雌激素受体拮抗剂三苯氧胺，可竞争性地与雌激素争夺雌激素受体，使雌激素无法发挥其生物学效应。口服治疗，2 ～ 3 次 /d，10mg/ 次，可取得一定的疗效。其不良反应包括闭经、潮热、恶心等。

(2) 碘制剂：小剂量的碘剂可刺激垂体前叶分泌黄体生成素，从而抑制雌激素的分泌，纠正黄体期激素比率的失衡，以达到治疗乳腺增生病的目的。常用复方碘溶液或10%碘化钾溶液5mL，3次/d口服。于经前症状最明显时使用效果最佳。

(3) 维生素类药物：维生素 $B_6$100mg，3次/d口服；维生素E 50mg，3次/d口服；两者联合应用3～6个月。

(4) 生活调理：合理改善饮食结构，减少脂肪摄入；严格控制饮食中甲基黄嘌呤，如咖啡、红茶、可可、巧克力，以及含咖啡因的药物；选用合体的胸罩及合适的节育方法；培养乐观豁达的性格以及和谐的性生活等均有利于调节全身及乳房的健康状态，预防和减少本病的发生。

2. 手术治疗

有2%～3%的患者的乳腺囊性增生病会恶变，所以，建议有以下情况者接受手术治疗：①乳腺增生病变局限在单侧乳房的某一象限，特别是在乳房的外上象限；肿块体积较大、质地较硬，经保守治疗效果不明显者；②年龄在35岁以上，具有母系乳癌家族史，且乳房肿块呈结节状，经各种治疗未见明显缩小者；③原有的增生性乳房肿块在短时间内迅速增大者；④原有的乳腺增生病在观察、治疗过程中，近期症状体征有所加重，钼靶、X线摄片等影像学检查及针吸细胞学检查结果与前次检查相比，病变有进展，提示有恶变可能者；⑤绝经后的老年妇女新近出现的“乳腺增生”，如乳房疼痛、腺体增厚等；⑥乳腺增生病患者经针吸细胞学检查或活检证实乳腺上皮细胞增生活跃，甚至开始有异型性改变者，应做增生肿块切除术或乳腺单纯切除术，必要时，进行术中冰冻切片病理检查。

第四节 乳腺癌

乳腺癌是女性中最常见的恶性肿瘤，在我国每年新增病例约10万，在上海、北京等大城市乳腺癌的发病率已居女性恶性肿瘤的首位，在美国乳腺癌发病率占女性恶性肿瘤的30%，列第一位。乳腺癌发病原因尚不完全清楚。我国乳腺癌发病率提高可能与生活方式改变、营养状况改善、月经初潮年龄提前、生育少、哺乳少、遗传、乳房良性疾病、内分泌激素失调等因素有关。我国乳腺癌的特点：①发病年轻化，高峰年龄较欧美提早10～15年；②Ⅲ期病例比例偏高；③生活方式的西化改变了遗传背景在我国乳腺癌发病的地位。乳腺癌治疗方法分为全身性和局部性治疗，全身治疗包括目前已被广泛采用的化学治疗（化疗）和内分泌治疗，生物（靶向）治疗和辨证论治的中医中药，其中化疗对癌细胞具有明显的杀伤作用，应用最广泛，但有毒性；局部治疗包括手术和放射治疗（放疗），作用局限。因此，乳腺癌治疗原则应根据病期、类型、病变范围、雌孕激素受体表达状况等给以局部结合全身治疗。

一、病因

其病因尚不清楚，可能与内分泌失调、乳腺发育、遗传、慢性刺激、病毒、饮食、精神因素等有关。

1. 雌激素因素

如初潮过早 (12 岁以前) 或绝经过晚 (55 岁以后) 的妇女患乳腺癌的危险性增高 2 倍。从未生过孩子或 35 岁以后生第一胎的妇女其患乳腺癌的危险性增高 3 倍左右。口服避孕药并不增加乳腺癌的发病机会，但如果在第一次怀孕前使用口服避孕药达数年之久，可能会对乳腺癌的发病有一定的影响。也有报道，绝经期后长期使用激素替代疗法可以增加乳腺癌发病的危险性。

2. 膳食因素

以肉食为主的比以素食为主的妇女发病率高。肥胖妇女较易患乳癌，绝经后尤为明显。

3. 遗传因素

某些家族中乳腺癌多发，早已为许多学者的统计数字所证实。经统计表明：乳腺癌患者的下一代发病可比上一代提前 10 年左右。而且高发乳腺癌家族中可常伴有其他部位癌瘤发生。有些学者认为，乳腺癌的发生与具有独特性癌倾向的基因型有关。

4. 乳腺良性疾病

如乳腺囊性增生症、乳腺纤维瘤等，都有恶变的可能。

二、临床表现

乳腺癌最多见于乳房的外上象限 (45%～ 50%)，其次是乳头、乳晕 (15%～ 20%) 和内上象限 (12%～ 15%)。主要症状和体征分述如下。

1. 乳房内肿块

绝大多数的乳腺癌患者是在无意中发现自己的乳内肿块，故肿块可以视为乳腺癌的首要症状。最早表现为患乳出现无痛、单发的小肿块。肿块质硬，表面不光滑，与周围组织分界不很清楚，在乳房内不易被推动。因此，凡 45 岁以上妇女，在乳房内偶然发现无痛的肿块，应该引起人们的高度警惕，首先想到的是乳腺癌的可能。临床上未能触及乳内肿块，但病情已发展到腋窝淋巴结转移或内脏转移者，称为隐性乳腺癌。这种隐性乳腺癌的原发病灶极为微小，有时仅 1 ～ 2mm，一般没有临床征象，常常在身体普查中发现。

2. 乳房疼痛

疼痛不是乳腺癌的常见症状，多数妇女乳房疼痛是生理性的。绝经后的妇女，确有明显的乳房疼痛，也应考虑乳腺癌的可能。

3. 乳房外形改变

随着癌肿体积增大，肿瘤侵及周围组织可引起乳房外形改变。表现：①癌块表面皮肤凹陷呈酒窝样，由于癌块侵入 Cooper 韧带，使此韧带收缩而失去弹性，牵拉皮肤所致；

②乳头位置改变，癌块侵入乳管使之收缩，将乳头牵向癌块方向；乳头深部癌块因侵及乳管而使乳头内陷；③局部皮肤淋巴水肿，癌块表面皮肤因皮内和皮下淋巴管被癌细胞堵塞引起，淋巴水肿时毛囊处出现很多点状凹陷，形成所谓“橘皮样”改变；④乳房发育较差或萎缩时，如癌块较大，局部明显凸出。

4. 晚期局部表现

①癌块固定，晚期癌块侵及胸筋膜、胸肌，使癌块固定于胸壁而不易推动。②卫星结节，癌细胞浸润癌表面大片皮肤，则会出现多数坚硬的结节或条索，围绕原发灶。③皮肤溃疡，癌肿向外生长皮肤破溃形成，外形似弹坑或外翻呈菜花状，溃疡易出血，分泌物常恶臭。

5. 转移

常见淋巴转移部位是患侧腋窝淋巴结。肿大淋巴结最初表现为散在、数目少、质硬、无痛、可推动，后期逐步增多，粘连成团，严重时与皮肤或深部组织粘着。上肢淋巴水肿主要系腋窝淋巴结被大量癌细胞堵塞所致。胸骨旁淋巴结有无转移通常在手术探查时方能确定。晚期，锁骨上及对侧腋窝淋巴结均可肿大。远处血行转移至肺时，可出现胸痛、气急，骨转移时出现患部剧痛，肝转移则引起肝大、黄疸等症状。

6. 特殊类型的乳癌

特殊类型的乳癌较少见，临床表现有所不同。

(1) 炎性乳癌：多见于妊娠期或哺乳期的年轻妇女，表现为乳房明显增大，皮肤充血、红肿、发热犹如急性炎症。检查时整个乳房肿大发硬，但无明显局限性肿块。炎性乳癌转移早而广，病程进展极为迅速，对侧乳房常被侵及，预后极差。

(2) 乳头湿疹样癌：初发症状为乳头刺痒、灼痛。以后出现慢性湿疹样改变，包括乳头和乳晕皮肤发红、糜烂、潮湿，可伴有黄褐色鳞屑样痂皮。病变皮肤发硬，边界较清。病变继续发展，乳头可出现内陷和破损。有时在乳晕深部扪及小肿块，此类乳癌淋巴转移出现很晚，恶性程度低，预后较好。

三、辅助检查

1. 乳头溢液涂片检查

涂片染色找瘤细胞，乳房管内癌的阳性率较高。

2. 肿块穿刺活检

针吸活检，此法简便易行，且阳性率可达 70%～80%。目前认为，针刺抽吸活检不会造成癌的扩散。

3. 肿物切除活检

切除整个肿瘤并送病理科做组织学检查，此法能提供正确的诊断依据。可作冰冻切片也可作石蜡切片，待确定诊断后再决定整体治疗方案，对已破溃的肿物可在其边缘钳取活检。

4. B 型超声检查

由于能清晰显示乳房各层软组织及其内肿块形态和质地，因此能鉴别乳癌和良性肿块；对乳癌诊断正确率可达 80%。但对直径＜ 1cm 的乳癌 B 超诊断率低于 X 线检查。如结合彩色多普勒检查，准确率可提高至 95%。

5. 乳腺 X 线检查

是目前乳腺癌常用的正确率较高的诊断方法，有钼钯 X 线摄影、干版摄影、CT 扫描及核磁共振摄影 4 种。

(1) 钼钯 X 线摄影：乳腺癌在 X 线片上呈团块状、星形、云片状、半球形、彗星形或弥漫结节形，肿块边缘模糊不清，微细钙化是特征性表现。钼钯 X 线摄影放射损伤小，每次乳腺组织接受量约 0.02 ～ 0.03Gy，阳性率高达 80%～ 90%，可发现 10%～ 30%临床触不到的乳腺癌，有助于早期诊断，但对一些致密型乳腺诊断较困难。

(2) 干版摄影：乳腺癌征象与钼钯 X 线摄影表现基本相同，只是前者有特殊的边缘效应，图像清晰。

(3) 计算机体层扫描 (CT)：CT 的空间分辨率及密度分辨率都较高，有利于小癌灶的发现。此外，CT 可排除相邻结构对病灶的干扰，特别是在增生或致密型乳腺中，更宜做 CT 检查。

(4) 核磁共振摄影：核磁共振对乳腺癌的诊断价值尚处于探索阶段。对区别囊性和实性肿块有较大价值。静脉内注射顺磁因子可有助于乳腺癌的诊断。

6. 导管造影

乳头溢液者可进行此项检查。此外，凡 X 线平片上可见到可疑肿块影，如不能定性的钙化；导管相明显增强，尤其单一导管相增强，乳腺局部增厚或结构紊乱；不明原因的皮肤增厚、乳头变形或内陷以及临床发现肿块而由于腺体致密不能在 X 线平片上显示者均为其适应证。急性炎症期、婴儿哺乳期、已确诊的乳腺癌及碘过敏者忌用。

7. 液晶热图像检查

乳房癌组织的代谢比正常组织为高，局部温度增高而产生乳腺癌的液晶热图像。天津市肿瘤医院报道，诊断≤ 1.0cm 癌的符合率为 80.9%，武汉市一医院报道为 90%。此检查具有操作方便，可重复检查，诊断迅速等优点，与其他检查联合应用，对普查人群和门诊可疑患者进行初选有实用价值。

8. 近红外线扫描

近红外线的波长为 600 ～ 900μm，易穿透软组织。利用红外线透过乳房不同密度组织显示出各种不同灰度影，从而显示乳房肿块。此外，红外线对血红蛋白的敏感度强，乳房血管影显示清晰，乳腺癌常有局部血运增加，附近血管变粗。红外线对此有较好的图像显示，有助于诊断。

9. 雌孕激素受体测定

乳腺癌病例在送病理检查时应同时做雌孕激素受体测定。

人体腺癌组织中，有60％～70％的组织存在雌激素受体(ER)及或孕激素受体(PR)。其存在的状况与诊断、治疗及判断预后有关。受体阳性者约60%用抗相应受体治疗有效，阴性者亦有10%的有效反应率。

四、诊断

①发病年龄多在40～60岁；②早期症状是乳内出现单发的无痛性小肿块，质硬，不易被推动；③乳内肿块增长速度较快，固定不移，表面皮肤出现“酒窝征”或“橘皮样”改变，或溃烂流恶臭血水，疮形凹似弹坑或凸似菜花；④乳内有肿块存在时，出现乳头牵向肿块方向，或内陷；患乳收缩抬高；或伴有乳头溢液；⑤有转移者，腋窝、锁骨上等处可扪及肿大变硬的淋巴结。甚至可有咳嗽、胸痛、呼吸困难、背痛等症状；⑥乳房X丝摄片、B超、乳头分泌物细胞涂片、针吸细胞学检查和活组织切片检查等有助确诊。

五、鉴别诊断

1. 纤维腺瘤

纤维腺瘤常见于青年妇女，肿瘤大多为圆形或椭圆形，边界清楚，活动度大，发展缓慢，一般易于诊断。但40岁以后的妇女不要轻易诊断为纤维腺瘤，必须排除恶性肿瘤的可能。

2. 乳腺囊性增生病

乳腺囊性增生病多见于中年妇女，特点是乳房胀痛、肿块可呈周期性，与月经周期有关。肿块或局部乳腺增厚与周围乳腺组织分界不明显。可观察一至数个月经周期，若月经来潮后肿块缩小、变软，则可继续观察，如无明显消退，可考虑作手术切除及活检。

3. 急性乳腺炎

哺乳期乳房红肿、热、痛、压痛、体温高、白细胞增多，经抗感染治疗可迅速痊愈。

4. 乳腺结核

由于胸壁结核或血行播散而来的占乳腺疾病的3%～4%，中年妇女多发，发展慢，常有同侧腋窝淋巴结肿大，乳房局部常呈炎症性改变，可形成肿块，或破溃成窦道。乳头往往溢出脓汁或血性分泌物，需进行全身检查。分泌物涂片、活检等。抗痨治疗有效。

5. 浆液细胞性乳腺炎

乳管扩张症较少见。非哺乳期，突然乳房痛，发热或寒战，乳房普遍水肿，皮肤发红、触痛，乳头内陷并有奶油样溢液和同侧淋巴结肿大及压痛。2周后进入亚急性期，此期只有乳腺肿块和腋下淋巴结肿大，约3个月后，肿块完全消退，病理检查为炎性病变。大量浆细胞浸润。

6. 脂肪坏死

脂肪坏死少见，病变发生于乳房表浅部位，为无痛，局限与皮肤粘连的硬块，脂肪坏死时肿块中央变软，好发于肥胖的乳房，多需活检确诊，可手术切除治疗。

7. 硬化性腺病

少见。良性，为乳腺增生的一种特殊表现。多见于中年妇女。常为体积小，直径 0.5 ～ 5cm 的乳腺内界限不清楚的硬结。活检可确诊，手术切除可治愈。

8. 大导管内乳头状瘤

乳管开口至壶腹部一段乳管发生的乳头状瘤称为大导管内乳头状瘤。多为单发，常见于中年妇女。表现为乳头自动间歇性溢液或溢血性或浆血性液，局部疼痛，约 70% 的患者可触知肿块。多位于乳房中心部或近乳晕处。分泌物涂片查癌细胞，或针吸或活检修病理检查，手术切除治疗。

六、病理分析

肉眼观察：乳腺癌以单侧为主，偶见双侧。好发于乳腺外上象限。肿瘤大小不定，质硬，与周围组织界限不清，常见灰白色癌组织呈放射状侵入邻近纤维组织及脂肪组织内。如癌细胞阻塞真皮内淋巴管，引起皮肤水肿，而毛囊汗腺处皮肤相对下陷，使皮肤呈橘皮样外观，如累及乳头，可引起乳头下陷。

镜下观察：乳腺癌形态结构复杂，类型很多。

乳腺癌的形态学研究有两大重点：①肿瘤是否局限于腺体成分内 (原位癌) 或者已侵入间质 (浸润癌)；②是导管癌型还是小叶癌型。导管癌一词，既可被认为是导管发生的癌，也可被认为是累及导管的癌，同样的概念也适用于小叶癌。两种肿瘤类型以及多数良性乳腺增生性病变都起源于乳腺的同一部位 (即终末导管小叶单元)。通常可以通过乳腺癌的癌细胞形态和组织构形来精确区分导管癌和小叶癌。

(一) 细胞形态

乳腺癌的癌细胞形态极为复杂。一般而言，异型性明显者容易判定为癌细胞，异型性小者，则难以诊断。异型性是指细胞具备“恶性”所常有表现，如细胞增大，核浆比例失常，核大、形态大小不一、核膜厚、染色质深染或粗凝块状、核仁明显、核分裂象多见等。在对具体癌的描述中，将会出现“一致性或单一性”一词，它有两层含义：①在多数情况下，是指细胞和其核小而体积及形态近似，并且在排列上彼此相安，构成一幅平静柔和的图像。此时，仅就细胞形态，几乎无法认定其为癌细胞，只能结合特定的组织构形，如筛状、微乳头状、小叶状或浸润性生长方式等，才能判定其为癌细胞，并构成诸如导管型原位癌及浸润癌的特有图像。在这些类型中，细胞学的“一致性或单一性”，恰恰是恶性的表现；②在少数情况下，癌细胞属中间型者，亦可有相对的“一致性或单一性”，表现为中间大小和轻至中度的彼此水平较接近的异型。

(二) 组织学图像

乳腺癌的组织学图像或构形也极复杂。除可构成导管、小叶等经典构形外，也可呈囊状、筛状、乳头状、实体状。在浸润癌中，癌细胞可弥漫成大片状 (如髓样癌和印戒细胞癌)，更常见为形态不一但境界清楚的巢状。巢可宽可窄，大小形态也常多样。此外，癌细胞可呈“列兵式”浸润、“靶环状”或“公牛眼状”浸润。这些形容词都有自己的特定图像。如“列兵式”，应为彼此分离的癌细胞呈单行排列，也称钱串状排列，不能把单行但彼此黏附的细胞索(癌巢)混为列兵式浸润。“靶环状”则指癌细胞绕导管作同心圆状浸润。

一般文献中常把“公牛眼状”与“靶环状”等同，其实两者间有微小差异。前者应为紧贴导管外有两层以上癌细胞绕管壁浸润，癌细胞间无间质分隔膜；后者则为在导管周围胶原纤维内有癌细胞分层环状浸润。浸润的癌巢可呈现“器官样”排列，与其他部位之类癌相同，且细胞亦可较一致，异型性不明显，其中部分经免疫组化和电镜检测，证实为神经内分泌性分化或神经内分泌癌。腺管样结构是浸润性导管癌常见的图像，它应具备清晰的管腔内缘，癌细胞绕腔作无序排列，缺乏肌上皮细胞。有时，腺管可出现在宽窄不一的癌巢内，甚至可以表现为 2 ～ 3 个癌细胞围成的幼稚小管。

(三)组织学分类

乳腺癌组织形态较为复杂，类型众多，而且往往在同一块癌组织中，甚至同一张切片内可有两种以上类型同时存在。目前国际、国内的乳腺癌病理分类，在实际应用中仍未统一。国内常用的乳癌病理组织学分类如下：

1. 非浸润性癌

指癌瘤最早阶段，病变局限于乳腺导管或腺泡内，未突破基底膜时称非浸润癌。

(1) 小叶原位癌：起源于小叶导管及末梢导管上皮的癌，约占乳腺癌的 1.5%。切面呈粉红色半透明稍硬颗粒状区，病变大多呈多灶性，癌细胞体积较大，形态一致，但排列紊乱，导管周围基底膜完整，常累及双侧，发展缓慢。

(2) 导管内癌：发生于中心导管的原位癌，病变可累及同一导管较宽范围或呈多中心，散在分布，切面呈颗粒状带灰白或淡黄色小点，犹如皮肤粉刺样内容物。

(3) 湿疹样癌：又称乳头湿疹样癌，Paget(1874) 首先描述此病。经过多年的研究，目前认为其镜下瘤细胞形态具有体积大，细胞质丰富淡染，常呈空泡状，核较大，明显不规则，偶见核分裂象。

2. 早期浸润癌

从非浸润性癌到浸润性癌是一逐渐发展的过程。其间经过早期浸润阶段，根据形态的不同，分为两类。

(1) 早期浸润小叶癌：小叶原位癌穿过基底膜，向小叶内间质浸润，但尚未浸润至小叶范围之外。

(2) 早期浸润导管癌：导管内癌少量癌细胞突破导管基底膜，向间质浸润，但浸润范围小。

3. 浸润性非特殊型癌

(1) 浸润性小叶癌：小叶癌明显向小叶外浸润，包括小细胞型浸润癌。

(2) 浸润性导管癌：导管癌明显浸润间质，但浸润部分不超过癌实质一半。若超过一半，则以浸润性癌的主要形态命名。

(3) 硬癌：癌细胞排列成细条束或零散分布，很少形成腺样结构，纤维间质成分占三分之二以上，且致密。

(4) 髓样癌：癌巢呈片状或团块状密集，可有腺样结构，癌实质占三分之二以上，间质可有少量淋巴细胞及浆细胞。

(5) 单纯癌：介于硬癌与髓样癌之间，即癌实质与纤维间质成分比例近似。癌细胞主要形成不规则的实性条束或小染，也可有腺样结构。

(6) 腺癌：癌细胞大小尚一致，细胞质丰富，可有分泌，核深染，核分裂象多见，癌细胞呈腺管样排列，层次多，极性紊乱，缺少基底膜，在间质中呈浸润性生长，癌细胞亦可呈条索片块排列，腺管样排列需占二分之一以上。

(7) 大汗腺样癌：癌细胞细胞质丰富，嗜酸，有时可见顶浆突起，胞核轻度到中度异型，形成腺管、腺泡或小乳头结构。

4. 浸润性特殊型癌

(1) 乳头状癌：发生于大乳管的上皮细胞，癌实质以有纤维脉管束或无纤维脉管束的乳头状结构为主者，可为非浸润性与浸润性乳头状癌。其浸润往往出现于乳头增生的基底部。

(2) 黏液腺癌：发生于乳腺导管上皮黏液腺化生的基础上，多见于近绝经期或绝经后的妇女，尤以 60 岁以上妇女多见。癌实质中，上皮黏液成分占半量以上。黏液绝大部分在细胞外，形成黏液湖；偶见在细胞内，呈印戒样细胞。

(3) 髓样癌伴有大量淋巴细胞浸润：切面常有坏死和出血，镜下可见大片癌细胞间质中有大量淋巴细胞及浆细胞浸润。以癌周边部更明显，一般认为是机体对肿瘤产生的抵抗。

(4) 小管癌：发生于导管或小导管上皮细胞，是恶性度较低的一类型，预后良好。

(5) 腺样囊性癌：由基底细胞样细胞形成大小、形态不一的片块或小染，内有数目不等、大小较一致的圆形腔隙。腔面及细胞片块周边可见肌上皮细胞。

(6) 鳞状细胞癌：来源于鳞状上皮化生的乳腺导管上皮。癌实质全部为典型的鳞状细胞癌，即可见细胞间桥和角化。若其他型癌发生部分鳞状上皮化生，则不在此列。

5. 其他罕见癌

包括分泌型癌 (幼年性癌)、富脂质癌、印戒细胞癌、富糖原透明细胞癌、伴神经内分泌分化的乳腺癌、嗜酸性细胞癌、伴破骨细胞样巨细胞的乳腺癌、黏液表皮样癌、肉瘤样癌、腺纤维瘤癌变、乳头状瘤病癌变和伴化生的癌。

6. 某些特殊形式的乳腺癌

包括妊娠 / 哺乳期乳腺癌、男性乳腺癌和炎性乳腺癌。

七、治疗

（一）外科治疗

以手术为主的局部治疗仍是原发性浸润性乳腺癌治疗的主要方法之一。手术包括改良根治术、根治术以及在部分病例中开展的保留乳房手术加术后放疗。

1. 改良根治术

手术范围缩小，已被认为适用于大多数的乳腺癌患者。几项前瞻性随机临床试验也证实改良根治术与标准根治术疗效相当。但在原发病灶为 T_2(2cm ＜直径＜ 5cm)、T_3(直径＞ 5cm)，同时腋淋巴结有转移的病例中，根治术的生存率仍要高于改良根治术。

2. 保留乳房手术加术后放疗

传统手术的微创化，只要严格掌握指征，规范治疗计划，保乳手术和根治术可达到相同的生存率。随机试验显示保乳手术后加放疗明显降低局部复发率。当今保乳治疗已成为西方国家早期 (Ⅰ、Ⅱ期) 乳腺癌的标准治疗模式。

保留乳房治疗的手术方式有：①单纯肿瘤切除；②扩大肿瘤切除，即手术切除肿瘤及其周边一定的乳腺组织，其最安全的边缘值目前仍有争论，一般以 1 ～ 2cm 为宜。关键是准确判断并保证切缘癌阴性，因而应常规进行切缘术中快速病理检测。当然，彻底切除肿瘤以及保证患侧乳房的外观美是其基本原则。

保乳手术治疗的适应证：①单发病灶，直径≤ 3cm，无皮肤及胸肌粘连的Ⅰ、Ⅱ期乳腺癌；②肿瘤与乳房体积比率较小，切除后不影响乳房外观；③局部能彻底切除的散在丛状微小钙化病灶；④肿瘤位于乳晕以外区域；⑤患者心理素质良好并自愿接受保乳手术治疗；⑥手术前能排除乳腺癌有多发病灶和远处转移。

3. 腋窝处理

前哨淋巴结活检是近年来乳腺癌微创外科领域的一个重要进展，目的是希望通过前哨淋巴结的检测，使淋巴结阴性的乳腺癌患者免行不必要的腋淋巴结清扫，减少由于手术所带来的并发症的发生。育前哨淋巴结活检预测腋淋巴结是否有转移的准确率达 95%，假阴性率 0 ～ 11%，约 38%～ 76% 患者前哨淋巴结为唯一有转移的淋巴结。为了提高前哨淋巴结检测的准确性，对常规病理检查腋淋巴结阴性病例做分子生物学或免疫组化检查，以发现淋巴结微小转移灶，可明显提高其检测准确性，减少假阴性。但对浸润性乳腺癌及直径＞ 2.5cm 的非浸润性乳腺癌，腋窝淋巴结清扫术仍是标准治疗。

（二）放射治疗

术后辅助放疗是指根治术后进行的胸壁、淋巴引流区的放疗。术后放疗能够加强乳腺癌根治术后的局部控制，尤其是腋窝淋巴结有转移的患者；而对生存率的影响不大。目前推荐对有 4 个以上 (含 4 个) 淋巴结转移者应做术后放疗，对 1 ～ 3 个淋巴结转移者不能确立为常规放疗。

术后放疗指征如下：①单纯乳房切除术后(照射胸壁及淋巴引流区)；②根治术后病理报告有腋中群或腋上群淋巴结转移者；③根治术后病理证实转移性淋巴结占检查的淋巴结总数一半以上或有4个以上淋巴结转移者；④病理证实内乳淋巴结转移的病例(照射锁骨上区)；⑤原发灶位于乳房中央或内侧者作根治术后，尤其有腋淋巴结转移者。另外术中放疗、调强放疗的研究，对传统术后放疗提出了挑战。

(三)化学治疗

乳腺癌是一种化疗较敏感的实体瘤。目前已经明确辅助化疗对提高生存率有帮助，多药联合化疗(如CMF方案)疗效优于单药化疗。目前认为，对淋巴结阳性的患者，应给予术后辅助化疗。一般认为，对肿块直径＞1.0cm、雌激素受体(ER)阴性、浸润性小叶癌、组织学分级为Ⅲ级、脉管瘤栓、S相细胞比例高、her2/neu阳性等应考虑给予术后辅助治疗。

目前普遍采用的化疗方案是含蒽环类药物的AC方案(阿霉素+环磷酰胺)或CAF方案(环磷酰胺+阿霉素+5-氟尿嘧啶)以及CMF方案(环磷酰胺+甲氨蝶呤+5-氟尿嘧啶)方案。

近年来，紫杉醇和多西紫杉醇广泛应用于乳腺癌的术后治疗研究。目前推荐，LN(+)患者应使用含蒽环类药物和紫杉类药物的辅助化疗方案。紫杉类药物可以和蒽环类药物同时或先后使用。对LN(-)乳腺癌患者，不宜使用紫杉类药物来辅助化疗。

紫杉醇帝联合蒽环类药物被认为是晚期或转移性乳腺癌一线化疗的新标准。紫杉醇帝治疗蒽环类化疗失败转移性乳腺癌的疗效(缓解率、疾病进展时间和总生存率)，明显优于紫杉醇。

(四)生物靶向治疗

广义上讲，生物治疗本身也是一种包括免疫治疗、基因治疗、干细胞治疗、抗新生血管生成治疗、内分泌治疗、诱导凋亡治疗等多种方法的综合治疗。随着研究的进展和应用的不断深入，生物(靶向)治疗已逐渐成为临床上重要而有效地辅助治疗手段。

1. 免疫治疗

(1) 抗体治疗：在乳腺癌抗体治疗中应用的主要是曲妥珠单抗即赫赛汀，是历史上第一个生物基因靶向治疗药物。目前认为，人类乳腺癌中有25%～30%的患者具有her2(表皮生长因子受体)基因的过度表达。具有her2过度表达的乳腺癌患者多为分化不良、激素受体阴性、淋巴结转移、预后不良、OS(总生存期)和DFS(无病生存率)较短。而且这些病例往往对TAM及CMF方案辅助化疗无效。Herceptin是人源性单克隆抗体，它通过与细胞表皮生长因子受体her2蛋白特异性结合，抑制her2过度表达的乳腺癌细胞生长。又能与人体内免疫细胞作用，产生抗体依赖性细胞毒(ADCC)效应。比起普通的放疗、化疗、激素治疗等方法，靶向性生物基因疗法的作用机理在于可通过基因选择针对性地杀伤恶性肿瘤细胞，而不影响正常细胞的生存，这是一种具有突破意义的靶向性生物基因治疗方法。Herceptin 主要应用于 her2 基因过度表达的乳腺癌患者。Herceptin 的耐受性一般较好，但在临床使用中也观察到具有一定的心脏毒性，特别是在与阿霉素等化疗药联用时更明显。所以，应换其他化疗药，如与紫杉醇合用具有较好的安全性。

(2) 肿瘤疫苗：治疗通过接种肿瘤疫苗以激发机体对肿瘤的特异性免疫应答。研制开发新型肿瘤疫苗已成为肿瘤免疫治疗的热点之一。主要包括以下策略：肿瘤细胞疫苗、肿瘤基因工程疫苗、肽疫苗、核酸疫苗、抗独特型抗体疫苗等。

(3) 细胞因子：T 细胞、单核巨噬细胞、成纤维细胞和内皮细胞均能产生细胞因子，有广泛调节细胞网络的功能。用于乳腺癌治疗的细胞因子主要有干扰素 (IFN)、白介素 -2(IL-2)、肿瘤坏死因子 (TNF)、集落刺激因子 (CSF) 等。通过局部或静脉用药能够抑制肿瘤细胞增殖，诱导并活化 NK 细胞、特异性细胞毒 T 淋巴细胞 (CTL) 等免疫活性细胞，调节细胞分化，或破坏肿瘤血管而阻断营养供应，或刺激造血功能而促进骨髓恢复。

(4) 过继性细胞免疫治疗：将经体内免疫或体外激活的免疫活性细胞输入患者体内以增强患者的免疫功能，从而达到抗肿瘤效应。目前常用的有：①淋巴因子激活的杀伤细胞 (LAK 细胞) 治疗；②肿瘤浸润性淋巴细胞 (TIL 细胞) 治疗；③特异性细胞毒 T 淋巴细胞 (CTL) 治疗等。

3. 靶向治疗

(1) 抗 her2 抗体：赫赛汀作为一种靶向性基因治疗药物，在 her2 阳性转移性乳腺癌患者显示了显著的临床疗效。这些疗效大大超过了传统的细胞毒化疗药物，是目前较成功的靶向治疗的范例。

(2) 酪氨酸激酶抑制剂 (TKI)：这类药物的主要机制是竞争性抑制 ATP 与 EGFR 的 TK 部分的结合，从而抑制了 EGFR 的自身磷酸化。这类药包括 Tarceva、易瑞沙等。易瑞沙可以通过抑制 EGFR 的酪氨酸激酶而抑制 her2 的信号传导。因此有人提出联合使用赫赛汀和易瑞沙可能对抑制 her2 阳性乳腺癌有协同作用，目前的一些临床前的试验结果也证实了这一点。

(3) 环氧化酶 -2 抑制剂：环氧化酶 -2(COX-2) 是前列腺素 (PG) 合成过程中的重要酶。在多种肿瘤中发现 COX-2 的异常表达，包括乳腺癌等。COX-2 与恶性肿瘤的发生发展的机制包括：① COX-2 异常表达导致 PG 合成增加，进而刺激细胞增生及介导免疫抑制；② COX-2 介导突变诱导剂的产生；③参与肿瘤血管的形成；④提高肿瘤的侵袭性和抑制凋亡等。

（五）内分泌治疗

乳腺癌的内分泌治疗无论是作为术后预防复发转移的辅助治疗，还是复发转移后的解救治疗都有十分重要的地位。与化疗相比，有其独特的优点：①只要患者选择得当，疗效不比化疗差；②毒副反应较轻、较少，有利于巩固治疗；③治疗期间患者的生活质量较高。乳腺癌内分泌治疗在肿瘤内分泌治疗中最为成熟和最有成效。

1. 抗雌激素类

(1) 他莫昔芬：他莫昔芬是目前最常用的抗雌激素类药物，与雌二醇竞争乳腺癌细胞表面的雌激素受体，使癌细胞停滞于 G_0 期，抑制雌激素依赖的蛋白质合成，降低癌细胞的增殖。三苯氧胺抗肿瘤作用与其他机制也有关。他莫昔芬应用的基本共识：①辅助内分泌治疗的决定因素为激素受体状况，ER 阳性的效果最好，ER 不明患者也有效，ER 阴性者不推荐使用；②乳腺癌术后辅助他莫昔芬治疗，能明显降低复发率和死亡率；③合适服用时间为 5 年；④绝经前、后患者都有效，不同年龄组之间疗效无显著差异；⑤能降低对侧乳腺癌的发生，但明显增加子宫内膜癌的风险；⑥ ER 阳性患者化疗后加用他莫昔芬比单用化疗及单用他莫昔芬效果好；⑦早期辅助化疗后序惯用他莫昔芬的疗效优于同时合用。

(2) 托瑞米芬：治疗作用和他莫昔芬接近，但雌激素作用比他莫昔芬弱，被称为“纯”抗雌激素样药物。长期服用不良反应可能比他莫昔芬低，它是绝经后进展期乳腺癌患者的新选择，对既往内分泌治疗失败的晚期乳腺癌患者，可以考虑使用托瑞米芬。

2. 芳香化酶抑制剂

绝经后乳腺癌患者的雌激素主要来自肾上腺、脂肪、肌肉、肝脏等组织，由雄烯二酮及睾酮芳香化而成为雌激素。这组药物主要通过抑制肾上腺皮质合成甾体激素，并能阻止雄激素转变为雌激素从而发挥治疗作用。

(1) 氨鲁米特：氨鲁米特为最传统的芳香化酶抑制剂，能抑制肾上腺所有类固醇皮质激素合成，起到“药物性肾上腺切除”的作用。由于氨鲁米特的特异性不强，并可导致肾上腺功能的全面抑制作用，不良反应较多，临床应用受到限制。一般作为他莫昔芬治疗失败后的二线用药，但在骨转移患者氨鲁米特疗效较好，可作为首选。

(2) 福美坦：福美坦为新一代选择性芳香化酶抑制剂，在生理情况下可竞争性地抑制芳香化酶，降低组织中的雌激素，从而发挥治疗作用。使用时不需加氢化可的松。肌肉注射后吸收缓慢，第 4 天血浆浓度最高，半衰期在 5 ～ 10d 之间。不良反应主要为面部潮红、痒痛、烧灼感，少数可有消化道反应、水肿等。本品主要用于绝经后患者，一般 250mg 每 2 周深部肌肉注射 1 次，绝经前患者禁用。

(3) 来曲唑：来曲唑为第三代芳香化酶抑制剂，可以有效地抑制肿瘤内的芳香化酶，疗效优于孕酮和氨鲁米特。对他莫昔芬耐药的晚期患者也有一定疗效，缓解期和耐受性比氨鲁米特要好，因此是当前受到广泛重视的一个新药。一般 2.5mg/d，可长期服用，安全性特别好，不良反应和氨鲁米特相似，但相对很轻，可使乳腺癌复发率降低 43%。

第六章　胃十二指肠疾病

第一节　解剖生理

一、胃的解剖

（一）胃的解剖部位

在临床上常将胃分为五部分：①贲门部，是与食管相接的部分；②胃底部，位于贲门的左上方，是胃的最主要部分；③胃体部，是胃底部和胃窦部之间的部分，所占面积最大；④胃窦部，胃小弯下部近胃窦处有一凹入刻痕，称为幽门窦切迹（亦称胃角切迹），自此切迹向右至幽门的部分为胃窦部，或称幽门窦部；⑤幽门部，是与十二指肠相接的部分。

（二）胃壁分层

胃壁分为四层，即黏膜层、黏膜下层、肌层和浆膜层。

1. 黏膜层

胃壁的最内层为黏膜层，由表面上皮、固有层和黏膜肌层组成。胃黏膜层由一层柱状上皮细胞组成，当胃空时，黏膜肌层使黏膜形成许多皱襞，黏膜被许多小沟分隔成胃小凹，其底部有胃腺的开口。胃充盈时皱襞大多展平消失，从而增加了表面上皮的面积。固有层为一薄层的结缔组织，内含支配表面上皮的毛细血管、淋巴管和神经。胃腺存在于固有层内，黏膜肌层的收缩有助于胃腺分泌物的排出。不同部位的胃黏膜具有不同的腺体和细胞，胃腺可分为贲门腺、胃底腺及幽门腺。贲门腺分布于贲门附近区域，腺细胞分泌黏液与溶菌酶形成黏液层。胃底腺分布于胃底和胃体部，主要由主细胞、壁细胞、黏液细胞、内分泌细胞和未分化细胞组成。幽门腺分布于胃窦和幽门部，主要分泌黏液、电解质和溶菌酶等。胃腺体共有五种细胞类型，即壁细胞（分泌盐酸和内因子）、黏液细胞（分泌黏液）、主细胞（分泌胃蛋白酶原）、内分泌细胞（分泌促胃液素、生长抑素和5-羟色胺）和未分化细胞。

2. 黏膜下层

位于黏膜层与肌层之间，为胃壁内最富于胶原的疏松结缔组织层，有丰富的血管、淋巴管及神经丛。由于黏膜下层的存在，所以黏膜层可在肌层上面滑动，使得黏膜层与肌层之间有一定的活动度，在手术时易将黏膜层自肌层表面剥离开。

3. 肌层

肌层位于黏膜下层和浆膜层之间，胃的肌肉由三层不同方向的平滑肌组成即外纵、中环和内斜三层平滑肌，外层为纵行肌纤维，与食管外层纵行平滑肌相延续，其在胃小弯、胃大弯和幽门管处较为发达。中层为发达的环形肌，与食管的环行肌纤维相延续，分布于胃的各部，但在幽门处特别增强形成幽门括约肌，环行肌纤维在贲门处也增厚，但是否有贲门括约肌的存在，尚有争议。内层为斜行肌纤维，数量较少而弱，分布于胃的前后臂。

（三）胃的毗邻关系和韧带

胃前壁的右侧为左半肝所覆盖，左侧半的上部被膈覆盖，胃底适对左膈穹隆，其余部分胃前壁与腹前壁直接接触，胃的后壁隔网膜囊与左肾、左肾上腺、胰腺、脾脏、横结肠及其系膜相邻，胃的前后壁均有腹膜覆盖，腹膜自胃移行到附近的脏器，即形成网膜和韧带。

1. 肝胃韧带和肝十二指肠韧带

自肝门移行至胃小弯的双层腹膜结构为肝胃韧带，而从肝门移行至十二指肠上部的两层腹膜结构为肝十二指肠韧带，以上两者共同构成了小网膜。在肝十二指肠韧带内有胆总管、肝动脉和门静脉等重要组织结构。

2. 胃膈韧带

贲门和胃大弯上部与膈肌接连的腹膜，称为胃膈韧带。在胃或脾脏手术时，应注意防止误伤脾脏或胃等。

3. 胃脾韧带

位于胃底胃大弯上部与脾之间，内有胃短血管。

4. 胃结肠韧带

胃大弯侧下部与横结肠之间相连的部分为胃结肠韧带，它向下延伸为大网膜，为四层腹膜结构。胃结肠韧带后层的后方有横结肠系膜，两者常因炎症而黏连较紧，在解剖胃结肠韧带时，应注意避免损伤横结肠系膜中的结肠中动脉，以免引起横结肠缺血坏死。

5. 胃胰韧带和幽门胰韧带

胃胰韧带是胃小弯侧后壁止胰腺上缘的腹膜皱襞，在韧带内有胃左血管通过而构成的胃胰皱襞。幽门胰韧带是指胃的出口部与胰体之间的双层腹膜结构。

（四）胃黏膜腺体

由各种不同功能的细胞组成：①主细胞，分泌胃蛋白酶原和凝乳酶原；②壁细胞，分泌盐酸和抗贫血因子；③黏液细胞，分泌碱性黏液，有保护黏膜，对抗胃酸腐蚀的作用。胃底和胃体腺由主细胞、壁细胞和黏液细胞组成，而胃窦腺则只含黏液细胞；④胃窦部有 G 细胞，分泌胃泌素；⑤胃底部尚有功能不明的嗜银细胞。

（五）胃的血管

1. 胃的动脉

胃的血液供应极其丰富，来自腹腔动脉及其分支，各供血动脉间有广泛的吻合。沿胃大、小弯两侧各形成一个动脉弓，再发出许多小分支到胃的前后壁。

(1) 胃左动脉：较细，起于腹腔干，行向左上方，至胃的贲门附近发出食管支后转向左，在小网膜两层之间沿胃小弯向右走行，与胃右动脉吻合，沿途发出分支至贲门和胃小弯附近的胃壁。第 1、2 胃壁分支间常作为胃大部切除术切断胃壁时在小弯侧的标志。偶尔可见副肝左动脉起于胃左动脉，如发现此动脉，在胃部手术时应在其起点远侧结扎胃左动脉，以保证肝的血液供应。

(2) 胃右动脉：在十二指肠上部的上方起于肝固有动脉，在小网膜内行至幽门上缘，再沿胃小弯行向左，沿途发出分支至十二指肠上部和胃小弯附近的胃壁，最终与胃左动脉吻合形成胃小弯动脉弓。

(3) 胃网膜右动脉：是胃十二指肠动脉较大的分支，在大网膜前两层腹膜间沿胃大弯下缘向左走行，与胃网膜左动脉吻合，沿途发出分支营养胃前、后壁和大网膜。

(4) 胃网膜左动脉：在脾门附近起于脾动脉，经胃脾韧带入大网膜前两层腹膜间，沿胃大弯向右走行，沿途发出许多小支分布于胃前、后壁和大网膜，终支多与胃网膜右动脉吻合，形成胃大弯动脉弓。

(5) 胃短动脉：有 3 ～ 5 支，起于脾动脉末端或其分支，经胃脾韧带至胃底前、后壁，并与胃左动脉和胃网膜左动脉的分支吻合。

(6) 胃后动脉出现率约 72%，常从脾动脉中部发出，在网膜囊腹膜的后方行向胃底，经胃膈韧带到达胃后壁。

2. 胃的静脉

胃的静脉与同名动脉伴行，最后均汇入肝门静脉系统。

(1) 胃左静脉：在小网膜内沿胃小弯行向左上，至食管下端处转向右下，在十二指肠上部上缘汇入肝门静脉。

(2) 胃右静脉：较小，在小网膜内沿胃小弯右行，在幽门处接受经幽门前方上行的幽门前静脉，然后注入肝门静脉。幽门前静脉在手术中是确定幽门口的外科标志。

(3) 胃网膜右静脉：在大网膜前两层间沿胃大弯右行，在胰颈下方汇入肠系膜上静脉。

(4) 胃网膜左静脉：在大网膜前两层间沿胃大弯左行，汇入脾静脉。

（六）胃的淋巴

胃壁分布着丰富的淋巴管，起始于胃黏膜固有层的毛细淋巴管网，再汇成淋巴集合管进入黏膜下层而形成淋巴网，通过肌层达浆膜下层后，再穿过浆膜层经输出淋巴管流入胃周围的淋巴结，其淋巴管的走行方向与胃的主要动脉方向大体一致，最后均汇合入胸导管。

根据胃周围淋巴的主要引流方向可将胃周围淋巴结分为四个淋巴结区：①胃左淋巴结区：贲门部、胃小弯上部和胃底的右半侧淋巴液经贲门旁淋巴结和胃上淋巴结引流到腹腔淋巴结；②胃右淋巴结区：胃小弯下部和幽门部淋巴液经幽门上淋巴结至肝总动脉周围淋巴结，最终汇入腹腔淋巴结；③胃网膜右淋巴结区：胃大弯下部和幽门部淋巴液经幽门下淋巴结引流至肝总动脉周围淋巴结，最终也汇入腹腔淋巴结；④胃网膜左淋巴结区：胃大弯上部和胃底左半侧的淋巴液经脾门淋巴结及胰脾淋巴结，汇入腹腔淋巴结。

根据胃癌的淋巴结转移规律，又将胃的区域淋巴结分为16组，按1～16组的顺序依次为贲门右淋巴结、贲门左淋巴结、胃小弯侧淋巴结、胃大弯侧淋巴结、幽门上淋巴结、幽门下淋巴结、胃左动脉周围淋巴结、肝总动脉周围淋巴结、腹腔动脉周围淋巴结、脾门淋巴结、脾动脉干淋巴结、肝十二指肠韧带内淋巴结、胰后淋巴结、肠系膜上动脉根部淋巴结、结肠中动脉周围淋巴结和腹主动脉周围淋巴结。

（七）胃的神经分布

胃的神经有交感神经、副交感神经及内脏感觉神经。

1. 交感神经

胃的交感神经主要来自腹腔神经丛，其神经纤维缠绕于腹腔干分支的表面至胃壁。部分交感神经纤维来自肝丛，经肝胃韧带分布于胃小弯。交感神经抑制胃的蠕动和减少胃液的分泌。

2. 副交感神经

胃的副交感神经来自左、右迷走神经。左迷走神经在食管下端形成迷走神经前干，经膈食管裂孔进入腹腔，行于食管腹段的右前方，至胃贲门处分为肝支与胃前支。肝支有1～2条，经小网膜上部右行参加肝丛。胃前支与胃左动脉伴行，沿途发出4～6条小支分布于胃底和胃体前壁。本干在胃角切迹附近形成“鸦爪”样分支，分布于幽门窦和幽门括约肌。右迷走神经在食管下端形成迷走神经后干，下行于食管腹段的右后方，至胃贲门处分为腹腔支和胃后支。腹腔支沿胃左动脉行向后，参加腹腔丛。胃后支沿胃小弯深部走行，沿途发出小支至胃后壁，最后也以“鸦爪”形分支分布于幽门窦，但不分布于幽门括约肌。迷走神经促进胃酸和胃蛋白酶的分泌，并增强胃肌的运动。目前临床上治疗十二指肠溃疡时采用高选择性迷走神经切断术，该手术只将由胃前支和胃后支发出至胃底和胃体前、后壁的小分支切断，保留肝支、腹腔支和胃前、后支的“鸦爪”样分支。这样不仅减少胃酸分泌，促进溃疡愈合，而且又保存了胃的排空功能。

3. 内脏传入纤维

胃的感觉神经纤维分别随交感、副交感神经进入脊髓和延髓。胃的痛觉冲动主要随交感神经通过腹腔丛、交感干传入脊髓第6～10胸髓节段；胃手术时，封闭腹腔丛可阻滞痛觉的传入。胃的膨胀感觉和饥饿感觉冲动则经迷走神经传入延髓；胃手术时应避免过度牵拉或强烈刺激迷走神经。

二、胃的生理

胃是一个重要的消化器官，具有运动和分泌两大功能。食物经咀嚼并混以唾液后被吞咽入胃，通过分泌胃液和蠕动，磨研搅拌成半液体状食糜，分次小量逐步排至小肠以进一步消化和吸收。胃对食糜的消化作用有限，胃液内的盐酸使胃蛋白酶原转变为胃蛋白酶，并初步开始消化食物中的蛋白质，唾液中的淀粉酶在胃内对淀粉食物也开始进行消化。脂肪食物在胃内基本不被消化。胃液中的内因子与食物中的维生素 B_{12} 结合成复合体，从而使维生素 B_{12} 能在末端回肠被吸收。胃的吸收功能很有限，仅有少量水、葡萄糖和盐可以被吸收。因此，胃的主要生理功能是分泌胃液和搅拌、排空运动，为食物在小肠内的消化和吸收进行准备和输送。胃液是胃黏膜和胃腺体的多种细胞的分泌液混合而成，其中以盐酸、胃蛋白酶和黏液为主，此外还有内因子、电解质、血型物质、HCO_3^- 等，胃液的含水量为 91%～97%。胃黏液是由黏膜表层上皮细胞和腺体的黏液颈细胞所分泌，其成分以糖蛋白为主，还有粘蛋白物质、粘多糖等。胃酸是由壁细胞所分泌，分泌的 H^+ 浓度可高达 150mmol/L，胃蛋白酶原是由主细胞和腺体的黏液颈细胞所分泌，遇酸后通过肽链裂解而成为具有活性的胃蛋白酶，它作用的最适宜酸度 pH 值为 2，如 pH 超过 6，它即被灭活，正常胃黏膜受到黏液屏障和黏膜屏障的双重保护。胃黏液具有黏滞和形成凝胶的特性，它附着覆盖在黏膜表面，形成保护层。它除有润滑和保护胃黏膜免遭食物的机械性损伤作用外，还能有效地阻挡胃腔内的 H^+ 接触胃黏膜。胃黏膜上皮细胞顶部的细胞膜相邻连接致密，构成了又一道屏障。由于细胞膜为脂蛋白，因此非脂溶性物质很难透过黏膜层，从而阻碍了胃腔内的 H^+ 大量逆向黏膜内扩散。胃黏膜上皮细胞还能分泌 HCO_3^-，与 H^+ 发生中和，形成 pH 梯度，使胃蛋白酶缺乏起作用所需要的 pH 环境，从而防止了胃酸和胃蛋白酶对黏膜的伤害。胃液的分泌可分为基础分泌和餐后分泌，基础胃液分泌是指消化间期无刺激性的分泌，熟睡时分泌减少，醒后增多。这种分泌的多少个体差异很大，餐后胃液分泌量明显增多，食物刺激胃液的分泌，参与进食引起胃液分泌的内源性物质主要有三种，即乙酰胆碱、促胃液素和组织胺。

三、十二指肠的解剖

十二指肠是小肠的第一部分，介于胃和空肠之间，约 25cm 长，大部分位于腹腔上部深处，紧贴腹后壁，是“C”字形，包绕胰头，在解剖学上十二指肠可分为上部、降部、水平部和升部 4 部分。

（一）十二指肠上部

十二指肠上部也称球部，较短，约 5cm，起自胃幽门部，水平向右且稍向上，至肝门下方、胆囊颈的后下方，急转向下，移行为降部。十二指肠上部近侧与幽门相连接的一段肠管，长约 2.5cm，由于其肠壁薄，管径大，黏膜面光滑平坦，无环状襞，临床上称此部为胃十二指肠球部，是溃疡和穿孔的好发部位。上部与降部转折处所形成的弯曲称十二指肠上曲。十二指肠上部大部分周边为腹膜所覆盖，其上方邻近胆总管和胆囊，其后方为胆总管下部和胰腺头部。

（二）十二指肠降部

长约 7～8cm，起自十二指肠上曲垂直下行于第 1～3 腰椎体和胰头的右侧，至第 3 腰椎体右侧，弯向左行，移行为水平部，转折处的弯曲称十二指肠下曲。降部黏膜形成发达的环状襞，其后内侧壁中部有一纵行的皱襞称十二指肠纵襞，其下端的圆形隆起称十二指肠大乳头，为肝胰壶腹开口处，在大乳头上部可能尚有十二指肠小乳头，为副胰管开口处。十二指肠降部主要位于腹膜后，较固定，仅前侧和外侧为腹膜所覆盖，其内侧与胰腺头部紧密相连。其后方为下腔静脉和右肾，其间有疏松结缔组织相隔，分离容易。

（三）十二指肠水平部

长约 10cm，在第 3 腰椎平面横行向左上，跨过下腔静脉和脊柱，至腹主动脉前方续于升部。全部为腹膜外位。此部上方为胰头；下方与空肠袢相邻；后方有右输尿管、下腔静脉和腹主动脉经过；前方有肠系膜根和肠系膜上动、静脉跨过。由于此部介于肠系膜上动脉与腹主动脉的夹角处，故当肠系膜上动脉起点过低时，可能会压迫十二指肠水平部，引起十二指肠肠腔淤积、扩大、甚至梗阻，称十二指肠上动脉压迫综合征 (Wilkie 综合征)。

（四）十二指肠升部

此部最短，长约 2.5cm，自腹主动脉前方上升，至第 2 腰椎左侧转向前下，形成十二指肠空肠曲，移行为空肠。十二指肠空肠曲被十二指肠悬肌连于右膈脚，该悬肌由肌纤维和结缔组织构成，又称为 Treitz 韧带，有悬旱、固定十二指肠空肠曲的作用，是手术时确认空肠起始部的重要标志。

升部的上方为胰体；前面为横结肠及其系膜；后面有左交感干和左腰大肌；左侧为左肾和左输尿管。十二指肠血供主要来自胰十二指肠前后动脉弓。静脉回患者门静脉系统，胰十二指肠上动脉源于胃十二指肠动脉，位于十二指肠降部与胰头之间；胰十二指肠下动脉源于肠系膜上动脉，位于十二指肠横部与胰腺下缘之间。胰十二指肠上、下动脉之间相互吻合成环。球部内侧、胆总管、门静脉和胃十二指肠动脉的关系非常密切。十二指肠溃疡常好发于球部。十二指肠除接受胆汁和胰液外，其黏膜腺体可分泌一种碱性消化液，含有多种消化酶，十二指肠还能分泌促胰激素 (刺激胰液的分泌) 和胆囊收缩素。降部前 1/3 处有横结肠跨过。后面为右肾的动静脉与下腔静脉，前面及右外侧被后腹膜覆盖，而内侧与胰头紧贴。胰胆管形成的共同通道开口于降部内后侧的乳头。横部横过右输尿管、下腔静脉、脊柱和腹主动脉。横部前面有从胰腺下缘穿出的肠系膜上血管，排列次序自右向左为肠系膜上静脉、上动脉、十二指肠空肠曲。横部的前面大部分为空肠所覆盖。升部沿着脊柱在腹主动脉左侧向上略向左走行，止于第三腰椎的水平，然后急转向左前下方，形成十二指肠空肠曲。

四、十二指肠的生理

十二指肠除接受胆汁、胰液外，其黏膜腺体能分泌碱性消化液，内含有多种消化酶，如肠蛋白酶、麦芽糖酶、乳糖酶、蔗糖酶、脂肪酶等食糜进入十二指肠后即与各种消化液混合，开始进一步消化。十二指肠黏膜本身能吸收少量水、葡萄糖和电解质。同时它也有分泌激素的作用，如十二指肠膜也有 G 细胞分泌胃泌素，此外还能分泌肠抑胃肽、胰泌素、缩胆囊素和促胰岛素等。

第二节　消化性溃疡

消化性溃疡主要指发生于胃及十二指肠的慢性溃疡，是一多发病、常见病。其临床特点为慢性过程，周期发作，中上腹节律性疼痛。消化性溃疡多发生于胃和十二指肠，亦可发生于与胃酸、胃蛋白酶接触的其他部位，如食管下段、胃肠吻合术的吻合口、空肠 Meckel 憩室等。

一、病因

1. 胃酸分泌 / 胃蛋白酶

胃酸 / 胃蛋白酶对黏膜自身消化是消化性溃疡形成的最终原因。无酸情况下溃疡极少发生，抑制胃酸分泌药物可促进溃疡愈合，这些事实均证实胃酸在溃疡形成过程中具有决定性的作用，是溃疡形成的直接原因。胃酸的这一损害作用一般只在正常黏膜防御和修复功能遭受破坏时发生。

2. 幽门螺杆菌感染

幽门螺杆菌感染是发生消化性溃疡的重要原因。临床依据：①幽门螺杆菌检出率消化性溃疡患者明显高于正常人群；②大量临床研究资料显示，消化性溃疡的复发率在成功根除幽门螺杆菌后显著下降。

3. 非甾体抗感染药

非甾体抗感染药通过削弱黏膜的防御和修复功能导致消化性溃疡发病，是引起消化性溃疡的另一个常见原因。大量临床资料显示，发生消化性溃疡及其并发症的危险性服用非甾体抗感染药患者明显高于普通人群。

4. 其他因素

(1) 吸烟：吸烟影响溃疡愈合和促进溃疡复发，吸烟者消化性溃疡发病率高于不吸烟者。

(2) 精神因素：根据现代的心理 - 社会 - 生物医学模式观点，消化性溃疡属于典型的心身疾病范畴之一。心理因素可影响胃液分泌；③胃十二指肠运动异常：是原发病因的可能性低，但可加重幽门螺杆菌或非甾体抗感染药对黏膜的损害；④遗传因素：尚有待进一步研究。

二、诊断

1. 症状

上腹部疼痛是溃疡病最常见的症状之一，常见有节律性、周期性和长期性的特点，疼痛的性质常为隐痛、灼痛、胀痛、饥饿痛或剧痛，以阵发性中等度钝痛为主，亦有持续性隐痛者，能为碱性药物和食物暂时缓解。胃溃疡的疼痛部位在剑突下或偏左，十二指肠溃疡则偏右，后壁穿透性溃疡疼痛可放射至背部 7 ～ 12 胸椎区。每次疼痛发作的持续时间大多为 1 ～ 2 小时，亦可持续数日。疼痛的发作有季节性，一般秋末冬初最易发病，胃溃疡疼痛发生于餐后 1/2 ～ 2 小时，再经 1 ～ 2 小时的胃排空后缓解。其规律为进食 - 舒适 - 疼痛 - 舒适。十二指肠溃疡疼痛常于饭后 2 ～ 4 小时发作，持续至下次进食后才缓解，其规律为进食 - 舒适 - 疼痛，常在夜间痛醒。消化性溃疡的发作可伴有嗳气、反酸、流涎、恶心、呕吐等症状，约 10%～ 25% 的患者，尤其是老年人常无上腹部疼痛等典型症状，而是以上消化道出血或急性穿孔而就诊。

2. 体征

溃疡病在缓解期体征可不明显，病情发作期可有上腹部压痛，多和溃疡存在部位相一致，如胃溃疡的压痛多在剑突下左方，幽门前区溃疡多在上腹正中或稍偏右，球部溃疡多固定于脐的右上方。亦可能由于内脏交感神经感觉纤维有脊髓内与体表局部感觉神经的交通支，因而使体表局部敏感性增强而形成压痛点，舌象在溃疡病亦有一定的特点，胃溃疡时舌苔多为白腻，偶有片状剥脱性改变；十二指肠溃疡时，舌质多平滑鲜红，舌苔却少。

3. 辅助检查

(1) X 线钡餐检查：本检查特别是气、钡双层造影有确诊价值，尤以看到龛影时为然。溃疡的 X 线征象分直接和间接两种。龛影是直接征象，局部压痛、激惹、溃疡对侧有痉挛性切迹以及局部变形等是溃疡的间接征象。只有间接征象时应更多结合临床表现和其他检查来做出诊断。

(2) 胃镜和脱落细胞检查：当 X 线钡餐检查未能做出诊断或需鉴别良性和恶性溃疡时，应作纤维胃镜检查。镜下溃疡多呈圆形或椭圆形，底部平整，覆有白色或灰白苔，边缘齐整，无结节状隆起，周围黏膜肿胀发红，有时可见皱壁向溃疡集中，胃镜还可发现伴随的胃炎和十二指肠炎，且可采取活组织标本和刷取细胞做病理检查。

(3) 胃液分析：胃溃疡患者的胃酸分泌正常或稍低于正常，十二指肠溃疡患者则多增高，尤以空腹和夜间明显。一般胃液分析方法所得的结果，其胃酸幅度与正常人有重叠，故对诊断帮助不大。在其他检查不能做出诊断时，用增大组胺或五肽胃泌素试验发现最大游离酸分泌量超出 4mmol/h，可提示十二指肠溃疡。

三、病理分析

消化性溃疡多呈圆形或卵圆形。溃疡的边缘整齐，一般与周围黏膜相平或稍高，溃疡壁陡直，底部深，常穿透肌层达浆膜层。发病时间较长的溃疡可呈斜漏斗形，溃疡的贲门侧较深且边缘陡峭，幽门侧较浅且边缘的黏膜下层、环肌层及肌层断端相继突起呈阶梯状，这是在溃疡形成过程中胃的蠕动所导致。当胃壁自胃体向幽门方向运动时，溃疡处各层移动程度不同，黏膜层移动最大，其次为环肌层，再次为纵肌层，以致形成斜向幽门的阶梯状边缘。溃疡的底面较清洁，可有少量渗出物及凝血块附着。

显微镜下观察，溃疡的基底部大致由 4 层组织构成。由浅入深第一层为炎性渗出物，主要由白细胞和纤维素构成；第二层为坏死组织，含嗜酸性坏死组织及破碎的细胞核；第三层为肉芽组织，其中有丰富的与溃疡底面呈垂直方向排列的毛细血管；最下层为瘢痕组织，由致密的胶原纤维构成。溃疡时间越久，瘢痕形成越多，增生的纤维组织向周围的肌层下扩展，将肌层断端向上推移，使肌层断端与其上的黏膜肌层断端吻合，底部纤维组织与浆膜融合，并可与邻近的肝、胰等器官的包膜形成粘连。瘢痕组织内的小动脉常有增生性动脉内膜炎，管壁增厚、管腔狭窄，有时有血栓形成，从而引起局部缺血，影响组织再生，这也是形成溃疡复发的病理基础之一。底部的神经节细胞常有变性和神经纤维断端呈球形增生。

四、治疗

1. 一般治疗

患者生活要有规律，避免精神紧张和过度疲劳，规律饮食，戒烟、戒酒，尽量停用或慎用非甾体抗感染药。

2. 抑酸治疗

溃疡的愈合与抑酸治疗的强度和时间成正比。抑制胃酸药物可中和胃酸，能够迅速缓解疼痛症状，但是一般难以促进溃疡愈合，故目前多用于加强止痛的辅助治疗。常用药物有：碱性抗酸剂 - 氢氧化铝、铝碳酸镁及其复方制剂；H_2 受体拮抗剂 - 西咪替丁、雷尼替丁、法莫替丁、尼扎替丁；质子泵抑制剂 - 奥美拉唑、兰索拉唑、泮托拉唑、雷贝拉唑、埃索美拉唑。

3. 保护胃黏膜

硫糖铝和胶体铋目前较少作为治疗消化性溃疡的一线用药。枸橼酸铋钾（胶体次枸橼酸铋）抑制幽门螺杆菌作用较强，可作为根除幽门螺杆菌联合治疗方案的组分，但注意此药不可长期服用，因会过量蓄积引起神经毒性。米索前列醇的作用有抑制胃酸分泌，增加胃十二指肠黏膜的黏液，碳酸氢盐分泌，增加黏膜血液等，主要用于预防非甾体抗感染药溃疡，常见不良反应为腹泻，因会引起子宫收缩故孕妇禁服。

4. 根除幽门螺杆菌

常用的三连治疗方案：①质子泵抑制剂或胶体铋 PPI 常规剂量的倍量 / 日（如奥美

拉唑 40mg/d) 枸橼酸铋钾 (胶体次枸橼酸铋)480mg/d 选择一种；②抗菌药物：克拉霉素 1000mg/d 阿莫西林 2000mg/d 甲硝唑 800mg/d 选择两种，上述剂量分两次服，疗程 7 ～ 14d 在根除幽门螺杆菌疗程结束后，应继续抗溃疡治疗一个常规疗程。此外应在根除幽门螺杆菌治疗结束至少四周后复查幽门螺杆菌是否已被根除，且在检查前停用 PPI 或铋剂 2 周，防止假阴性出现。

5. 手术治疗

主要限于少数有并发症者，包括：大量出血经内科治疗无效。急性穿孔、瘢痕性幽门梗阻、胃溃疡癌变，严格内科治疗无效的顽固性溃疡。

第三节　贲门失弛缓症

贲门失弛缓症是一种表现为食管神经肌肉功能障碍的疾病，其病理生理特征是食管蠕动减弱和消失，吞咽动作时食管下端括约肌 (LES) 松弛反应减弱。

一、病因机制

1. 病因

病因尚未完全阐明，可能与食管壁 Auerbach 神经丛病变和食管外神经损害 (如迷走神经及其中枢神经背核的变性) 有关，目前认为前者的可能性更大。食管壁 Auerbach 神经丛病变，引起食管神经肌肉功能障碍，导致食管推进性蠕动与食管下端括约肌松弛的共济失调，食管体部的蠕动变为非推进性的，而 LES 也不能完全松弛，其结果引起食管内食物潴留和食管扩张。但是引起食管壁 Auerbach 神经丛病变的原因尚未明确，主要可能由某些慢性炎症或营养障碍，特别是维生素 B 缺乏所致。其他可能的原因有神经丛先天性减少或缺如、精神神经创伤、缺血或坏死性动脉炎等。

2. 发病机制

贲门失弛缓症的确切发病机制仍不明确，其基本缺陷是神经肌肉异常，病理所见为食管体部及食管下括约肌均有不同程度的肌肉神经丛病变存在，Auerbach 丛内单核细胞浸润到整个神经节细胞为纤维组织所替代，迷走神经有 Wallerian 变性，背运动核内丧失神经细胞体，食管平滑肌在光镜下正常，但在电镜下表现为微丝从表面膜脱落及细胞萎缩，但这些变化是原发或继发还不清楚，总之，经组织学、超微结构及药物学研究的结果表示失弛缓症的食管已失神经支配，病变位于脑干，迷走神经纤维，Auerbach 神经丛及肌内神经纤维，但不能澄清原发病灶在何处，可能是有弥散性神经退行性变或向神经毒性物质影响了从脑到肌纤维的所有神经系统。

贲门失弛缓的病理生理机制如下：

(1) 神经源性病变：患者食管肌间神经丛 (Auerbach 神经丛) 神经节细胞减少、缺如、退行性变、神经纤维化，无病理改变者提示外源性神经病变，患者食管体部和 LES 区的肌索对作用于神经节水平的刺激无反应，而乙酰胆碱直接作用能引起收缩反应，另有报道患者食管对胆碱能剂有强反应性，即出现强烈节段性收缩，根据 Cannon 定律，即失去自主神经的组织对该神经传导递质的反应更敏感，说明病变主要在神经。

(2) 抑制性神经元受累：LES 区神经有兴奋性 (胆碱能) 和抑制性 (非胆碱能非肾上腺素能 NANC) 两种，血管活性肠肽 (VIP) 和一氧化氮 (NO) 是 NANC 抑制性神经递质，介导平滑肌舒张，贲门失弛缓患者食管下段 VIP 和 NO 等神经纤维明显减少，胆囊收缩素 (CCK) 对患者 LES 的异常收缩作用也提示抑制性神经受损，此外，患者 LES 对阿片肽等药物的反应不同于常人，也提示有神经或肌细胞受体的异常。

(3) 迷走神经功能异常：本症患者有明显的胃酸分泌障碍，与迷走神经切除术后症状类似，提示有去迷走神经功能障碍。

综上可知，由于迷走中枢及食管壁神经丛病变，抑制性神经递质缺乏，食管去神经性萎缩和迷走神经功能障碍等因素导致 LES 静息压升高，吞咽时 LES 松弛不全或完全不能松弛，食管体部失蠕动和运动不协调，对食物无推动作用，使食物滞留于食管内，当食管内压超过 LES 压力时，由于重力作用，少量食物才能缓慢通过，长期的食管内容物残留，导致食管扩张，延长和弯曲，食管炎症，溃疡或癌变，近年研究发现有些患儿经治疗解除 LES 梗阻后，食管又出现蠕动性收缩，故认为食管体部非蠕动性收缩并非原发性，而是与 LES 梗阻有关。失弛缓症累及整个胸内食管，并不仅局限于贲门部，开始时食管解剖学上正常，以后肥厚，扩张，并失去正常蠕动，贲门括约后肥厚、扩张，并失去正常蠕动，贲门括约肌不能松弛，异常主要限于内层环行肌，而外层纵行肌功能正常，据食管腔扩张的程度分轻、中、重 3 度。①轻度：食管腔无明显扩张或扩张仅限于食管下段，一般管腔的直径＜ 4cm，无或仅有少量食物及液体潴留，食管可见推动性收缩；②中度：食管腔扩张明显，管腔的直径＜ 6cm，有较多的食物及液体潴留，食管少见推动性收缩；③重度：食管腔极度扩张，腔的直径＞ 6cm，有大量的食物及液体潴留，食管见不到推动性收缩。

二、诊断

1. 症状

大多数患者起病缓慢，起病时症状不明显，呈间歇性发作症状。突然起病者多与情绪波动有关。①吞咽困难是该病最突出的表现，其程度常有差异。普食或流食都可出现梗阻，通常液体吞咽困难者占 60%，固体吞咽困难者占 98%。很少有食管癌的从固体到流食到液体的规律性吞咽困难的发病过程；②呕吐常与体位变化有关，尤其夜晚可因反流导致误吸，占总数的 60% ～ 90%；③胸骨后疼痛常见于年轻者，常在进食后发生，并时常迫使患者停止进食；④其他症状部分患者可出现胃灼热症状，多发生于疾病早期和吞咽困难以前。患者由于误吸可出现反复的呼吸道感染、肺炎。重症、病程较长时，可出现体重减轻，但营养不良一般不重。

2. 辅助检查

(1) X 线：置患者于平卧位食管吞钡造影检查是本症确诊的基本诊断方法。特征性表现为食管下端“鸟嘴样”改变，除食管贲门外无其他器质性改变。

(2) 食管镜检查：必须行食管镜检查，目的是确定有无食管并发症，并做鉴别诊断。内镜下可见食管体部扩张或弯曲变形，可伴憩室膨出，并可见多个环行收缩，其内有积食，黏膜水肿增厚，镜管仍可进入胃腔，但是通过贲门有阻力，严重病例难以通过贲门。

(3) 食管测压：能从病理生理角度反映食管运动病理生理，可证实或确诊本症。主要表现为吞咽时 LES 松弛障碍，静息下食管括约肌压力增高，可达 40 ～ 60mmHg，食管体部缺乏推进性蠕动波，而替之以同步收缩。

(4) 放射性核素检查：可定量了解食管排空情况。Holloway1983 年报道正常人 15s 内放射性物质可排出食管，贲门失迟缓症患者 100s 后仍有 50% 以上的放射性物质残留于食管内。

(5) 超声内镜检查：1989 年 Deviere 等首先将超声内镜应用于贲门失弛缓症的诊断。经超声内镜，可以获得消化道壁及临近脏器的高分辨率图像。在鉴别由肿瘤引起的假性贲门失弛缓症和原发性贲门失弛缓症中具有实用价值。

三、病理分析

贲门失弛缓症累及整个胸内食管而不仅限于贲门，肉眼观察可见食管远端有一段 1.5 ～ 5cm 长的狭窄段，近端食管有不同程度的扩张、延长及弯曲。早期食管壁的肌肉增厚，晚期则可因食管高度扩张而变薄，极少数还可合并黏膜膨出，甚至形成膈上型憩室。由于食物长期潴留和刺激，导致食管黏膜炎症和溃疡，在潴留性食管炎的基础上 . 部分病例可以发生癌变，癌变率可达 2%～ 7%，显微镜下显示食管下段肌肉肥厚，黏膜下有炎症细胞浸润或有食管周围炎。也可见到 Auerbach 神经节细胞变性或消失等。

四、治疗原则

1. 药物治疗

包括硝酸酯类、钙离子通道阻滞剂、抗胆碱能药物、β 受体激动剂等。临床上硝酸酯类及钙离子通道阻滞剂常用，在饭前 30 ～ 60 分钟服用。舌下含服单硝酸异山梨酯 5 ～ 10mg，几分钟后 LES 压力开始下降，15 分钟后降低至最低水平，能持续降低 66% 的下食管括约肌静息压 90 分钟。舌下含服钙离子通道阻滞剂硝苯地 20mg，约 30 分钟起效，能降低食管压力的 30% ～ 40%，持续时间超过 1 个小时。单硝酸异山梨酯比硝苯地平起效更快，作用更强。

2. 毒杆菌毒素治疗

经食管镜在下食管括约肌层注射 A 型肉毒杆菌毒素有一定疗效。主要通过抑制神经末梢释放乙酰胆碱而起作用。方法：内镜下将肉毒杆菌毒素沿 LES 区分 4 点注射，每点

20～25U，总量 80～100U。总有效率 85%，但持续时间短，50% 半年后复发。而第 2 次治疗时仅有 76% 有效，而且在以后的治疗中有效率会越来越低。此外，尚有 25% 患者表现为原发耐药，且反复注射肉毒杆菌毒素使以后的手术和扩张更为困难，且术后疗效不好。因此本法适用于药物治疗失败、下食管括约肌的扩张和外科手术治疗风险大的老年患者或拒绝创伤性治疗的患者。

3. 球囊扩张治疗

球囊扩张的主要原理是在 X 线透视或内镜下利用充气球囊或水囊膨胀的外力使食管下括约肌部分肌纤维断裂，以减小张力而达到治疗目的。球囊扩张法并发症包括穿孔、胃食管反流、出血、感染、胸痛等。穿孔是最严重的并发症，文献报道穿孔的发生率为 0～15%。扩张治疗后期并发症主要是胃食管反流，发生率可达 30%。

4. 支架治疗

支架治疗的原理和球囊扩张一样，目前应用的可膨胀金属支架随患者的体温逐步扩张，12～24h 支架完全扩张到达预定的直径，故贲门肌撕裂较为规则，修复时瘢痕相对较少，再狭窄率低，支架治疗分为永久性和暂时性 2 种。应用永久性金属支架后期会发生严重频繁的胃食管反流和肉芽组织增生导致食管狭窄等，因此，永久性金属支架扩张不适合贲门失弛缓症。暂时性金属支架多在手术后 3～6d 取出，Cheng 等报道近期和中远期有效率分别为 90.8% 和 85.5%，但术后出血、胸痛、胃食管反流发生率偏高，并有少数患者支架移位致无法取出，且治疗费用昂贵，故支架治疗贲门失弛缓症目前应用尚少。

5. 手术治疗

1913 年 Heller 应用食管贲门部黏膜外肌层切开手术。Heller 术是治疗贲门失弛缓症的首选手术。以后又在其基础上附加防止食管胃反流等改良方法。但应合理选择手术时机，手术径路、保证充分的肌层切开长度及深度、严格限制胃壁肌层切开长度并注意预防并发症发生。胸腔镜、腹腔镜下施行 Heller 术和抗反流胃底折叠术手术时 10 年来开展的一种新的微创手术方式。其创伤小、恢复快、住院期短，有效率可达 94%，该手段是贲门失弛缓症手术治疗的新发展方向。

手术后吞咽困难的改善率 80% 以上，主要的并发症是反流性食管炎发生率与胃端肌层切开长度有关，预防方法是肌层切开同时作抗反流手术。

第四节 胃下垂

直立位时胃的大弯最低点可抵达盆腔，胃小弯弧线的最低点降至髂嵴连线以下，称为胃下垂。本病常是内脏下垂的一部分。

一、病因机制

正常腹腔脏器的位置主要靠以下 3 个因素来维持。①横膈的位置以及膈肌的正常活动力；②腹内压的维持，特别是腹肌力量和腹壁脂肪层厚度的作用；③邻接的脏器和相关韧带的固定作用。胃的两端是相对固定的，这主要靠食管的贲门部韧带（胃一结肠韧带，胃一脾韧带，胃一肝韧带）的固定，以及十二指肠空肠弯在后腹壁固定。除上述两端外，正常胃体可在一定范围内上下、左右或前后方移动。按照胃壁的张力情况可将胃分为 4 个类型，即高张力、正常张力、低张力和无张力型。胃张力低下和无张力的极易发生胃下垂，其产生主要和膈肌悬吊力不足，支持腹内脏器的韧带松弛，腹内压降低，及胃的移动度增大有关。常见于瘦长体形的女性、经产妇、多次腹部手术而伴腹肌张力消失者，尤多见于消耗性疾病和进行性消瘦者。

二、临床表现

轻度胃下垂者可无症状，下垂明显者可伴有与胃肠动力以及分泌功能较低有关的症状，如上腹不适，易饱胀，厌食，恶心，嗳气及便秘等。有时出现和肠系膜受牵拉有关的深部腹隐痛，下垂的胃排空常较缓慢，故会出现胃潴留和慢性胃炎的症状。患者常于餐后，多站立及劳累后上腹不适加重。

胃下垂患者也可出现眩晕，心悸，直立性低血压和晕厥等症状。

四、体检

肋下角常小于 90°，站立时上腹部可扪及明显的腹主动脉搏动。从背部以双手扶托患者的下腹部往上常使患者有上腹胀坠减轻的感觉。胃排空延缓时还可测得振水声。上腹部压痛点可因不同的体位而变动。下垂明显者常伴有肝、肾和结肠等其他内脏下垂。

五、治疗

采用内科对症治疗。少食多餐；食后平卧片刻；增加营养保证，摄入足够的热量和营养品，以增强腹肌张力。也可作气功和太极拳疗法。症状明显者，可放置胃托。巫协宁曾对一极度胃下垂、胃大弯位于盆腔的极度消瘦而腹部隐约可见胃影的老年妇女，在空腹时以细长针斜刺胃体大弯上部，刺入胃壁后迅即拔出，不作提插，每日一次，3 次之后胃大弯即升至脐水平，吃粥不感腹胀。这因针刺可能通过胃电活动增强了收缩力和肌张力，情况得以改善，而四肢穴位针刺无效。

第五节 胃 癌

胃癌是消化道最常见的恶性肿瘤，长期以来，在我国占恶性肿瘤发病的首位。多见于 40 ～ 60 岁，男性多于女性，男女之比为 3.6∶1。在我国，胃癌的地理分布以辽东半岛、山东半岛、上海、江苏、浙江、福建等沿海地区为最多。临床上以腹胀、腹痛、食欲减退、恶心、呕吐、腹块、消瘦和大便隐血为主要症状。胃癌根据癌肿侵犯深度分为早期胃癌和进展期胃癌。

一、病因机制

胃癌病因和发病条件可能与下列因素有关。

(1) 癌前病变和癌前疾病：胃黏膜上皮的异型上皮增生和胃黏膜肠上皮化生较正常胃黏膜或其他的胃黏膜病变更容易发生癌变，故此受到研究者的注意。癌前疾病则是一个临床概念，是指某些疾病发生胃癌机会较多，如胃息肉、胃腺瘤性息肉，多发性息肉直径大于 2cm 时，恶变可能性大，胃溃疡为胃癌的癌前疾病，其恶变率各家报告不一，国内资料为 6%～ 18%。慢性萎缩性胃炎患者在 10 ～ 20 年之后约有 10%的病例发生胃癌。慢性萎缩性胃炎伴胃酸缺乏、恶性贫血，肠上皮化生等，是胃癌的高危因素。

(2) 饮食习惯和食物：经口摄入的食物在胃内长时间停留，而某些食物原料可能是人类和动物的致癌因素，如研究发现油煎鱼、咸鱼、咸肉，咸食物、黄鱼肉、腌制蔬菜、动物脂肪、油炸食品等与胃癌发病呈阳性相关 (正相关)；相反，新鲜蔬菜、芹菜、莴苣、南瓜，茄子、西红柿、各种水果和含大量维生素 C 的食品均呈阴性相关 (负相关)，其他如进食时生气，进食不定时、进食快、喜进烫食、暴饮暴食、吸烟等都可能引起胃黏膜屏障的损伤，因而发生胃癌疾患，导致癌前疾病或病变，发展为癌。统计分析高发国家 (日本) 移民到低发国家的人群，仍保持对胃癌的易感性，但他们后代的胃癌危险性，与移居国当地人群非常接近，这提示幼年的环境接触和饮食致癌与胃癌发生有关。近年来认为，由饮食摄入硝酸盐在胃内所转化的致癌性亚硝基化合物，是胃癌的病因之一，在胃黏膜损伤的内因基础上，长时间接触外因致癌物的作用，可导致发病，终致癌变。

二、诊断

1. 症状

大部分早期胃癌均同时伴有早已存在的萎缩性胃炎或胃溃疡等背景性疾病，所以总有一定的消化道症状，如嗳腐嘈杂、胃脘不适、食欲不振，消瘦纳少，黑便或大便潜血阳性，既往有长期慢性胃病史，近期症状明显加重。约有 1/3 早期胃癌患者无任何消化道症状，仅在普查中发现，故有条件地区，应对 40 岁以上人群做普查，临床医师应重视患者一些并不特异的症状，及时进行必要的检查，才能对胃癌做出及时的诊断，当胃癌病变发展，瘤体增大、出血、上消化道症状加重，进食后上腹部疼痛加剧，食欲明显减退、贫血、黑便、消瘦乏力，进而出现梗阻，朝食暮吐，暮食朝吐，这都是晚期症状，不难诊断了。据国内资料，早期胃癌症状多见上腹痛 (83.8%)、消瘦 (35.8%)、上腹胀 (37.8%)、食欲减退 (39.5%)、呕吐 (18.6%)。而进展期胃癌除上述症状多见外，还可见到黑便、呕血、背疼、腹泻、腹块等。

2. 体征

早期胃癌无明显阳性体征，晚期可出现上腹部压痛、饱满，或可扪及腹部包块，或锁骨上窝淋巴结肿大、贫血、腹水或恶病质。

3. 辅助检查

(1) 胃的 X 线：双重对比造影，可显示较细小和浅在病变，但对早期胃癌的假阴性误诊率可达 30%左右。

(2) B 型超声波检查：在 X 线或胃内窥镜检查确诊胃癌后可作此项检查以了解胃癌侵犯胃壁程度 (超声内镜)，有无肝脏及胃周围淋巴结转移，帮助估计手术切除可能性和手术范围。

(3) CT 检查：确诊后有条件可作 CT 检查以了解胃周围、肝脏及后腹膜淋巴结有无转移，有助于临床对预后的估计。

(4) 光学纤维内窥镜检查：可在直视下观察到病变部位、大小、能发现微小癌和多发病变，直视下活检胃黏膜作细胞病理学检查，是确诊的决定性手段，同时还可作细胞刷、冲洗液脱落细胞的细胞学检查，荧光检测等。

(5) 生物学与生物化学检查：包括癌的免疫学反应，本内特殊化学成分的测定及酶反应等，血如血清胃蛋白酶原Ⅰ及胃蛋白酶原Ⅰ / Ⅱ之比 CEA，CA19-9，CA_{125} 等癌胚抗原及单克隆抗体的检测等，但这些检查假阳性与假阴性均较高，特异性不强。

(6) 其他检查：多种放射性核素可用于诊断胃癌，但因技术设备要求较高，尚难广泛应用。生化学及免疫学检查包括酶学检查 (如测定胃液中乳酸脱氢酶及 β 葡萄糖醛酸酶活力)、胃液极谱值测定、胃液锌离子呈色反应检查以及免疫学检查癌胚抗原 (CEA)、胎儿硫糖蛋白抗原 (FSA)、肿瘤相关抗原 (TAA、α2 癌胚糖蛋白 (α2-GP) 等虽有一定的阳性率，但其特异性差，尚难推广应用。近年报告癌胚抗原 CA19-9 检测有一定价值。

三、病理分析

1. 早期胃癌

早期胃癌系指癌肿病灶局限于黏膜层、黏膜下层，不论癌肿大小及有无淋巴结转移。1978 年全国胃癌协作组第一次会议提出分为三型：①隆起型：癌肿呈息肉样隆起，高出黏膜 5mm 以上；②平坦型：没有明显隆起或凹陷，多发生于胃炎。又分为两个亚型，即局限型 (指癌肿直径在 4cm 以下) 和平坦弥漫型 (癌瘤直径超过 4cm)；③凹陷型：指溃疡深度达黏膜下层，而癌细胞浸润未超过黏膜下层，包括溃疡癌变。

2. 进展期胃癌

进展期胃癌指癌肿侵及肌层、浆膜层、浆膜外，并有局部或远处转移。根据肉眼所见，采用 Borrmann 分型法可分为：Ⅰ型 (息肉样癌)：癌肿呈息肉状、结节状突出于黏膜表面，表面不规则，可有糜烂或溃疡。Ⅱ型 (溃疡型癌)：癌肿呈溃疡型，溃疡边缘不规则，周围有明显环堤，周围黏膜无明显癌浸润。Ⅲ型 (溃疡浸润型癌)：癌肿呈溃疡型，癌向周围浸润，出现黏膜皱襞中断、僵硬。Ⅳ型（弥漫浸润型癌）：癌肿在胃壁内广泛浸润，胃壁僵硬，胃腔缩小，无溃疡形成或伴有糜烂或有浅溃疡。

3. 胃癌的组织学分类

乳头状腺癌、管状腺癌、低分化腺癌、黏液腺癌、印戒细胞癌、未分化癌和其他癌，如鳞癌、腺鳞癌、类癌及溃疡癌变等。

四、治疗

（一）外科治疗

1. 手术适应证

(1) 绝对适应证：凡无腹膜、肝、肺等远处转移的胃癌患者均应采用手术治疗。

(2) 相对适应证：①胃癌伴孤立肝左叶或肝右叶边缘转移者；②伴有幽门梗阻或胃癌出血。虽有肝、肺、盆腔内种植等转移，只要全身情况许可，也可采用原发灶切除或改道手术；③胃癌伴孤立性直肠窝转移。

2. 禁忌证

①有严重心、肺、肝、肾疾病的胃癌患者；②胃癌伴有黄疸、腹水者；③胃癌伴有全身广泛转移者。

3. 根除术式的类型

根据胃癌的不同类型与病程决定淋巴结和胃切除范围，即日本规约中规定的 R_1、R_2、R_3 式手术。

(1) R_1 术式：清除胃周围相应的第一站淋巴结，胃大部或全部切除。本术式操作简单，创伤小，并发症和死亡率较低。但容易遗漏可能有癌转移的第二、第三站淋巴结，5 年生存率低。

(2) R_2 术式：清除胃周围相应的第一站和第二站淋巴结的胃大部分，近全胃或全胃切除术。创伤比 R_3 小，并发症和死亡率也比 R_3 术式低，术后 5 年生存率与 R_3 差不多，比 R_1 术式高。可视为通行的胃癌根治术。

(3) 选择性 R_3 术式：清除胃周围相应的第一、第二站和部分第三站淋巴结的胃大部分，近全胃或全胃切除。创伤比 R_3 小，并发症和死亡率较 R_2 术式低，术后 5 年生存率不低于 R_1 术式，比 R_2 术式高。

(4) R_3 术式（为扩大根治术）：为清除胃周围一、二、三站淋巴结的全胃切除术。创伤较大，并发症较多，死亡率为 5% 左右。术后 5 年生存率与选择性 R_3 类似，有第三站淋巴结转移者略高于 R_2 术式。

(5) Appleby 术式：除切除淋巴结和胃范围同 R_3 术式外，还将腹腔动脉切断结扎，并将脾、胰体、胰尾（包括肝总动脉、脾动静脉）一并切除，而保留胃十二指肠动脉对肝脏的供血，这样可以更彻底地清除肝总动脉周围淋巴结。该术式创伤大，并发症和死亡率较其他术式高，往往在术后 1 个月内有肝功能损害。术后 5 年生存率略高于 R_2、R_3 术式。

4. 根治式选择

近年来，对胃癌的病理和淋巴转移途径等研究发现，胃癌的病期 (包括浸润深度、癌肿大小)、类型、部位不同，转移扩散的特点和程度也不相同。因此，合理的术式选择应根据每个病例具体情况而定。

5. 根治术中防止扩散和种植的措施

胃癌术后，腹膜种植转移和血行转移较为常见。腹膜转移占胃癌术后复发病例中的 49%～62%。尸检材料证明，肝内转移占 1/3 以上，肺转移占 1/4. 骨转移占 5%～10%。因此，术中如何防止癌细胞扩散和种植极为重要。主要措施：

(1) 术中无瘤技术，减少医源性转移：进腹后，先用覆盖塑料布垫或塑料膜将腹腔与切口隔离。探查腹腔应从下腹开始，依次为中、上腹，胃癌灶区最后探查。探查完毕后，用消毒水洗手。在探查过程中，手与转移灶接触后，随时用消毒水洗手套。凡癌灶已侵及浆膜层，用 4 层纱布缝合、包裹。先缝扎胃网膜左右血管和胃左右血管，再进行切除。手术中应尽量避免挤压癌灶，减少淋巴结和血行转移。

(2) 腹腔、切口冲洗，减少和杀灭脱落癌细胞：关闭腹腔前，先用消毒水 1500mL 冲洗手术床一次，吸去冲洗液。然后取头高脚低位，用消毒水 1500mL 从切口倒进，使液体由上腹进入整个腹腔，轻轻用手击水冲洗腹腔，吸去冲洗液，再用生理盐水 500mL(内加氮芥 10mL) 冲洗腹腔 10min。腹膜缝合前，更换手术器械和缝线，手术组人员更换手套，腹腔缝合后，用消毒水冲洗伤口一次，缝合切口。

(3) 腹腔内灌注抗癌药物，以杀灭残留癌细胞和治疗转移灶：关闭腹腔前，上、下腹腔放置口径 2mm 硅橡胶管各一根，固定于腹壁上。手术完成后从上下管快速注入含丝裂霉素 8 ～ 10mg 的生理盐水 300mL，以后每周 1 次，共 3 ～ 4 次。

(4) 手术开始时，由静脉内注入 5-FU，10 ～ 15mg/kg，杀灭血中癌细胞。

(二) 化学疗法

1. 化疗方法

进展期胃癌的淋巴、血行、种植和直接转移极为常见。因此，胃癌的治疗除尽可能彻底手术切除外，化学药物治疗也极为重要。常用方法：

(1) 术前化疗：使癌肿缩小，病灶局限，提高手术切除率，减少术中癌细胞播散和种植的机会。

(2) 术后化疗：当全身肿瘤负荷减少后，癌细胞对抗癌药物的敏感性大大提高，同时体积小的肿瘤微血管较丰富，便于抗癌药物更多地进入瘤内杀灭癌细胞。因而，手术后残留癌灶或微小转移灶对化疗较为敏感，这也是手术后应尽早采用化疗的主要依据。

(3) 非根治手术：不能切除及术后复发者，化疗是控制病灶发展、延长生存期的措施之一。

(4) 局部化疗：抗癌药物直接与癌肿接触，并在癌肿局部保持较高的药物浓度，增加对癌细胞的杀伤作用，降低药物对全身的毒性反应。常用的有动脉插管灌注疗法。即经网膜动脉将聚乙烯导管插至腹腔动脉；或经股动脉穿刺，将导管插至腹腔动脉、肠系膜下动脉或髂内动脉。如术中插管失败，也可直接穿刺腹腔动脉或肝总动脉，进行灌注。药物灌注有间歇灌注和连续灌注两种。一般认为烷化剂适用于中晚期胃癌患者术前治疗，又可用于不能切除胃癌的姑息治疗，也可用于胃原发灶和淋巴转移灶已切除，残留有肝、直肠窝转移者或术后有肝、直肠窝转移者。此外，尚有腹膜腔内灌注抗癌药物，用于治疗有腹膜散在微小种植灶或预防癌细胞脱落引起的种植转移者。

2. 联合用药

联合用药可使癌细胞各增殖周期抑制，延缓耐药性的发生和减轻不良反应。用药期间必须注意药物的不良反应。

(三) 放射治疗

1. 术前放疗

减少转移和复发，能提高手术切除率和生存期。其方法是在胃造影透视下定位。以病灶为中心，边缘向外 3 ～ 5cm，包括病灶引流的第二站淋巴结、腹腔动脉根部、胃左动脉、肝门部淋巴结等。根据病灶部位，保护对侧肾脏。照射野一般为 10cm×10cm，照射总剂量为 30 ～ 40Gy，3 ～ 4 周。未分化癌和低分化腺癌的剂量可稍偏低，而分化较好的腺癌剂量应稍偏高。术前放疗可使一部分患者的症状和体征得到改善。术前放疗适应于Ⅱ、Ⅲ期胃癌患者。癌症位于胃窦、小弯、胃体部时较为合适；胃底、贲门部癌术前放疗则应慎重。凡有肝、腹膜转移者，淋巴结转移超过三站者，癌肿直径超过 10cm 者，有恶病质和心、肺、肾功能不良者均不宜做术前放疗。

2. 术中放疗

手术在加速器治疗室内进行，切除胃癌原发灶和淋巴结后，将残胃和十二指肠残端分别用钳子夹住，推向两侧，用纱布垫保护好。暴露腹腔动脉根部淋巴引流区，然后将消毒的五边形限光筒置于手术区内。为了对准腹腔动脉及邻近的第二站淋巴结引流区，一般将限光筒向头侧倾斜 15° ～ 20° 左右。如原发癌尚未累及胃浆膜，胰腺未受侵，应尽可能保护一部分胰腺。术中放射线的能量与剂量对偏早期的病例，如无胃浆膜受累，可选用 8 ～ 10eV 能量的电子线，一次术中剂量 30Gy。若手术切除时有转移淋巴结或癌灶残留，一般用 14 ～ 20eV 电子线，一次用量 35Gy。对不能切除的晚期病例，如病变尚未超出照射范围，为了争取缓解症状和延长生存期，可对原发灶部位一次照射 35 ～ 40Gy。

3. 放射治疗的不良反应

术前放疗一般约有一半患者出现食欲不振、恶心、呕吐、腹痛等消化道不良反应，个别患者发生癌出血、穿孔。部分患者有疲乏无力、头晕、白细胞下降。术中放疗少数患者可能并发放射性小肠炎、结肠炎和胰腺炎，并可能发生肠梗阻、穿孔等。

第六节 胃泌素瘤

胃泌素瘤为一少见的胃肠胰腺神经内分泌肿瘤。在临床上以难治、多发、反复发作的消化性溃疡和高胃酸分泌为特征，临床诊断困难，易误诊和漏诊。

一、病因机制

胃泌素瘤的病因不明，可能来源于胰腺的 α1 细胞。瘤可为单个或多个，位于胰体者多数为多个，位于十二指肠及胰尾者单个较多。少数患者的病变为胰岛细胞增生，另一种意见认为胃泌素瘤可伴有多种类型的胰岛内分泌细胞增生，但增生的并非胃泌素细胞。胃泌素瘤起源于何种胰岛细胞尚有疑问，因为正常人胰腺内不含胃泌素细胞，但在人胚胎后期胰腺可能有胃泌素细胞。一般认为胃泌素瘤起源于胰岛 D 细胞。

二、诊断

1. 症状

(1) 消化性溃疡：主要在十二指肠球部，25% 发生于：十二指肠降部、水平部、食管下段或空肠上段，10% ～ 20% 为多发性溃疡。临床表现为上腹部烧灼样疼痛，且对正规溃疡病治疗反应欠佳，易致穿孔、出血等并发症。

(2) 腹泻：30% ～ 73% 的患者有不同程度的腹泻，其中 10% 以腹泻为主要表现。胃泌素瘤的腹泻为分泌性，兼具有以下特点：①腹泻程度轻重不等，以水泻为主；②抑制胃酸可缓解腹泻，如应用抑酸剂或经鼻胃管抽吸胃液；③粪便肉眼无黏液、脓血，镜下无白细胞和红细胞；④停用抑酸剂后可迅速复发。胃泌素瘤患者的分泌性腹泻系由胃酸高分泌，大量进入肠道，同时胃酸又刺激胰液过量分泌，超出肠道吸收能力等原因所致。

(3) 食管炎：多达 2/3 的患者可有反流性食管炎症状，病理表现为轻度至重度食管炎，可并发食管狭窄和 Barrett 食管。

(4) 其他内分泌系统症状：MEN-1 可并发其他内分泌肿瘤 (如甲状旁腺瘤，垂体瘤、肾上腺皮质增生、甲状腺瘤等) 相应的表现，其中以甲状旁腺功能亢进最为常见。

2. 辅助检查

(1) 胃液分析：胃液分析有一定的诊断价值，可作为胃泌素瘤的筛查实验，夜间 12h 胃液分泌总量＞ 1000mL(正常＜ 100mL)，基础胃酸分泌量 (BAO) ＞ 15mmol/h，胃大部切除术后 BAO ＞ 5mmol/h，基础胃酸分泌量 / 最大胃酸分泌量 (BAO/MAO) ＞ 60%，即可诊断该病。

(2) 血清胃泌素水平：几乎所有的胃泌素瘤患者空腹胃泌素水平都增高，正常人群及十二指肠溃疡的患者空腹血清胃泌素水平均值为 50 ～ 150pg/mL。当空腹血清胃泌素水平 > 1000pg/mL，伴有临床症状和胃酸高分泌，可确诊胃泌素瘤。当临床表现符合胃泌素瘤，空腹血清胃泌素为 100 ～ 1000pg/mL 者可行促胰液素刺激试验 (SASI)，有助于诊断和鉴别诊断。但胃泌素增高也可见于以下情况①恶性贫血，因胃酸缺乏不能反馈抑制胃窦部 G 细胞分泌胃泌素；②消化性溃疡合并幽门梗阻，胃窦部膨胀也可刺激胃泌素的分泌释放；③肾功能不全导致胃泌素分解排泄障碍，根据临床及生化检查不难与胃泌素瘤鉴别。

(3) 胃肠道 X 线检查：示胃黏膜粗糙、张力过低、蠕动迟缓、含大量胃液、十二指肠除有溃疡外、肠腔扩大，呈十二指肠炎的表现。

三、病理分析

胃泌素瘤多位于胰腺及十二指肠，其次位于脾门、肠系膜、胃、淋巴结及卵巢等部位。最近的研究认为，80%～ 90%位于“胃泌素三角区”内，所谓“胃泌素瘤三角”即以胆囊管与胆总管交汇处为上点，十二指肠第二、三部分接合部为下点，胰腺颈体接合部为中点所围成的三角形区域。胃泌素瘤大小为 0.1 ～ 20.0cm。多发性胃泌素瘤多位于十二指肠，肿瘤体积多< 10.cm；胰腺胃泌素瘤多为单发，体积较大。胃泌素瘤 60%～ 90%为恶性，由大小较一致的小圆形细胞组成，细胞核及细胞质均匀一致，核分裂象少见，组织学检测不能鉴别肿瘤的良恶性，确定恶性的唯一方法是发现肿瘤细胞浸润周围组织和 (或) 发生转移。十二指肠胃泌素瘤以周围淋巴结转移多见，而胰腺胃泌素瘤以肝转移多见。

四、治疗

1. 手术治疗

胃泌素瘤患者应行常规的手术探查。术前应用质子泵抑制剂 (如奥美拉唑) 或 H_2 受体拮抗剂 (如西咪替丁、雷尼替丁等) 将胃酸分泌控制在 5mmol/h 以下。

(1) 手术探查应注意两个原则：①全面探查原则，即对腹腔所有脏器如小肠系膜、胃壁、结肠、卵巢等进行探查，可疑结节给予切除术中冰冻切片检查；②重点探查原则，即是探查“胃泌素三角区”包括此区域内淋巴结。探查方法，一般应用 Kocher 法解剖侧腹膜，探查胰腺头部，切开胰腺下缘后腹膜，仔细探查胰腺体尾部，术中超声内镜有助于发现胰腺深部和肝脏内部的较小病变。对于散发性胃泌素瘤应常规行十二指肠切开术。用手指在十二指肠内外双合诊方法细摸，也可用十二指肠镜术中投照法作腔内检查，或于切开处深入内镜检查十二指肠直达空肠上段。

(2) 针对肿瘤的手术方法①胰腺肿瘤。包膜完整、直径< 2cm 的肿瘤可考虑摘除术，注意勿伤及主胰管；位置较深、多发、较大的可考虑胰腺部分切除术，胰头或钩突部肿瘤可行胰十二指肠切除术；②十二指肠肿瘤。散发性位于十二指肠的胃泌素瘤体积小，大多位于近端十二指肠，且 60% 伴有局部淋巴结转移。十二指肠内病灶小而多发，为防遗漏，对无胰内病灶的病例，宜行保留胰头的十二指肠切除术，并清除“胃泌素瘤三

角”的淋巴结；③胰十二指肠切除术。在无肝转移及其他远处转移的条件下，下列情况可考虑行胰十二指肠切除术：胰头部肿瘤位置较深；同时有胰头、十二指肠多发性肿瘤；十二指肠已侵及浆膜外或壶腹部；胰头或十二指肠肿瘤，局部淋巴结转移。

手术治愈的标准为：手术切缘阴性、正常空腹血清胃泌素水平正常、胰泌素刺激实验阴性、CT 及 SRS 等影像学定位检查阴性。

(3) MEN-1 的治疗：如伴有甲状旁腺瘤，应先切除甲状旁腺瘤，大部分患者的胃酸分泌量及胃泌素均下降。对于 MEN-1 的胃泌素瘤是否行手术治疗目前尚未达成共识。有人主张如果肿瘤直径＞ 3cm，应进行手术，因为这样的肿瘤易发生肝转移。

(4) 全胃切除术：现已很少应用。目前全胃切除术的指征是：①恶性胃泌素瘤广泛转移，手术无法切除病灶，有致命并发症的溃疡，抗酸药无效；②诊断明确为胃泌素瘤，曾因此行胃大部切除术，术后症状复发再次行手术探查仍未发现原发肿瘤。

(5) 壁细胞迷走神经切断术：壁细胞迷走神经切断术可使＞ 1/3 的患者停用质子泵抑制剂或换用相对较便宜的 H2 受体拮抗剂。在手术探查时，壁细胞迷走神经切断术应成为一种常规的辅助，然而，手术探查不应单纯为了壁细胞迷走神经切断术而进行。

2. 药物治疗

药物治疗适用于术前准备、恶性胃泌素瘤广泛转移或有手术禁忌及恶性胃泌素瘤的化疗。

(1) H_2 受体拮抗剂阻断组织胺和胃泌素对壁细胞的刺激，减少胃酸分泌，常用西咪替丁，雷尼替丁等。

(2) 质子泵抑制剂高选择性抑酸药，抑制壁细胞膜 Na^+-K^+-ATP 酶，常用如奥美拉唑等。

(3) 生长抑素长效奥曲肽能抑制促胃液素的分泌，缓解症状，而且对肿瘤细胞有干扰复制效应，从而使肿瘤体积缩小，抑制肿瘤生长。

(4) 化疗适用于转移性恶性胃泌素瘤治疗，目前最佳化疗方案是阿霉素、5-FU 和链脲霉素。化疗前要求是先行抗酸药物治疗，减少胃酸分泌，胃酸控制在＜ 10mmol/h，为期 4 ～ 6 周。

(5) 对症处理纠正水、电解质平衡紊乱，加强营养，补充维生素。

第七节　胃大部切除术

一、理论依据

传统的胃大部切除术需切除胃远端 2/3 至 3/4 即切除胃体的大部、胃窦、幽门全部和部分十二指肠球部。若切除 80% 者便称作胃次全切除术。通过胃切除术，一般可使组胺刺激所产生的最大胃酸分泌反应减少 60% ～ 80%。这样，就使胃酸分泌量减少到比较安全的程度，之所以要切除这么大范围的胃组织是根据以下的理由。

(1) 切除胃窦部是为了去除胃窦的 G 细胞及其所释放的促胃液素对胃酸分泌的影响。

(2) 切除胃体大部是为了去除大部分的胃酸及胃蛋白酶原的产生细胞 —— 壁细胞及主细胞。胃底部属胃体腺的分布区域，是壁细胞和主细胞密集的部位，因此，切除大部分胃体将极大地降低神经性及体液性胃酸分泌量。

(3) 切除了十二指肠球部，因而可将溃疡及其好发的部位切除，有利于消除局部溃疡及其造成的疼痛症状。但这一点并非治疗溃疡病所必须。当溃疡发生瘢痕愈合、形成慢性胼胝而无法切除时，也可施行溃疡旷置手术。通过上述手术方案预期能避免溃疡的复发。

二、手术要点

胃大部切除术包括胃切除及胃肠重建两大部分。根据重建的方式可分为 Billroth Ⅰ型 (胃十二指肠吻合) 和Ⅱ型 (胃空肠吻合) 两类。胃空肠吻合又可按吻合口的位置 (结肠前或后)、吻合口的大小 (全口或半口) 以及蠕动方向的不同 (空肠近端对大弯为顺蠕动，对小弯为逆蠕动) 分成许多种术式。其中 Billroth Ⅰ型手术比较适合胃酸分泌量较低、十二指肠组织基本正常的胃溃疡患者选用；而十二指肠溃疡由于胃酸分泌量高，需切除较多的胃组织才能达到降酸要求，因此残胃与十二指肠之间距离较远、张力较大，加上十二指肠有溃疡和炎性瘢痕，致使胃十二指肠吻合很不安全，故多选用 Billroth Ⅱ型手术。归纳起来，胃大部切除术的技术要点包括胃切除及胃肠吻合两大部分。

(一) 胃切除要点

经切口切开、进腹、探查后，先游离胃大弯侧，后小弯侧。注意避免损伤系膜内的结肠中动、静脉。然后沿着胃网膜左右动脉游离胃大弯缘。向左结扎胃网膜左动脉，直至其倒数 1 ～ 2 分支处，向右游离至溃疡远端距幽门静脉以远约 3cm 为标志的十二指肠球部。再游离小弯缘，近端应游离至胃左动脉第 1 ～ 2 分支处，远端则在与大弯侧相对应的十二指肠球部近端，应注意避免损伤胰腺及胆总管。

切胃的轴线要稍倾斜，注意充分切除小弯侧胃组织，以确保切除足够的壁细胞区并使胃空肠吻合的输出端略低于输入端。胃断端的处理在北京大学人民医院无论是 Billroth Ⅰ式或 Billroth Ⅱ式均行半口吻合，故胃离断后应将胃小弯侧缝闭，留下大弯侧的一半做胃十二指肠或胃空肠吻合。对于十二指肠后壁的慢性愈合性溃疡切除有困难时，不宜勉强从事，可行溃疡旷置性胃切除术。其要点是在幽门前打开胃壁，从黏膜下剥离至幽门环见到环形括约肌，完整切除全部胃窦黏膜，最后在靠近幽门处将此黏膜管做荷包缝合，再做浆肌层内翻缝合。

(二) 胃十二指肠吻合术的要点

胃与十二指肠二者的口径应当匹配，若十二指肠口径较小，可行背侧小切开，以扩大吻合口。吻合时应施行内翻缝合，以免发生瘘，但也不宜内翻过多，造成梗阻。

(三) 十二指肠残端的闭合

可选择连续或间断或头尾两端各用半个荷包缝合，将尖端埋入当中用内翻间断缝合，外面加浆肌层内翻间断缝合，最后用胰腺被膜包背遮盖原缝闭线，以免并发十二指肠瘘。

(四) 胃空肠吻合

不论所采用是哪种类型的胃空肠吻合，均应注意：

(1) 输入段肠袢勿过长，以免发生输入襻梗阻。

(2) 胃空肠吻合口勿内翻过多以免造成吻合口水肿及梗阻。

(3) 结肠后吻合者，结肠系膜的造孔要大小适当，吻合后要将结肠系膜固定于吻合口近端胃壁上。

(4) 吻合后注意要将内角向小弯侧悬吊 1 ～ 2 针以维持输出端低于输入端。

三、胃切除术的并发症及病理生理改变

胃大部切除术后症状消除且能恢复正常劳动者占 85%，手术病死率在 1% 左右，劳动力丧失者约占 10%。并发症的产生有的与手术操作有关，有的则是手术本身的病理生理紊乱所致，称为术后综合征。

(一) 近期并发症

1. 十二指肠残端瘘

十二指肠残端瘘是胃大部切除术的严重合并症，发生率为 1% ～ 6%。多见于十二指肠溃疡患者行 Billroth Ⅱ式胃大部切除术后。其原因与十二指肠溃疡局部瘢痕水肿、残端关闭困难、手术技术缺陷、缝合不严，或者因为输入段肠袢梗阻致十二指肠内张力过高，最后导致十二指肠残端破裂。如处理不及时，病死率较高，曾经高达 40%，现已降至 10%。此并发症若发生于术后 48 小时以内者，应立即再次手术探查，如果局部条件允许可试行再缝合并加腹腔引流；如在 48 小时或腹内感染较重者，一般只能引流，可直接向十二指肠内插管引流。

2. 术后大出血

多发生于手术当天，表现为胃管内流出较多量的鲜血，甚至出现失血性休克。发生的原因主要是术中止血不完善，有时也可在术后 1 周左右发生胃肠吻合口的继发性出血。处理上的关键是要对失血量做出估计，决定是否需要再次手术。对出血量较大，经充分补充血容量后，血压、脉率仍不稳定者，或年老、动脉硬化和止血效果不佳的患者，均应及早再次手术止血。

3. 术后胃瘫综合征 (PGS)

术后胃瘫综合征是发生在上腹部手术尤其胃或胰切除术后早期较少见的复杂而难处

理的并发症。常发生在术后已恢复进食或改变食物形式时，发生率为 0.4% ～ 5.0%。临床表现为以恶心、呕吐和胃张力弛缓，但并无机械性出口梗阻为特征的生理紊乱。PGS 的病因尚未彻底明了，但根据其发生率直接与所做胃手术的类型致使胃丧失迷走神经的控制有关，以及最近经实验研究发现在此类模型动物的肠道神经间质 Cajal 细胞 (又称胃的起搏点细胞) 中，存在特异性的分子改变，导致与胃排空延迟有关。因此认为该并发症的发生是一个与多种因素引起胃肠神经、肌肉传导障碍有关致胃排空延迟的综合征。根据胃的 Cajal 细胞位于胃体大弯侧，由该处起始去极化形成以每分钟 3 个周期的慢波频率成为第Ⅲ期胃环肌规律性移行复合运动的标准速度，其最大的收缩幅度可清除胃内任何不能消化的残留物。此外，胃内的 Cajal 细胞还能诱发小肠的慢波从而协调胃肠之间的神经肌肉传送活动，完成胃的排空。因此当手术或术后发生的神经 (或激素) 变化，进一步导致肌肉动力紊乱时，便可引起 PGS。PGS 的诊断标准包括：

(1) 首先，必须排除机械性出口梗阻的存在。

(2) 其次，若胃液引流量＞ 800mL/d，并维持 10 天。

(3) 患者无水、电解质或酸碱平衡紊乱。

(4) 无糖尿病、甲减等并存疾病。

(5) 未使用过吗啡、阿托品等影响胃收缩功能的药物。

此时，可采用摄入放射性核素 ^{99} 锝试验餐，然后定时检测胃内同位素的排出率，正常时，餐后 2 小时排除率应＞ 50%；若餐后 4 小时胃内仍残留 10% 时，便可做出诊断。其他如纤维内镜或上消化道造影以及 CT、MRI、胃电图等也可为诊断提供相应的补充资料。PGS 的治疗目前尚无确切、有效的手段，主要包括鼻胃管吸引 + 胃肠促动力药 (如红霉素、莫沙必利、西沙必利等)。对于病程较长者，要采取经手术、内镜或影像学指引下行胃或空肠造瘘术，以便给予营养支持。也有报道称对此类患者给予高频 / 低能胃电刺激，以及用中医针刺法也有一定疗效。但手术治疗一般认为是禁忌。此病的病程通常较长，据报道平均需维持胃肠减压 2.2 周，最长者在 8 周。

(二) 远期并发症

1. 倾倒综合征

可分成术后早期及晚期倾倒综合征。早期者比较多见，通常称作低血糖综合征。早期者症状往往出现在术后早期进食时，常在进餐中或进食后即刻至 1 小时内出现，临床表现以餐后心动过速、出汗、低血压和腹痛为特征。患者可完全不伴有消化道症状，或在出冷汗、心跳发慌的同时，伴有上腹饱满或中腹部翻动感，很少恶心，但呕吐很常见，这些症状多为阵发性。有的患者于腹部疼痛发作后产生爆发性腹泻。多在摄入高糖及奶制品等流质饮食后发作。患者由于惧怕发病，常有意识地限制饮食，结果引起营养不良、体重下降。该综合征的产生与摄入的糖快速排至空肠，造成空肠内高渗与继发体液转移性血容量下降有关。该过程中可能有某些体液因素参与，例如，缓激肽、神经降压肽、舒血管肠肽、酪酪肽 (PYY)，在此类患者发作时可有升高。已知这些物质不同程度地具有促进小肠分泌的作用，而这一作用的抑制物生长抑素则能明显控制倾倒综合征的发作。

根据倾倒综合征在 Billroth Ⅱ式胃大部切除术中发生者多于 Billroth Ⅰ式，全口吻合的患者多于半口吻合者，迷走神经切断加幽门成型术的患者中发生率较低等情况，此病的发生可能为幽门括约肌失去功能和食物迅速进入空肠所致。

倾倒综合征的发生率约为远期并发症的 10% 左右，其中约 1/5 患者症状可持续达 2 年之久，临床上也观察到本病有自然缓解的趋势。治疗上，首先考虑饮食疗法，给患者低糖的半流质乃至固体饮食，也可配合一些药物抑制小肠分泌及血管扩张。有报道服用果胶加麻黄碱治疗可取得较好的效果。近年来，发现用生长抑素八肽治疗效果较好。据一组前瞻性报道，餐前 30 分钟皮下注射 25μg(低于治疗剂量) 八肽，便可显著缓解症状、改善功能，被当作治疗的主要手段。少数发作迁延、长期不愈并丧失生活及劳动能力者，应考虑外科矫正。手术方式可将 Billroth Ⅱ式胃肠吻合改成 Billroth Ⅰ式。或在胃与十二指肠之间置一段 10 ～ 15cm 长的逆蠕动空肠，以减慢食物排入小肠的速度。但此手术有发生胃滞留和碱性反流性胃炎的弊端，因此已被放弃。也有主张做 Roux-en-Y 式空肠吻合。

2. 胃肠吻合口梗阻

Billroth Ⅰ式胃十二指肠吻合的梗阻表现为输出困难；Billroth Ⅱ式胃空肠吻合则还可发生输入肠袢的梗阻，而且输出段的梗阻也较 Billroth Ⅰ式的吻合口梗阻复杂。

(1) Billroth Ⅰ式吻合口梗阻：多数因技术问题造成吻合口过小或局部炎症水肿，表现为食后腹胀及呕吐。一般经 2 ～ 3 周、最长术后 6 周，组织炎性水肿可逐渐消退，若为瘢痕性狭窄，则需再手术矫正。

(2) Billroth Ⅱ式输入段空肠袢梗阻：由于结肠后吻合，输入段空肠过长或在吻合处成角时，可造成输入段肠袢内肠液滞留，当肠蠕动将其内容驱入胃内时，便可发生典型的胆汁性呕吐。表现为发作性餐后腹部绞痛，随即出现喷射状呕吐，呕吐后腹痛得到一定的缓解，呕吐物为含胆汁的肠液，完全不含食物。症状严重者应再次手术矫正，纠正输入襻成角现象或在输入及输出段肠袢之间做一侧侧吻合，使近端肠袢内容得到引流。

行结肠前逆蠕动式胃空肠吻合时，若近端肠袢太短、肠系膜牵拉过紧或发生扭曲，也可造成近端空肠袢梗阻，此时临床的主要表现是急性绞窄性肠梗阻，严重时可发生肠壁坏死或穿孔。患者虽也可发生腹部绞痛及呕吐，但吐出物中不含胆汁，因为近端肠袢内容由于完全梗阻而无法排至胃内。严重时因近端肠袢高压可并发十二指肠破裂及肠瘘等危重合并症。十二指肠梗阻还可引起急性胰腺炎发作。治疗应早期手术，解除梗阻并做输入及输出端肠段的侧吻合或 Roux-en-Y 式空肠吻合。

(3) Billroth Ⅱ式输出段空肠袢梗阻：Billroth Ⅱ式输出段空肠梗阻多因外在性组织粘连、压迫所致。临床上表现为腹胀及呕吐，吐出物为食物混有胆汁。如果经非手术治疗仍不能缓解者，钡餐检查证实为机械性梗阻后，应再次手术矫正。预防的办法包括：做结肠后吻合时，吻合后应当将横结肠系膜上的开口固定在近端胃壁上；此外，吻合后要注意理顺大网膜的位置，不使其与吻合口发生粘连。

3. 碱性反流性胃炎

碱性反流性胃炎是胃大部切除术后常见合并症之一。表现为胃炎引起的烧灼样腹痛及胆汁性呕吐，进食后症状加重，抗酸药治疗无效。呕吐物中有胆汁并混有食物，吐后症状稍缓解。此病的发生与胃大部切除术后，大量碱性肠内容物反流入胃，胆汁中的胆汁酸盐破坏胃壁的黏液及黏膜屏障，使胆汁逆向扩散损伤胃壁。加上胰液中的胰酶，尤其是胰蛋白酶与胆汁共同作用，引起持久性的胃炎。通常使用考来烯胺治疗 (4g，tid) 减轻胆盐对胃黏膜的刺激。观察半年无效者应考虑手术转流十二指肠液。可做迷走神经切断加 Roux-en-Y 吻合，以免单用 Roux-en-Y 引起溃疡复发。

4. 小胃综合征

由于胃切除术后容积显著减少，引起的营养、吸收障碍性综合征。患者表现为体重下降或不增，Billroth Ⅱ式手术者比 Billroth Ⅰ式多，还可有腹泻、维生素缺乏及缺铁性贫血等营养障碍。国外报道有内因子缺乏及巨红细胞性贫血 (恶性贫血) 的发生。一般可通过补充维生素 B_{12} 制剂进行治疗及预防。营养吸收障碍严重者需进行胃肠外补充营养。也可通过肠内营养支持疗法补充丧失量，逐步过渡到恢复经口饮食。严重的小胃综合征可考虑再次手术，在残胃与十二指肠之间置一空肠囊袋，以扩大“胃”的容量。

为了减少手术并发症，施行胃大部切除术的要点包括：

(1) 掌握好胃的切除量：在我国，十二指肠溃疡患者切除 60% ～ 65%，胃溃疡患者切除 50% ～ 60%，即可达到治疗溃疡的效果，而不致发生小胃综合征，也不致因切除量不足造成溃疡复发。

(2) 确保胃窦黏膜切除：是治愈溃疡防止复发的关键。

(3) 正确选择胃肠吻合术：做 Billroth Ⅰ式吻合要注意吻合口的大小，应能通过拇指，缝合不要过度内翻；注意胃与十二指肠组织的厚度及口径的适当比例，结扎不要过紧，以免引起组织水肿。Billroth Ⅱ式要注意保持吻合口的倾斜度，使输出段低于输入段，结肠后吻合时输入段不要过长，不要与吻合口成角。注意将结肠系膜的孔隙固定到吻合口近端胃壁上等。

(三) 病理生理改变

包括胃大部切除术因切除了 2/3 的胃组织，丧失了幽门括约肌的单向阀门功能，以及非生理性的胃肠吻合等所带来的消化及代谢上的后果。

1. 2/3 胃组织被切除的病理生理改变

由于胃的容量缩小，使进食量减少，而且食物在胃内也得不到充分消化就迅速进入小肠，因此消化的质量不高。胃切除术后胃液的分泌量大大减少，胃酸及胃蛋白酶原来的分泌受到明显抑制，不但影响食物在胃内的消化，胃酸低还将影响胰消化酶的分泌，进而影响食物在小肠中的消化与吸收。此外，患者术后由于长期处于低胃酸状态，干扰铁的吸收，因此容易继发缺铁性贫血及营养障碍，大大增加了继发胃炎及胃癌的危险性。

2. 幽门括约肌功能丧失的病理生理改变

在正常生理情况下，幽门括约肌对胃的排空起调节作用，不但保证食物在胃内有足够的停留时间，充分地与胃液混匀，而且这一调节作用是单向阀门式的，只允许胃内容物向十二指肠内排放，而限制小肠内容物向胃的反流。因此，胃大部切除术后，由于丧失了幽门括约肌的功能，便产生一系列的生理紊乱，如倾倒综合征或低血糖综合征及碱性反流性胃炎等。

3. 非生理性胃肠吻合引起的病理生理改变

BillrothⅡ式吻合后食物不经十二指肠而直接进入空肠，因此十二指肠缺乏食物的刺激，胰液和胆汁的分泌均减少，食糜与消化液混合不够，致使营养物质的吸收大大降低。据报道，脂肪的吸收较正常生理情况下降低约 2/3。此外，当近端肠袢淤滞时，还因继发细菌繁殖使结合性胆汁酸盐降解为游离性胆汁酸，直接胆红素水解为间接胆红素的比例增加，导致胆道感染及胆石形成的发病率有所上升。

(四)后残胃癌

指因胃的良性病变施行胃大部切除术，而在切除术后 10 年以上发现的胃癌。关于这种胃癌的发生是否与胃切除手术有关，尚有不同意见。

残胃癌有以下特征：

(1) 多发生于溃疡病术后 10 ～ 15 年。

(2) 患者治疗溃疡时的年龄越小，发生胃癌的潜伏期越长。发生残胃癌的年龄均在 50 岁以后。

(3) 胃切除术后发生残胃癌比单纯胃空肠吻合术者潜伏期短。

(4) 男性多于女性。BillrothⅠ式胃切除术后发生率比 BillrothⅡ式为低。

有人将 50 岁以上、有溃疡病史、做过胃大部切除术三点列为发生残胃癌的危险因素。

发生残胃癌的机制，与术后低胃酸和碱性小肠液反流及胆汁破坏胃黏膜屏障引起的胃炎有关。胃炎多从吻合口处向胃底部蔓延，并演变成萎缩性胃炎，出现胃黏膜肠上皮化生，最后出现恶变。这可解释为什么残胃癌发生的部位以吻合口或残胃断端多见。BillrothⅠ式胃切除术后残胃癌的发生率较 BillrothⅡ式手术者低，可能与胆汁反流的发生率低有关。后者还可导致胃内细菌繁殖，促使致癌物质亚硝胺产生，有致癌作用。

本病由于胃镜检查的诊断率较高，因此对符合上述三个因素的患者应当定期做胃镜复查，以便早期发现。对术后已有萎缩性胃炎的患者，更应加强随访以免延误。

第八节　急性胃扩张和胃扭转

一、急性胃扩张

急性胃扩张是指短期内由于大量气体和液体积聚，胃和十二指肠上段的高度扩张而致的一种综合征。由 Von Rokitansky 于 1982 年首次报道。其发病原因可能是胃运动功能失调或机械性梗阻，通常为某些内外科疾病或麻醉手术的严重并发症，国内报道多因暴饮暴食所致。任何年龄均可发病，但以 21 ～ 40 岁男性多见。

(一) 病因学

急性胃扩张通常发生于外科术后，也可见于非手术疾病包括暴饮暴食、延髓型脊髓灰质炎、慢性消耗性疾病、伤寒、机械性梗阻及分娩等。常见的病因可以归纳为两大类。

1. 胃及肠壁神经肌肉麻痹

引起胃及肠壁神经肌肉麻痹的原因主要有：

(1) 创伤、麻醉和外科手术，尤其是腹腔、盆腔手术及迷走神经切断术，均可直接刺激躯体或内脏神经，引起胃的自主神经功能失调，胃壁的反射性抑制，造成胃平滑肌弛缓，进而形成扩张。麻醉时气管插管，术后给氧和胃管鼻饲，也可使大量气体进入胃内，形成扩张。

(2) 中枢神经损伤。

(3) 腹腔及腹膜后的严重感染。

(4) 慢性肺源性心脏病、尿毒症、肝性脑病是毒血症及缺钾为主的电解质紊乱。

(5) 情绪紧张、精神抑郁、营养不良所致的自主神经功能紊乱，使胃的张力减低和排空延迟。

(6) 糖尿病神经病变、抗胆碱药物的应用均可影响胃的张力和胃排空。

(7) 暴饮暴食可导致胃壁肌肉突然受到过度牵拉而引起反射性麻痹，也可产生胃扩张。

(8) 各种外伤产生的应激状态，尤其是上腹部挫伤或严重复合伤，其发生与腹腔神经丛受强烈刺激有关。

2. 机械性梗阻

正常解剖中腹主动脉与肠系膜上动脉之间成一锐角，十二指肠横部位于其中。此段十二指肠又由 Treitz 韧带将十二指肠空肠曲固定而不易活动。胃扭转以及各种原因所致的十二指肠壅积症、十二指肠肿瘤、异物等均可引起胃潴留和急性胃扩张；幽门附近的病变，如脊柱畸形、环状胰腺、胰腺癌等均可压迫胃的输出道引起急性胃扩张；躯体部上石膏套后 1 ～ 2 天引起的所谓“石膏套综合征”，可引起脊柱伸展过度，十二指肠受肠系膜上动脉压迫引起急性胃扩张。

有人认为神经肌肉麻痹和机械性梗阻两者可能同时存在，而胃壁肌肉麻痹可能占主导作用。

除了吞气症外，其他疾病所致的急性胃扩张的发病机制均不明确。术后急性胃扩张的发病机制与麻醉性肠梗阻相似。糖尿病酮症酸中毒时，代谢及电解质紊乱可能参与急性胃扩张的发病。外源性中枢去神经支配及平滑肌变性在神经源性胃扩张中起重要作用。

急性胃扩张的发生、发展是一个连续性的过程。胃及十二指肠受到各种病因的刺激，其自主神经反射性抑制，平滑肌张力减低，运动减弱，排空延缓。胃内气体增加，胃内压升高。当胃扩张到一定程度时，胃壁肌肉张力减弱，使食管与贲门、胃与十二指肠交界处形成锐角，阻碍胃内容物的排出。膨大的胃可压迫十二指肠，并将肠系膜及小肠挤向盆腔，导致肠系膜及肠系膜上动脉受牵拉压迫十二指肠，造成幽门远端梗阻。胃液、胆汁、胰液及十二指肠液分泌增多并积存于胃及十二指肠却不被重吸收，加上吞咽及发酵产生的气体，胃、十二指肠进一步扩张。扩张进一步引起肠系膜被牵拉而刺激腹腔神经丛，加重胃肠麻痹，形成恶性循环。

（二）病理解剖和病理生理学

病理解剖发现胃及十二指肠高度扩张，可以占据几乎整个腹腔。早期胃壁因过度扩展而变薄，黏膜变平，表面血管扩张、充血，胃壁黏膜层至浆膜层均可见出血，少数血管可见血栓形成。由于炎症和潴留胃液的刺激，胃壁逐渐水肿、变厚。后期胃高度扩张而处于麻痹状态，血液循环障碍，在早期胃黏膜炎症的基础上可发生胃壁全层充血、水肿、微血栓形成、坏死和穿孔。

病程中由于大量胃液、胆汁、胰液及十二指肠液积存于胃及十二指肠却不被重吸收，胃内液体可达 6000 ～ 7000mL；又可因大量呕吐、禁食和胃肠减压引流，引起不同程度的水和电解质紊乱。扩张的胃还可以机械地压迫门静脉，使血液淤滞于腹腔内脏，也可压迫下腔静脉，使回心血量减少，最后可导致严重的周围循环衰竭。扩张的胃还可以使膈肌抬高，使呼吸受限而变得浅快，过度通气导致呼吸性碱中毒。

（三）临床表现

大多数起病慢，术后的急性胃扩张可发生于手术期或术后任何时间，迷走神经切断术者常于术后第 2 周开始进行流质饮食后发病。

主要临床症状有上腹部饱胀或不适，上腹部或脐周胀痛，可阵发性加重，但多不剧烈。由于上腹部膨胀，患者常有恶心、频繁呕吐甚至持续性呕吐，为溢出性，呕吐物初为胃液和食物，以后混有胆汁，并逐渐变为黑褐色或咖啡样液体，呕吐后腹胀、腹痛临床症状并不减轻。随着病情的加重，全身情况进行性恶化，严重时可出现脱水、碱中毒，并表现为烦躁不安、呼吸急促、手足抽搐、血压下降和休克。

突出的体征为上腹膨胀，呈不对称性，可见毫无蠕动的胃轮廓，局部有压痛，叩诊过度回响，胃鼓音区扩大，有振水声，肠鸣音多减弱或消失。膈肌高位，心脏可被推向上方。

典型病例于脐右侧偏上出现局限性包块，外观隆起，触之光滑有弹性、轻压痛，其右下边界较清，此为极度扩张的胃窦，称“巨胃窦症”，乃是急性胃扩张特有的重要体征，可作为临床诊断的有力佐证。本病可因胃壁坏死发生急性胃穿孔和急性腹膜炎。

（四）辅助检查

潜血试验常为强阳性，并含有胆汁。因周围循环障碍、肾脏缺血，可出现尿少、蛋白尿及管型，尿比重增高。可出现血液浓缩、血红蛋白、红细胞计数升高，白细胞总数常不高，但胃穿孔后白细胞总数及中性粒细胞比例可明显升高。血液生化分析可发现低血钾、低血钠、低血氯和二氧化碳结合力升高，严重者可有尿素氮升高。

立位腹部 X 线片可见左上腹巨大液平面和充满腹腔的特大胃影及左膈肌抬高。腹部 B 超可见胃高度扩张，胃壁变薄，若胃内为大量潴留液，可测出其量的多少和在体表的投影，若为大量气体，与肠胀气不易区分。

（五）诊断与鉴别诊断

根据病史、体征，结合实验室检查和腹部 X 线征象及腹部 B 超，诊断一般不难。术后发生的胃扩张常因临床症状不典型而与术后一般胃肠病临床症状相混淆造成误诊。如胃肠减压引流出大量液体 (3 ～ 4L) 可协助诊断。本病需与以下疾病鉴别：

1. 高位机械性肠梗阻

常有急性发作性腹部绞痛，可出现高亢的肠鸣音，腹胀早期不显著，呕吐物为肠内容物，有臭味。除绞窄性肠梗阻外，周围循环衰竭一般出现较晚。腹部立位 X 线片可见多数扩大的呈梯形的气液平面。

2. 弥散型腹膜炎

本病常有原发病灶可寻，全身感染中毒临床症状较重，体温升高，腹部可普遍膨隆，胃肠减压后并不消失，有腹膜炎体征及移动性浊音。腹部诊断性穿刺往往可抽出脓性腹腔积液。应注意与急性胃扩张并发穿孔时鉴别。

3. 胃扭转

起病急，上腹膨胀呈球状，脐下平坦，下胸部及背部有牵扯感，呕吐频繁，呕吐物量少，并不含胆汁，胃管不能插入胃内。腹部立位 X 线平片可见胃显著扩大，其内出现一个或两个宽大的液平面，钡餐检查显示钡剂在食管下段受阻不能进入胃内，梗阻端呈尖削影。

4. 急性胃炎

胃扩张好发于饱餐之后，因有频繁呕吐及上腹痛而易与急性胃炎相混淆，但急性胃炎时腹胀并不显著，呕吐后腹部疼痛可缓解，急诊内镜可确诊。

5. 幽门梗阻

有消化性溃疡病史，多为渐进性，以恶心、呕吐和上腹痛临床症状为主，呕吐物为隔日或隔顿食物。体检可见胃型和自左向右的胃蠕动波，X 线检查可发现幽门梗阻。

6. 胃轻瘫

多由于胃动力缺乏所致，一般病史较长，反复发生，可有糖尿病、系统性红斑狼疮、系统性硬化症等病史。以呕吐为主要表现，呕吐物为数小时前的食物或宿食，伴上腹胀痛，性质以钝痛、绞痛、烧灼痛为主。上腹部膨隆或胃型，无蠕动波，表明胃张力缺乏。上消化道造影提示 4 小时胃内钡剂残留 50%，6 小时后仍见钡剂残留。

（六）治疗

本病以预防为主。如上腹部术后即采用胃肠减压，避免暴饮暴食，对于预防急性胃扩张很重要。

1. 内科治疗

暂时禁食，放置胃管持续胃肠减压，经常变换卧位姿势，以解除十二指肠横部的压迫，促进胃内容物的引流。纠正脱水、电解质紊乱和酸碱代谢平衡失调。低钾血症常因血液浓缩而被掩盖，应予注意。病情好转 24 小时后，可于胃管内注入少量液体，如无潴留，即可开始少量进食。

2. 外科治疗

以简单有效为原则，可采取的术式有：胃壁切开术、胃壁内翻缝合术、胃部分切除术、十二指肠－空肠吻合术。以下情况发生为外科手术指征：

(1) 饱餐后极度胃扩张，胃内容物无法吸出。

(2) 内科治疗 8 ～ 12 小时后，临床症状改善不明显。

(3) 十二指肠机械性梗阻因素存在，无法解除。

(4) 合并有胃穿孔或大量胃出血。

(5) 胃功能长期不能恢复，静脉高营养不能长期维持者。

术后处理与其他胃部手术相同，进食不宜过早，逐渐增加食量。若经胃肠减压后胃功能仍长期不恢复而无法进食时，可做空肠造瘘术以维持营养。

（七）预后

伴有休克、胃穿孔、胃大出血等严重并发症者，预后较差，病死率高达 60%。近代外科在腹部大术后多放置胃管，并多变换体位。注意水、电解质及酸碱平衡，急性胃扩张发生率及病死率已大幅降低。

二、胃扭转

胃扭转是由于胃固定机制发生障碍，或因胃本身及其周围系膜（器官）的异常，使胃沿不同轴向发生部分或完全地扭转。胃扭转最早于 1866 年由 Berti 在尸检中发现。

本病可发生于任何年龄，多见于 30 ～ 60 岁，男女性别无差异。15% ～ 20% 胃扭转发生于儿童，多见于 1 岁以前，常同先天性膈缺损有关。2/3 的胃扭转病例为继发性，最常见的是食管旁疝的并发症，也可能同其他先天性或获得性腹部异常有关。

（一）分类

1. 按病因分类

(1) 原发性胃扭转：致病因素主要是胃的支持韧带有先天性松弛或过长，再加上胃运动功能异常，如饱餐后胃的重量增加，容易导致胃扭转。除解剖学因素外，急性胃扩张、剧烈呕吐、横结肠胀气等也是胃扭转的诱因。

(2) 继发性胃扭转：为胃本身或周围脏器的病变造成，如食管裂孔疝、先天及后天性膈肌缺损、胃穿透性溃疡、胃肿瘤、脾脏肿大等疾病，也可由胆囊炎、肝脓肿等造成胃粘连牵拉引起胃扭转。

2. 以胃扭转的轴心分类

(1) 器官轴型（纵轴）胃扭转：此类型较少见。胃沿贲门至幽门的连线为轴心向上旋转。造成胃大弯向上、向左移位，位于胃小弯上方，贲门和胃底的位置基本无变化，幽门则指向下。横结肠也可随胃大弯向上移位。这种类型的旋转可以在胃的前方或胃的后方，但以前方多见。

(2) 系膜轴型（横轴）胃扭转：此类型最常见。胃沿着从大小弯中点的连线为轴发生旋转。又可分为两个亚型：一个亚型是幽门由右向上向左旋转，胃窦转至胃体之前，有时幽门可达到贲门水平，右侧横结肠也可随胃幽门窦部移至左上腹；另一亚型是胃底由左向下向右旋转，胃体移至胃窦之前。系膜轴型扭转造成胃前后对折，使胃形成两个小腔。这类扭转中膈肌异常不常见，多为胃部手术并发症或为特发性，典型的为慢性不完全扭转，食管胃连接部并无梗阻，胃管或内镜多可通过。

(3) 混合型胃扭转：较常见，兼有器官轴型扭转及系膜轴型扭转两者的特点。

3. 按扭转范围分为完全型胃扭转和部分型胃扭转

(1) 完全型胃扭转：整个胃除与横膈相附着的部分以外都发生扭转。

(2) 部分型胃扭转：仅胃的一部分发生扭转，通常是胃幽门终末部发生扭转。

4. 按扭转的性质分为急性胃扭转和慢性胃扭转

(1) 急性胃扭转：发病急，呈急腹症表现。常与胃解剖学异常有密切关系，在不同的诱因激发下起病。如食管裂孔疝、膈疝、胃下垂、胃的韧带松弛或过长。剧烈呕吐、急性胃扩张、胃巨大肿瘤、横结肠显著胀气等可成为胃的位置突然改变而发生扭转的诱因。

(2) 慢性胃扭转：有上腹部不适，偶有呕吐等临床表现，可以反复发作。多为继发性，除膈肌的病变外，胃本身或上腹部邻近器官的疾病，如穿透性溃疡、肝脓肿、胆道感染、膈创伤等也可成为慢性胃扭转的诱因。

（二）临床表现

胃扭转的临床表现与扭转范围、程度及发病的快慢有关。

1. 急性胃扭转

表现为上腹部突然剧烈疼痛，可放射至背部及左胸部。有时甚至放射到肩部、颈部并伴随呼吸困难，有时可有心电图改变，有可能被误诊为心肌梗死。急性胃扭转常伴有持续性呕吐，呕吐物量不多，不含胆汁，以后有难以消除的干呕，进食后可立即呕出，这是因为胃扭转使贲门口完全闭塞的结果。上腹部进行性膨胀，下腹部平坦柔软。大多数患者不能经食管插入胃管。急性胃扭转晚期可发生血管闭塞和胃壁缺血坏死，以导致发生休克。

查体可发现上腹膨隆及局限性压痛，下腹平坦，全身情况无大变化，若伴有全身情况改变，提示胃部有血液循环障碍。反复干呕、上腹局限压痛、胃管不能插入胃内，这是急性胃扭转的三大特征，称为“急性胃扭转三联征”(Borchardt 三联征)。但这三联征在扭转程度较轻时，不一定存在。

2. 慢性胃扭转

较急性胃扭转多见，临床表现不典型，多为间断性胃灼热感、嗳气、腹胀、腹鸣、腹痛，进食后尤甚。主要临床症状是间断发作的上腹部疼痛，有的病史可长达数年。也可无临床症状，仅在钡餐检查时才被发现。对于食管旁疝患者发生间断性上腹痛，特别是伴有呕吐或干呕者应考虑慢性间断性胃扭转。

(三) 辅助检查

1. X 线检查

(1) 立位胸腹部 X 线平片：可见两个气液平面，若出现气腹则提示并发胃穿孔。

(2) 上消化道钡餐：上消化道 X 线钡餐不仅能明确有无扭转，且能了解扭转的轴向、范围和方向，有时还可了解扭转的病因。器官轴型表现为胃大弯、胃底向前、从左侧转向右侧，胃大弯朝向膈面，胃小弯向下，后壁向前呈倒置胃，食管远端梗阻呈尖削影，腹食管段延长，胃底与膈分离，食管与胃黏膜呈十字形交叉。系膜轴型表现为食管胃连接处位于膈下的异常低位，而远端位于头侧，胃体、胃窦重叠，贲门和幽门可在同一水平面上。

2. 内镜检查

内镜检查有一定难度，进镜时需慎重。胃镜进入贲门口时可见到齿状线扭曲现象，贲门充血、水肿，胃腔正常解剖位置改变，胃前后壁或大小弯位置改变，有些患者可发现食管炎、肿瘤或溃疡。

(四) 诊断与鉴别诊断

1. 诊断

(1) 临床表现以间歇性腹胀、间断发作的上腹痛、恶心、轻度呕吐为主，病程短者数天，长者可达数年，进食可诱发。

(2) 胃镜检查时，内镜通过贲门后，盘滞于胃底或胃体腔，并见远端黏膜皱襞呈螺旋或折叠状，镜端难通过到达胃窦，见不到幽门。

(3) 胃镜下复位后，患者即感临床症状减轻，尤以腹胀减轻为主。

(4) 上消化道 X 线钡剂检查提示：胃囊部有两个液平；胃倒转，大弯在小弯之上；贲门幽门在同一水平面，幽门和十二指肠面向下；胃黏膜皱襞可见扭曲或交叉，腹腔段食管比正常长等。

符合上述 (1) ～ (3) 或 (1) ～ (4) 条可诊断胃扭转。

2. 鉴别诊断

(1) 食管裂孔疝：主要临床症状为胸骨后灼痛或烧灼感，伴有嗳气或呃逆。常于餐后 1 小时内出现，可产生压迫临床症状如气促、心悸、咳嗽等。有时胃扭转可合并有疝，X 线钡餐检查有助于鉴别。

(2) 急性胃扩张：本病腹痛不严重，以上腹胀为主，有频繁的呕吐，呕吐量大且常含有胆汁。可插入胃管抽出大量气体及胃液。患者常有脱水及碱中毒征象。

(3) 粘连性肠梗阻：常有腹部手术史，表现为突然阵发性腹痛，排气排便停止，呕吐物有粪臭味，X 线检查可见肠腔呈梯形的液平面。

(4) 胃癌：多见于中老年，腹部疼痛较轻，查体于上腹部可触及节结形包块，多伴有消瘦、贫血等慢性消耗性表现。通过 X 线征象或内镜检查可与胃扭转相鉴别。

(5) 幽门梗阻：都有消化性溃疡病史，可呕吐宿食，呕吐物量较多。X 线检查发现幽门梗阻，内镜检查可见溃疡及幽门梗阻。

(6) 慢性胆囊炎：非急性发作时，表现为上腹部隐痛及消化不良的临床症状，进油腻食物诱发。可向右肩部放射，Murphy 征阳性，但无剧烈腹痛、干呕。可以顺利插入胃管，胆囊 B 超、胆囊造影、十二指肠引流可有阳性发现。

(7) 心肌梗死：多发生于中老年患者，常有基础病史，发作前有心悸、心绞痛等先兆，伴有严重的心律失常，特征性心电图、心肌酶检查可协助鉴别。

（五）治疗

急性胃扭转多以急腹症纳入外科治疗，手术通常是必须的。术前可先试行放置胃管行胃肠减压，可提高手术的成功率；在插入胃管时也有损伤食管下段的危险，操作时应注意。急性绞窄性胃扭转致胃缺血、坏疽或胃肠减压失败时需要尽早应用广谱抗生素和补液。如胃管不能插入，应尽早手术。在解除胃扭转后根据患者情况可进一步做胃固定或胃造瘘术，必要时须行胃大部切除术。术后需持续胃肠减压直至胃肠道功能恢复正常。近年来有人报道内镜下胃造瘘术，但主要适用于无须纠正解剖异常的系膜扭转型患者或少数手术指征不明显的慢性器官轴型扭转。

对于慢性胃扭转，医生和患者应权衡手术利弊。如果患者不愿意接受手术时，应使患者清楚病情有发展为急性胃扭转及其并发症的可能性。如果全胃位于胸腔或存在于食管旁疝，应施行手术预防急性发作。目前手术治疗慢性复发性胃扭转建议行胃扭转的复位术、胃固定术。对因膈向腹腔突出造成的胃扭转行膈下结肠移位术。合并有食管裂孔疝或膈疝者应做胃固定术及膈疝修补术。对有胸腹裂孔疝的儿童，应经腹关闭缺陷。伴有胃溃疡或胃肿瘤者可做胃大部切除。

另有一些急性和慢性胃扭转患者可通过内镜扭转复位。对可耐受手术的患者，行内镜减压可作为暂时性的处理，但不推荐用于治疗急性胃扭转。

（六）预后

由于诊断和治疗措施的不断改进，急性胃扭转的病死率已下降至 15% ～ 20%，急性胃扭转的急症手术病死率约为 40%，若发生绞榨则病死率可达 60%。已明确诊断的慢性胃扭转患者的病死率为 0% ～ 13%。

第七章　肝胆疾病

第一节 肝细胞癌

一、概述

肝细胞肝癌 (HCC，以下简称肝癌) 是临床上最常见的恶性肿瘤之一，近 85% 的患者出现不适症状时才来就诊，此时往往已属中晚期。肝癌严重威胁我国人民的健康和生命。随着分子生物学、影像学和病理学等学科的发展，各种肝外科技术的发展，以及肝癌多学科规范化综合治疗水平的提高，肝癌由过去的“不治之症”转变为“部分可治”，5 年生存率也由 2.6% 提高到 20.6%。但是，肝癌的早期诊断及手术切除率仍有待进一步提高。肝癌手术切除后的高转移和肝内复发也是当前影响肝癌预后的重要因素，而且近 20 年来肝癌的总体生存时间无明显提高，我国肝癌的诊疗也缺乏系统性和规范性，因此亟须总结基于循证医学的证据，综合归纳，提出肝癌的诊疗新策略。

基于循证医学证据的原则，搜索肝癌的病因、诊断、手术治疗 (肝切除与肝移植)、介入治疗、局部消融治疗 (主要包括射频消融、微波消融和高强度聚焦超声治疗)、放射治疗、生物治疗、分子靶向治疗、系统化疗以及中医药治疗、预防等相关文献和资料，结合我国肝癌诊治的现状和发展，简要阐述肝癌的诊疗策略。

二、循证医学证据

循证医学 (EBM) 是指遵循科学依据的医学，其核心思想是医疗决策 (即患者的处理、治疗指南和医疗政策的制定等) 应依据现有的最好的临床研究基础做出，同时也重视结合个人的临床经验和社会经济因素。

循证医学中的证据主要指临床人体研究的证据，按质量和可靠程度分级 (可靠性依次降低)，美国预防医学工作组的分级方法，可以用于评价治疗或筛查证据的质量，此外在临床指南和其他著述中，还有一套推荐评价体系，通过衡量医疗行为的风险与获益以及该操作基于何种证据等级来对医疗行为的医患沟通做出指导。

总的来说，指导临床决策的证据质量是由临床数据的质量以及这些数据的临床“导向性”综合确定的，尽管上述证据分级系统之间有差异，但其目的相同，即临床研究信息的应用者明确哪些研究更有可能是最有效的。

三、流行病学

肝癌全球发病率逐年增长，已超过 62.6 万 / 年，居于恶性肿瘤的第五位。肝癌在我国高发，目前，我国患者数约占全球的55%；在肿瘤相关死亡中仅次于肺癌，位居第二。全国每年因肝癌死亡人数约34.4万人。

肝癌发生以东南亚及非洲撒哈拉沙漠以南地区为高，而欧美、大洋洲等地较低，我国90%的肝癌高发区位于江苏、上海、浙江、福建、广东和广西等省、自治区、直辖市的沿海平原、大河口岸及近陆岛屿，形成一个狭长的肝癌高发地带。江苏启东、福建等高发区，肝癌年病死率可高达40/10万。男女性别之比在肝癌高发区中(3～4):1，低发区则为(1～2):1。高发区发病以40～49岁年龄组最高，低发区多见于老年人。

四、病因学

目前难以以一种因素解释我国和世界各地肝癌的发病原因和分布。故肝癌的发生可能由多种因素经多种途径引起；不同地区致癌和促癌因素可能不完全相同。什么是主要因素，各因素之间相互关系如何尚有待研究。

临床资料显示：肝癌发生与患者长期的慢性肝损伤、肝纤维化密切相关，鲜见在正常肝组织背景下的肝癌发生，这些现象表明环境因素对肝癌发生、发展起了关键作用，根据高发区流行病学研究，诱导肝癌发生的主要环境因素包括肝炎病毒感染、食品黄曲霉素B1(AFBI)污染、水体微囊藻毒素(MCs)污染和酗酒等。

五、临床表现

起病常隐匿，多在肝病随访中或体检普查中应用AFP及B超检查偶然发现肝癌，此时患者既无症状，体格检查也缺乏肿瘤本身的体征，此期称之为亚临床肝癌。此类患者较少。大多数患者一旦出现症状而前来就诊者其病程大多已进入中晚期，其临床表现一般来源于肝肿瘤本身、肝病、伴癌综合征、转移灶等。不同阶段的肝癌有明显差异。

六、自然过程

原发性肝癌有一个相当长的自然病程，至少2年。血AFP异常时，肿瘤已发展到一定大小，实际上肿瘤发生的时间应当更早。当前一般认为，肝癌自然病程可分为3个阶段：分子变化阶段、临床前阶段、临床阶段。其中临床前阶段又可分诊断前阶段和诊断阶段。

七、诊疗现状

肝癌大部分是基于肝炎、肝硬化背景发生的。临床处理涉及外科、内科、介入、放疗、中医科和医学影像学等诸多学科，因此对于肝癌的诊治需要多学科专家共同参与，以便为患者在确诊后选择最合理的综合治疗方案，当前以外科为主的肝癌综合治疗模式已基本形成。但是，各个治疗方向的部分医生还是缺乏综合治疗理念，本位主义较强，使得就诊的患者首选或仅仅接受本专业的治疗，导致部分患者没有接受最佳、最合理的治疗。

目前国际上已有可供借鉴和参考的肝癌治疗指南，主要包括：

(1)《美国国立综合癌症网络(NCCN)肝癌临床实践指南》。

(2)《美国肝病研究学会(AASLD)HCC临床治疗指南》。

(3)《英国胃肠病学会 (BSG) 治疗指南》。

(4)《美国外科学院 (ACS) 制定的共识》。

(5)《日本肝病协会 (MH)》。

表 7-1　肝癌指南 (2001 年至今)

指南来源	国家 / 地区	时间	证据级别
AASLD	美国	2011 年	来源各种级别
Asia-Pacific Working Party	亚太区	2010 年	来源各种级别
BASL	英国	2004 年	来源各种级别
BSG	英国	2003 年	来源各种级别
EASL	欧盟	2001 年	来源各种级别
	欧盟	2001 年	来源各种级别
ESMO	欧盟	2010 年	来源各种级别
JAH	日本	2010 年	来源各种级别
KLCSG	韩国	2009 年	来源各种级别
NCCN	美国	2009 年	主要来源于 2A 级
SGA	沙特阿拉伯	2006 年	来源各种级别
Spanishconsensus	西班牙	2009 年	来源各种级别
WGO	国际	2010 年	来源各种级别

总结如表 7-1，上述五项国际指南都十分强调 HCC 的早期筛查和早期监测，均以循证医学证据作为依据，可信度较高。对筛查指标的看法比较一致，主要包括血清甲胎蛋白 (AFP) 和肝脏超声检查，两项肝癌的诊断依据、治疗目标也比较一致：

(1) 治愈。

(2) 局部控制肿瘤，为移植做准备。

(3) 局部控制肿瘤，开展姑息治疗，晚期肝癌的索拉非尼治疗等。

提高生活质量也是重要的治疗目标之一。但是，关于肝癌的分期、综合治疗模式还是存在较大的争议。

八、诊断

鉴于肝癌复杂的病因学、生物学行为将肝癌诊断归纳为“四定”(定位、定性、定量、定期),HCC 的诊断方法包括肿瘤标志物、影像学和活检，不同的情况选择不同的诊断方法，为肝癌的诊断和治疗提供了可靠的依据：HCC 的诊断标准分为临床诊断标准和病理学诊断标准，临床诊断方法包括血清肿瘤标志物 AFP 检测、影像学检查 (包括超声、CT、

MRI 和 DSA 等)，而病理学诊断依赖肝组织活检；在国际上，目前应用 AASL1 的诊断流程较多，以占位＜ 1cm、1 ～ 2cm 和＞ 2cm，对肿瘤诊断流程进行区分，着重强调早期诊断。

(一) 定性诊断

原发性肝癌的定性诊断需综合分析患者的症状、体征及各种辅助检查资料。

1. 病理诊断

病理学检查是诊断原发性肝癌的金标准，但仍需特别重视结合临床。肝癌病理组织学主要分为 HCC、肝内胆管癌 (ICC) 和混合性肝癌三种类型。近年来在实时超声或 CT 导引下活检或细针穿刺行组织学或细胞学检查，是目前获得 2cm 直径以下小肝癌确诊的有效方法。但近边缘的肝癌易引起肝癌破裂，此外，并有针道转移或出血的危险。很多研究表明针道癌细胞种植与活检病灶的大小没有明显相关性。

2. 临床诊断

(1) 如无其他肝癌证据，AFP 对流法阳性或放免法 AFP ＞ 400ng/mL，持续 4 周，并能排除妊娠、活动性肝病、生殖腺胚胎源性肿瘤及转移性肝癌者。

(2) 影像学检查有明确肝内实质性占位病变，能排除肝血管瘤和转移性肝癌，并具有下列条件之一者：

1) AFP ＞ 20ng/mL。

2) 典型的原发性肝癌影像学表现。

3) 无黄疸而 AKP 或 γ-GT 明显增高。

4) 远处有明确的转移性病灶或有血性腹腔积液，或在腹腔积液中找到癌细胞。

5) 明确的乙型肝炎标志物阳性的肝硬化。

(二) 定位诊断

B 超检查、CT、MRI、选择性肝动脉造影及数字减影造影或放射性核素肝脏显像除了能起到定性的作用外，还能协助肿瘤定位，提供肿瘤的部位、大小、数目、肿瘤与大血管的关系、血管解剖变异，确定治疗方案，指导手术。

(三) 肿瘤分期

为了更好地评估患者的预后，建议分期标准要同时考虑肿瘤分期、肝功能和身体状态，并用于评估预期寿命，指导治疗，评判疗效。对于 HCC 的分期，在 AASLD、ACS 和 NCCN 的指南中并不统一，侧重点也不尽相同。应用于预后的预测，包括 TNM 分期、Okuda 分期、JIS、CLIP 分期等；应用于治疗方法选择的分期，以西班牙巴塞罗那临床肝癌研究组 (BCLC) 分期为代表 (表 7-2、表 7-3)。

目前，HCC 常见预后评估系统都有各自的优点和不足。TNM 分期包括肿瘤本身的解剖病理学特征，但是忽视了肝功能基础对于 HCC 预后的影响；CUPI 是建立在第 5 版 TNM 分期基础上；Okuda 分期重视肝脏功能对于预后的影响，而忽视了血管、淋巴结及邻近器官侵犯等对预后的影响；CLIP 评分系统纳入了肿瘤大小、门静脉癌栓以及肝功能对于 HCC 预后的影响，忽视了微血管侵犯、淋巴结侵犯及邻近器官侵犯等因素对预后的影响。到目前为止，BCLC 是唯一一个能达到这些目的的肿瘤分期标准(等级Ⅱ-2)，BCLC 通过几个队列研究和随机对照研究，提出依据机体状态、肿瘤数目、血管侵犯、门静脉高压、Okuda 分期、Child-Pugh 分级等独立预后因子将肝癌分为 A1、A2、A3 和 B、C、D 期。该分期系统比较全面地考虑了肿瘤、肝功能和全身情况，并指导治疗；具有高级别循证医学证据。BCLC 目前全球范围比较公认并广泛采用(表 7-3)。

表 7-2 肝癌分期比较

	TNM	Vauthey	Izumi	CLIP	CUPI	JIS	Okuda	BCLC
肿瘤大小	Yes	Yes	Yes	Yes	Yes	Yes	Yes	No
肿瘤数目	Yes	Yes	Yes	Yes	Yes	Yes	No	Yes
淋巴结转移	Yes	Yes	Yes	No	Yes	Yes	No	No
远处转移	Yes	Yes	Yes	No	Yes	Yes	No	Yes
血管侵犯	No	Yes	Yes	No	No	Yes	No	Yes
肝纤维化或肝硬化	No	Yes	No	No	No	No	No	No
Child 分级	No	No	No	Yes	No	Yes	No	Yes
实验室指标	No	No	No	AFP	Bilirubin，AP，AFP	No	Bilirubin albumin	Bilirubin
AP、AFP	No							
其他指标	—	—	—	PVT	Ascites	—	Ascites	PortalHT

表 7-3 巴塞罗那临床肝癌研究组肝癌分期系统(BCLC)

	PST	肿瘤分期	Okuda 分期	肝脏功能
A 期(早期肝癌)			Ⅰ	
A1	0	单一肿瘤	Ⅰ	没有门静脉高压，正常胆红素
A2	0	单一肿瘤	Ⅰ	门静脉高压，正常胆红素
A3	0	单一肿瘤	Ⅰ-Ⅱ	门静脉高压，不正常胆红素
A4	0	3 个小于 3cm	Ⅰ-Ⅱ	Child-pughA-B
B 期(中期肝癌)	0	大，多个结节	Ⅰ-Ⅱ	Child-pughA-B
C 期(晚期肝癌)	1～2	血管侵入或肝外转移	Ⅰ-Ⅱ	Child-pughA-B
D 期(末期肝癌)	3～4	任何情况		Child-pughC

总之，Okuda 分期、CLIP 分期、CUPI 分期和 JIS 分期等适用于内科不适合手术治疗的进展期患者，以病理分析结果为基础的 TNM 分期及 Vauthey 分期更适用于外科患者，由于 HCC 患者病变程度的不同和仅少数病例适合外科手术，上述两种分期方法都是需要的。BCIX 分期更为全面地指导肝癌治疗。

（四）定量：肝功能评估

肝功能评估可以避免外科切除术后引起爆发性肝功能失代偿和死亡。近年来以 Child-Pugh 分类标准来筛选外科切除术的患者，但这种方法也有不合理之处如部分 Child-PughA 患者可能有明显的肝功能异常并伴有胆红素升高、门静脉高压甚至出现液体潴留需要利尿治疗，这些特征表明已是肝脏疾病晚期，不能实施外科切除术，故亟待更为精确的评估系统，如终末期肝病模型 (MELD)，靛青滞留检查 (ICG) 等。

MELD 是主要以血清胆红素、国际标准化比值和血清肌酐指标来评价终末期肝病的系统计算公式：R=3.8ln[胆红素 (mg/dL)]+11.21n(INR)+9.6ln[肌酐 (mg/dL)]+6.4(病因：胆汁性或乙醇性 0，其他 1)，其 R 值越高，其风险越大，生存率越低。MELD 是一个较为客观、有效评价移植前患者严重程度的系统，但对移植后病死率的评估，Brown 等认为效果尚不理想，日本研究小组根据 ICG 判断是否实施外科手术，并且外科手术切除范围是以染色滞留的程度为依据。

九、鉴别诊断

肝癌的鉴别诊断主要考虑两方面的因素，一是肝占位的来源，二是肝占位的性质。

十、治疗

由于肝脏疾病很复杂，而且有很多不同的治疗方案。截至目前，根据指南实施的 HCC 治疗策略仅有 77 项随机对照研究的支持。相比于其他全球范围内的高发肿瘤，这个数字清楚地指出肝癌的临床治疗手段较少。因此，目前迫切需要在肝癌患者中进行一个设计良好的Ⅲ期研究。

治疗方法大致包括手术治疗 (肝切除术、肝移植和姑息治疗手术)、非手术治疗 (局部治疗、动脉化疗栓塞、化疗、放疗、生物治疗和分子靶向治疗) 以及其他治疗方法 (包括临床研究)。目前所知的治疗最彻底能达到治愈的治疗方法有外科手术切除、移植和经皮消融。在其他一些非治愈性的治疗中能提高存活率的方法是经动脉化疗栓塞和索拉非尼，还有一些方法如经动脉栓塞、放疗等能起到一定的抗肿瘤作用，但没有证据显示能提高存活率。全身化疗在末期会有一定的效果，但毒性很大，不能提高存活率。其他还有一些药物如他莫西芬、抗雌激素药物、奥曲肽都是无效的。肝癌治疗方法及证据级别总结见表 7-4。

（一）手术治疗

仅 5% 的肝癌患者适宜行肝切除或肝移植术，最近几年，外科医生已具备了精确的选择标准和外科手术技术。可能只有少于 10% 的病例需要输血，治疗引起的病死率低于 1% ～ 3%。肝癌的治疗仍以手术切除为首选。早期切除是提高生存率的关键，肿瘤越小，5 年生存率越高。肝癌的外科治疗包括肝切除术和肝移植术。一般认为，对于局限性肝癌，如果患者不伴有肝硬化，则应首选肝切除；如果合并肝硬化或门静脉高压、肝功能 Child-PughC 级，且符合移植条件，应首选肝移植。可切除的局限性肝癌且肝功能 Child-PughA 级，欧洲专家支持首选肝移植。肝癌的两种手术方案见表 7-5。

（二）射频治疗

由于缺少对照试验，肝癌的根治性治疗 (肝切除术、原位肝移植术及经皮消融术 (RFA) 对生存时间的改善仍是有争议的问题。特别是针对小肝癌的最佳治疗方式仍没有达成一致。Meta 分析 RFA 和肝切除治疗小肝癌的疗效，肝切除术后 3 年和 5 年总体存活率显著高于 RFA。与其他传统的微创性侵入性治疗相比，RFA 治疗方案生存率和疾病控制优于 PEI(经皮乙醇注射) 治疗方案。因此，仅当小肝癌患者不宜接受肝切除或肝移植治疗时，可优先选择 RFA 治疗。

表 7-4　肝癌治疗方法证据级别 (基于研究设计和治疗终点)

治疗方法		收益	证据级别
外科方式	手术切除	提高存活率	3iiA
	辅助治疗	不确定	1iiA
	肝移植	提高存活率	3iiA
	新辅助治疗	治疗有反应	2iiDiii
局部治疗	经皮治疗		
	经皮乙醇注射	提高存活率	3iiA
	射频治疗	局部控制	1iiD
	化疗栓塞	提高存活率	1iiA
	动脉化疗	治疗有反应	3iiDiii
	内照射 (I131.Y90)	治疗有反应	3iiDiii
系统治疗	Sorafenib	提高存活率	1iA
	Tamoxifen	无收益	1iA
	系统化疗	无收益	1iA
	干扰素	无收益	1iA

表 7-5 手术治疗

手术治疗	肝切除术	肝移植术
基本原则	彻底性：切缘无残留肿瘤 安全性：最大限度保留正常肝组织	尽快找到合适的供体
术前处理	术前不推荐辅助治疗	等待时间超过 6 个月者，术前可以考虑治疗或活体肝移植Ⅲ级）
适应证	诊断明确，估计病变局限于一叶或半肝者 肝功能 A 级 心、肝、肾功能耐受者	米兰标准的 HCC 患者（单个肿瘤小于或等于 5cm 或 3 个结节＜ 3cm），可选择肝移植（Ⅱ级）
预后指标	术前肝脏功能、肝炎状态、门静脉侵犯、卫星灶、肿瘤分化、肿瘤分级	血管浸润、分化不良的肝癌、肿瘤大小＞ 5cm、超出米兰标准、肝门淋巴结

（三）介入治疗

1. TACE 治疗适应证和禁忌证（表 7-6）

经导管肝动脉内化疗栓塞 (TACE) 是 20 世纪 80 年代发展的一种非手术的肿瘤治疗方法，一度被推荐为肝功能良好无血管侵犯的无法接受手术治疗患者的首选方案（Ⅰ a)。与一般治疗相比，不可切除肝癌患者的化疗栓塞可显著提高两年存活率。明胶海绵是最常用的栓塞剂，但聚乙烯醇颗粒可能更好，不过需要新的策略以减少化疗栓塞后的并发症。由于设计、方法学、纳入病例数有限等缺陷，临床研究结果仍存在争议，因此，需要设计合理的新的随机对照试验评估化疗栓塞对生存期的影响。

2. TACE 联合治疗

尽管 TACE 提高了 HCC 患者的存活率，但 TACE 联合其他治疗方法（即以 TACE 为主的个体化治疗方案）是否进一步提高 HCC 患者存活率有待认证。

联合手术：不能接受手术治疗的大肝癌，TACE 治疗以后明显缩小，可Ⅱ期切除。但是，适宜手术切除的患者，当前研究 (2 个随机对照试验和 13 个非随机研究）认为术前 TACE 没有提高存活率，也不能防止肿瘤复发。但是，肝移植前进行 TACE 既安全又能减少在移植等候名单中被划掉的概率，不过目前没有证据能证明它能提高生存率或降低复发率。而肝切除术后预防性 TACE，一般建议术后 40 天左右做预防性灌注化疗栓塞。2 个随机对照试验和 5 个对比研究结果显示肝切除后动脉化疗栓塞延长了患者存活时间及减少肿瘤复发。

TACE 合并 HFA 治疗：4 个随机对照试验，结果显示：对肝癌结节直径小于 3cm 或大于 3cm 的患者，TACE 合并 RFA 治疗患者的病死率较单一疗法显著下降。

TACE 合并局部放射疗法：TACE 合并局部放射疗法显著提高了门静脉有癌栓患者的存活率。

TACE 联合中药：对肝动脉化疗栓塞术后的 HCC 患者，用中草药治疗可以增强其疗效，但是由于研究数据的局限性和异质性，还需要进一步的研究。

由此可见，多模式治疗优化了 TACE 治疗肝癌，积极有效地采用 TACE，能获得良好的疗效。

(四)无水乙醇或乙酸瘤内注射

肝癌早期发现时，一些介入措施如经皮乙醇注射 (PEI)、经皮乙酸注射 (PAI) 或 RFA 等，都有一定疗效。Meta 分析结果显示：从早期肝癌患者的利弊来看，PEI 和 PAI 没有显著的区别，前期研究证实：当小肝癌患者不宜接受肝切除或肝移植治疗时，可优先选择 RFA 治疗，其疗效优于 PEI，然而，RFA 治疗的总成本效益，需要进一步地评估。因此，对于经济困难、肿瘤直径≤ 3cm、结节数在 4 个以内伴有肝硬化而不能手术的肝癌患者，PEI 或 PAI 也是治疗的备选方案。

(五)放射治疗

放射治疗适于肿瘤仍局限的不可切除肝癌。患者如能耐受较大剂量，其疗效也较好，外放射治疗经历全肝放射、局部放射、全肝移动条放射、局部超分割放射、立体放射、重离子治疗；而肝动脉内注射 90Y 微球、^{131}I- 碘化油或同位素标记的单克隆抗体等起到内放射治疗作用。选择性内照射 (SIRT) 系经肝动脉输注 90Y 微球，是治疗不可切除肝癌的安全、有效手段。

表 7-6　肝动脉化疗 (HAI) 和肝动脉栓塞 (HAE) 的适应证和禁忌证

	适应证	禁忌证
肝动脉化疗	失去手术机会的原发性或继发性肝癌	肝功能严重障碍者
	肝功能较差或难以选择性插管者	大量腹腔积液者
	肝癌术后复发或术后预防性肝动脉灌注化疗	全身情况衰竭者
	灌注化疗	白细胞和血小板显著减少者
	肝移植等待供体	
肝动脉栓塞	肝肿瘤切除术前应用	肝功能严重障碍，属 ChildC 级
	无肝肾功能严重障碍、无门静脉主干完全阻塞、	凝血功能严重减退，且无法纠正
	肿瘤占据率小于 70%	门静脉高压伴逆向血流以及门静脉
	外科手术失败或切除术后复发者	主干完全阻塞
	控制疼痛，出血及动静脉瘘	感染，如肝脓肿
	肝癌切除术后的预防性肝动脉化疗栓塞术	全身已发生广泛转移
	肝癌肝移植术后复发者	全身情况衰竭者
		癌肿占全肝 70%

（六）导向治疗

应用特异性抗体和单克隆抗体或抗肿瘤的化学药物为载体，标记核素或与化疗药物或免疫毒素交联进行特异性导向治疗，是针对肝癌有希望的疗法之一。临床已采用的抗体有抗人肝癌蛋白抗体、抗人肝癌单克隆抗体、抗甲胎蛋白单克隆抗体等。“弹头”除^{131}I和^{125}I外，也试用90Y，此外，毒蛋白和化疗药物与抗体的交联人源单抗或基因工程抗体等正在研究中。

免疫靶向疗法是目前肿瘤治疗的一种新方法。^{131}I美妥昔单抗是首个用于治疗原发性肝癌的免疫靶向同位素药物。其治疗原理是通过导管，将药物直接注射入肝癌供应动脉，使它与肝癌细胞充分结合，然后通过持续发射射线，对肝癌细胞进行强力杀伤。临床RCT研究显示^{131}I美妥昔单抗提高了肝癌的总体生存时间。

（七）化疗

多数患者就诊时已是中晚期，只能接受介入、消融、放疗、化疗等非手术治疗。但是关于不可切除肝癌患者的化疗仍有争议。Malaguarnera综述七种经2个或2个以上试验评价过的治疗模式：阿霉素、氟尿嘧啶、干扰素、经皮无水乙醇注射、经动脉化疗、结合碘化油的经动脉化疗以及他莫西芬(Tamoxifen)。结果：与对照组相比，实验组存活率显示出不均一性，阿霉素疗法、氟尿嘧啶疗法、经皮无水乙醇注射疗法以及经动脉化学疗法的1年存活率无改善。深入研究表明：Tamoxifen相对于安慰剂或无干预组对总体生存率没有显著作用，Tamoxifen对HCC的作用似乎没有意义。

以索拉非尼为代表的分子靶向药物的出现，为这类患者提供了新选择，作为不能手术和晚期HCC患者的标准治疗选择之一。在一个随机安慰剂对照的Ⅲ期HCC的临床研究中，发现它有使总存活率显著增加的疗效。Meta分析显示：索拉非尼为基础的化疗也延长了79%的疾病进展时间，提高了37.3%的总存活率。尽管在接受含索拉非尼的化疗的患者中手－足综合征发生频率和腹泻的频率显著上升，但是其他显著的毒性反应尚未被发现。这项Meta分析认为：索拉非尼化疗在疾病进展时间和总存活率方面均优于安慰剂疗法，并且没有严重的毒性作用。

（八）生物治疗

生物治疗不仅辅助手术、化疗、放疗以减轻对免疫系统的抑制，还具有消灭残余肿瘤细胞的作用。

1. 干扰素－α(IFN－α)

干扰素－α是一种多功能细胞因子，其抗肿瘤作用主要通过抑制病毒复制、调节免疫、抑制肿瘤细胞增生和抗血管生成等机制。自1986年以来，先后有39项临床随机对照实验提示IFN－α能有效治疗病毒性肝炎，抑制肝硬化，并进一步阻碍HCC发生。2008年以来多项Meta分析均提示：IFN－α能阻碍乙型肝炎(特别是HBeAg阳性的亚洲病患)或丙型肝炎患者的HCC发生。IFN－α治疗可能通过减少HBV感染负荷而抑制肿瘤发生。

同时，IFN-α 也是 HCC 有效的辅助治疗药物。2009 年 Zhang(统计了 6 个临床对照实验，共计 600 例患者) 和 Breitenstein(统计了 7 个临床对照实验，共计 620 例患者) 对 IFN-α 治疗伴随病毒性肝炎的 HCC 患者 (接受根治性治疗后) 进行了 Meta 分析，结果显示：IFN-α 治疗患者 1.2 年病死率和肿瘤复发率均显著下降。IFN-α 治疗减少 HCC 术后早期复发的事实，提示 IFN-α 还可能通过改变乙型肝炎相关的肿瘤微环境包括免疫微环境而干扰残余肿瘤的生长和转移。另外，IFN-α 治疗不可切除 HCC 也有临床报道。由此可见，IFN-α 针对 HCC 发生、发展、转移复发过程中的任意环节均有可喜的疗效。因此，IFN-α 在 HCC 的综合治疗中占据一席之地。

2. 奥曲肽

两项 Meta 分析均显示晚期肝癌患者接受奥曲肽治疗并未改善或提高患者生存时间和生活质量。

近年来，由于基因重组技术的发展，使获得大量免疫活性因子或细胞因子成为可能。应用重组淋巴因子和细胞因子等生物反应调节因子对肿瘤生物治疗已引起医学界普遍关注，被认为是第四种抗肿瘤治疗，所用各种生物制剂的疗效仍有待更多的实践和总结。

第二节　肝硬化门静脉高压症

一、病因和分类

门静脉为一 6 ～ 8cm 长的静脉干，通常由肠系膜上静脉及脾静脉在胰头与胰体交界处的后方汇合而成。门静脉的压力与流入门静脉的血流量及血流流出时遇到的血管阻力有直接关系，即门静脉压力 = 流入血流量 × 流出血管阻力。门静脉的正常压力为 13 ～ 24cmH_2O，平均值为 18cmH_2O。由于各种原因使门静脉血流受阻、血液淤滞时，门静脉压力会升高。门静脉和肝动脉在肝小叶间汇管区有无数的动静脉交通支，正常状态下并不开放，当门静脉压力增高后可使动静脉交通支开放，导致肝动脉血进入门静脉，使门静脉压力更高。当门静脉压力超过正常界限时，则出现一系列的症状和体征，临床表现为脾脏肿大、脾功能亢进、腹腔积液等，合并食管胃底静脉曲张时可致呕血和黑便，临床上称为门静脉高压症。引起门静脉高压症的病因很多 (表 7-7)。

在我国，肝脏疾病引起的门静脉高压症占 90%，主要是乙型肝炎病毒引起的肝炎后肝硬化，其次是血吸虫病性肝硬化；在欧美以乙醇导致的乙醇性肝硬化为主；在日本以特发性门静脉高压症为主。根据其发病机制和解剖部位分为肝前型、肝内型和肝后型。

表 7-7 门静脉高压症的类型和病因

类型		病因
肝前型		门静脉血栓形成、脾静脉血栓形成、先天性畸形、外在压迫、门静脉海绵样变性
肝内型	窦前性	血吸虫病、结节病、骨髓增生性疾病、先天性肝纤维化、特发性门静脉高压症
	窦性和窦后性	肝炎后肝硬化、乙醇性肝硬化、胆汁性肝硬化、先天性肝硬化、抗肿瘤药物所致的肝小静脉闭塞症等
	窦旁性	各种急性肝病、肿瘤和肉芽肿等
肝后型		肝静脉阻塞、Budd-Chiari 综合征、严重右心功能不全、缩窄性心包炎等

二、临床表现和诊断

(一)临床表现

门静脉高压症可引起门体静脉侧支循环开放、脾大和脾功能亢进以及腹腔积液等三大临床表现，其他尚有蜘蛛痣、肝掌和肝功能减退的表现。大多数患者根据临床表现即可做出门静脉高压症的诊断。

1. 门静脉侧支循环的开放

(1) 食管下段、胃底静脉交通支：有 15% ～ 50% 患者因食管下段和胃底部的静脉曲张破裂而发生呕血或便血，出血量常常较大，常伴发失血性休克并危及生命。

(2) 直肠下段、肛管静脉交通支：痔静脉曲张破裂可发生不同程度的鲜血便。

(3) 前腹壁静脉交通支：腹壁静脉曲张一般出现于脐上部，而后扩展到脐周、脐下和下胸部。体检时可发现脐周静脉显著扩张，以脐为中心向四周辐射。脐以上的曲张静脉内血流方向向上，脐以下血流方向向下。严重者在脐周可出现一团状曲张静脉，形成“海蛇头”，听诊时可闻及静脉“营营”声，按压脾脏时可有增强。

(4) 腹膜后静脉交通支。

2. 脾脏肿大与脾功能亢进

脾脏肿大为门静脉高压症诊断的必备条件。患者表现有白细胞减少、血小板减少和增生性贫血，肝硬化患者约有 1/4 伴有脾功能亢进。

3. 腹腔积液和肝病体征

肝功能失代偿患者常有腹腔积液，并有肝病面容、肝掌、蜘蛛痣、黄疸等体征，有时肝脏触诊可扪及结节，晚期则肝脏缩小。

(二)诊断

1. 症状

(1) 脾大伴脾功能亢进：脾大伴全血细胞减少或其中 1 ～ 2 种血细胞减少。

(2) 呕血和 (或) 黑便：由食管胃底静脉曲张破裂出血引起，是门静脉高压症的常见症状。

(3) 腹腔积液。

(4) 特异性全身症状 (疲乏、嗜睡、食欲缺乏等)。

2. 体征

(1) 脾大：可分为Ⅰ～Ⅴ级。

(2) 皮肤巩膜黄染：是肝功能受损的表现。

(3) 肝掌。

(4) 蜘蛛痣。

(5) 腹壁静脉曲张。

(6) 腹腔积液征，移动性浊音可阳性。

(7) 肝病面容。

(8) 杵状指。

(9) 性功能异常表现：男子乳房发育、女性体毛分布等。

3. 辅助检查

(1) 血常规：全血细胞减少或其中 1 ～ 2 种血细胞减少。

(2) 肝功能异常：转氨酶和胆红素升高，胆碱酯酶和清蛋白降低等。

(3) 乙肝五项：HBsAg、HBsAb、HBeAg、HBeAb 及 HBcAb 可呈阳性。

(4) 腹部超声检查：肝脾形态及大小、门静脉系统直径和侧支循环的建立及腹腔积液等。

(5) 食管吞钡 X 线检查：食管或胃底黏膜皱襞增粗，蚯蚓状或串珠状充盈缺损，胃底外压性肿块影。

(6) 腹部 CT：肝脏大小，各叶比例、脾脏大小和腹腔积液等，门静脉系统三维重建成像可反映门体侧支循环形成情况。

(7) 磁共振 (MRI)：磁共振门静脉造影可显示门静脉、肠系膜上静脉和脾静脉及门体间侧支循环。

(8) 内镜诊断：直视下判断食管胃底静脉曲张、出血原因和部位，必要时进行内镜治疗。

(9) 超声内镜：可显示胃壁内静脉瘤的大小、形态及范围等。

三、治疗原则

门静脉高压症的治疗原则是早期、持续、联合治疗。

1. 非手术治疗原则

(1) 药物治疗：加压素、特利加压素、心得安和生长抑素等。

(2) 输血输液。

(3) 三腔管压迫止血。

(4) 经内镜治疗：包括内镜下曲张静脉硬化剂注射术、经内镜曲张静脉套扎术、组织黏合剂栓塞术。

(5) 介入治疗：包括脾动脉栓塞术、经皮经肝胃冠状静脉栓塞术、经皮经肝门腔静脉分流术。

(6) 经颈静脉肝内门体静脉分流术 (TIPS)。

2. 手术治疗原则

(1) 急性食管静脉曲张破裂出血尽可能采取非手术治疗措施，急诊手术仅限于各种保守方法无效而肝功能又较好的患者。

(2) 一般不主张做预防性手术。

(3) 除肝移植外，任何手术均是治标的手段，预后取决于患者的肝功能状态。

(4) 术前评估肝功能状态，对肝功能处于 C 级的患者应慎行手术治疗。

(5) 门静脉高压症手术方式多样复杂，到目前为止，还没有一种方法或术式被普遍接受。各种术式的选择应根据患者的解剖条件、血流动力学变化和术者的经验。

(6) 分流术应注意在保持吻合口通畅的前提下限制吻合口的大小，以减少术后肝性脑病的发生。

(7) 断流术应注意完全阻断引起出血的穿通支静脉和保留门奇交通支静脉的分流效果。

第三节　肝脏外伤的处理

肝脏外伤大都 (＞ 90%) 合并有其他损伤如同侧的肋骨骨折，肺挫伤，其他腹腔脏器外伤，四肢外伤，骨盆骨折，颅骨骨折。根据美国外科创伤协会器官损伤分级 (AAST-OIS)，肝脏外伤分为五级，具体见表 7-8。

表 7-8　肝脏外伤分级标准

分级	外伤情况	发生率	病死率
1	包膜下血肿，包膜撕裂面积＜ 10%，深度＜ 1cm	20%	0%
2	包膜下血肿，表面积 10% ～ 50%，实质内，直径＜ 10cm。裂伤深 1 ～ 3cm，长＜ 10cm	55%	＜ 10%
3	包膜下血肿，表面积＞ 50%，或扩展性，实质内，直径＞ 10cm；或扩展性包膜下或实质内破裂。裂伤深度＞ 3cm	15%	25%
4	实质破裂累及一叶的 25% ～ 75%，或局限在一叶内的 1 ～ 3 段	7%	45%
5	实质破裂累及一叶的 75% 或在一叶内多于 3 段。近肝静脉损伤 (即肝后腔静脉，主肝静脉)	3%	＞ 80%
6	肝撕脱伤	＜ 1%	100%

由于患者通常伴有神志改变或意识丧失，对于腹部外伤的临床检查可靠性低，首诊时应予以B超探查，如果循环不稳定的患者B超发现腹腔游离液体，腹腔探查手术须即刻进行而无须等待进一步的临床检查。对于循环稳定的患者，腹部CT扫描是评价腹腔出血、肝实质裂伤以及利用Ⅲ期扫描判断血管走行的金标准，同时也对是否能够有效实行肝动脉栓塞治疗提供帮助。CT检查后根据肝脏闭合性外伤的分级以及是否合并腹腔其他脏器损伤决定是否手术治疗，但是对于腹部开放性外伤的患者则需急诊手术治疗。

一、非手术处理

1～3级肝脏外伤无须手术处理。对于CT扫描发现活动性出血的1～4级肝脏外伤的患者可考虑行肝动脉栓塞治疗，但是必须符合下列条件：

(1) 患者无神志改变或神志丧失。

(2) 血流动力学稳定或液体治疗或生命体征迅速恢复正常。

(3) 无体温下降，酸中毒或严重凝血功能障碍。

(4) 明确无其他腹腔脏器损伤。

(5) 能够在重症监护室持续检测生命体征：脉搏，动脉血压。随时复查Hb、Hct和凝血指标。仔细观察临床检查变化和腹部B超检查改变。

(6) 随时有施行手术的条件。

(7) 有动脉造影和经验丰富的放射科医生。

二、手术指征和禁忌证

(1) 腹腔探查手术指征。

(2) 血流动力学不稳定。

(3) 体检发现腹膜炎体征。

(4) 有其他腹腔脏器损伤的诊断。

(5) 非手术治疗失败。

三、手术步骤

(一) 步骤1：切口选择及腹腔探查

常选用正中切口，然后根据外伤的类型延长切口。比如胸骨切开人体胸或左右胸开胸术。进腹后首先用纱布填塞腹腔以便迅速控制出血。接下来判断出血的部位，探查整个腹腔脏器尤其注意胰腺以及上腹腹膜后区域。探查首先从无损伤区开始至损伤最严重的区域结束。修复小肠、大肠以及胆道损伤。

此外，输注温胶体和快速输血是非常重要的。排除空腔脏器损伤后，可使用血液回收系统进行血液回输，大量输血后可能出现稀释性凝血障碍，此时需及时补充血小板、新鲜冰冻血浆或凝血因子。

一般而言，剖腹探查可发现以下三种情况。

(1) 开腹后出现广泛严重活动性出血或心脏骤停：控制致死性大出血需要阻断主动脉和 (或) 下腔静脉 (IVC)。胸骨劈开或左侧开胸可良好显露主动脉，行胸腔内主动脉阻断，如果心脏停搏，则切开心包行心脏按压。其次切开肝胃韧带或翻转结肠脾曲显露肾上腹主动脉，直接指捏法压迫控制膈下下腔静脉或采用 Kocher 法显露下腔静脉后钳夹阻断。

(2) 非肝脏出血：简单的肝脏损伤如 1、2 或 3 级肝外伤无活动出血无须进一步手术探查或处理。

(3) 肝脏活动性出血：具体见步骤 2。

(二) 步骤 2：肝脏压迫止血

如果遇到肝脏活动性出血，手术者或最好是助手首先用纱布垫压迫肝脏至少 10 分钟。接着，会遇到两种情况：

(1) 通过压迫出血得到有效控制，为专科医生创造时机对伤情进行充分评估，患者血流动力学稳定，无低体温或酸中毒，这时可进行 I 期确定性手术修复 (见步骤 3)。

(2) 当出血不能控制并且血流动力学不稳定，伴有低体温，酸中毒，凝血功能障碍，则行纱布肝周填塞 (见步骤 9) 伴或不伴血管控制 (见步骤 10)。

(三) 步骤 3：游离肝脏

充分游离肝脏有利于检查肝脏裸区和肝后下腔静脉。游离过程中注意避免肝静脉损伤，切断镰状韧带后，离断右三角韧带、冠状韧带以及左三角韧带，注意避免过度牵拉导致肝实质裂伤。

(四) 步骤 4：肝脏游离过程中肝静脉损伤的风险

当需要肝周纱布填塞止血时 (步骤 9)，不建议行肝脏游离，因为可能增加肝静脉损伤的机会以及加剧初始肝外伤的程度。

减速创伤导致肝脏沿肝右静脉于右三角韧带平面裂伤，此种肝脏外伤常常非常严重。这种情况下，难于探查。为了止血，助手压迫裂伤处，必须避免牵拉。

(五) 步骤 5：血管结扎

以指捏法对肝脏伤口进行扩创以便发现出血来源。血管出血可以用以下方法控制：缝扎，外科钛夹和电凝止血，然而深部缝扎有可能导致大面积缺血，应当避免使用。

当实行肝门阻断时，避免延时阻断，因为可能加剧原有低血压造成的肝脏缺血性损伤。如果需要阻断肝蒂时间超过 30 分钟，建议间歇性阻断 (阻断 15 分钟开放 5 分钟) 的方法。

肝脏残留空腔可用带血供的大网膜填塞，这有利于消除无效腔，压迫静脉渗血并且减少胆漏的发生。

(六) 步骤 6：切除性清创

由于有导致肝脓肿的风险，失活肝组织需要清除。沿裂伤平面以手术刀柄钝性分离失活肝组织和保留肝组织。遇到阻力时表明有血管或胆管，此时两者均需游离结扎处理。

大多数情况下实行非规则性肝切除，不建议解剖性肝切除，弥散性肝外伤不建议施行大范围肝切除。

（七）步骤 7：包膜下血肿破裂处理

对于包膜下血肿破裂，可用氩气刀烧灼止血，喷洒医用胶将包膜黏附在出血的肝实质上。医用胶可注于肝实质和 Glisson 鞘之间。此外也可利用 Tissup Link 止血。

（八）步骤 8：亚甲蓝试验和胆道造影

彻底止血后，通常利用亚甲蓝试验检查胆管的完整性。具体操作如下，胆囊穿刺同时指捏压迫胆管，注入亚甲蓝，检查肝脏创面有无胆漏，如果存在胆漏，以 5-0 Prolene 线仔细缝合胆囊的切口。也可切除胆囊后经胆囊注入亚甲蓝进行试验。

（九）步骤 9：纱布填塞

纱布填塞依然是控制肝脏外伤的重要措施。原理是利用压迫肝脏至膈肌，对于静脉性出血非常有效。纱布填塞于肝脏周围以便压迫裂口并保持对膈肌的压力。但是注意肝脏与膈肌之间不要填塞纱布以免压迫门静脉和肝静脉引起血液回流受阻以及门静脉栓塞。膈肌抬高导致气道压力上升，通气量下降的情况在术后要引起重视。

由于纱布填塞，术后患者腹腔压力较高，可能导致腹腔间隔室综合征，因此要随时观察腹部压力情况。

如果出血没有得到有效控制，须再次实行纱布填塞治疗，如果效果不理想，则需进行部分或全肝血流阻断。

（十）步骤 10：血管控制

如果纱布填塞不能有效控制复杂肝脏外伤的出血，肝门阻断能够有效控制来自肝动脉和门静脉的出血。这种方法还能鉴别出其他来源的出血如肝后静脉和腔静脉的出血。如果肝门阻断不能控制出血 (6 级外伤)，必须通过胸骨切开阻断膈上腔静脉以及膈下腔静脉行全肝血流阻断。早期恰当的血管控制能够准确判断肝脏外伤的情况并控制出血。

（十一）步骤 11：肝静脉阻断

修复肝后腔静脉损伤时，除了肝门阻断外还要建立心房 - 腔静脉的短路或静脉 - 静脉转流以保证手术时静脉的血液回流。利用大的胸管经右心耳远端放置于肾静脉水平以下可建立心房 - 腔静脉短路。心房内的胸管侧壁须开几个侧孔。在膈上，肾上以及心耳水平绑上止血带。

（十二）步骤 12：肝内气囊填塞

通过肝内气囊填塞可控制肝脏贯通伤导致的出血，避免肝内创道，探查肝内气囊可以通过 Panrose 引流管制作。对气囊充气可对肝实质进行填塞，填塞一般维持 48 小时。

四、术后处理

重症监护室的术后处理要求纠正低血容量以及死亡三联征：低体温，酸中毒，凝血功能障碍。

初次关腹后通过膀胱内 Foley 导尿管反复测定腹腔内压力，注意有无腹腔间隔室综合征的发生。

一旦决定行纱布填塞治疗，必须计划性再次手术移除纱布，当然也包括纱布再次填塞，确定性止血，确定性关腹等，以上这些均可发生在患者复苏阶段，再次手术的时机选择一般在术后 24 ～ 48 小时，主要由体温复苏，酸中毒以及凝血障碍纠正情况决定。

五、术后并发症

(一)短期并发症

(1) 出血。

(2) 腹腔间隔室综合征。

(3) 胆漏。

(4) 肝功能衰竭。

(5) 酸中毒，凝血功能障碍、低体温，伴有多器官衰竭。

(二)远期并发症

(1) 胆汁肿。

(2) 胆瘘。

(3) 胆道狭窄。

(4) 肝脓肿和血肿感染。

第四节 门静脉高压症手术

一、门奇断流术

门奇断流术早期的理念是手术阻断门奇静脉间的反常血流，以达到预防和止血的目的。早期的断流术以直视下缝扎出血的血管为主，手术简单，创伤小，但食管的曲张静脉破裂出血不适合。

近年来，人们已经充分认识到门体静脉间自然的、病理性分流途经的代偿作用，而尽量在术中保留这些门体交通支血管，以期达到“选择性”断流的目的，目前临床上常用的选择性门奇断流术有两种术式。

(一)贲门周围血管离断术

该术式也称 Hassab 手术，于 1967 年由 Hassab 首先提出，手术要点是经腹切除脾脏，离断贲门周围(包括胃底和食管腹段)的所有血管，其彻底性和完全性在于离断门奇静脉间全部反常侧支静脉，主要离断胃短静脉、胃后静脉、左膈下静脉，以及冠状静脉的胃支、食管支、高位食管支和异位高位食管支，其中高位食管支和异位高位食管支的离断是手术成败的关键。该术式经裘法祖院士提倡后，已成为我国治疗门静脉高压症的主要术式，其再出血率为 7% ～ 13%。

该术式的优点是操作简便、不开放消化道，对患者肝功能的要求不高、择期手术和急诊手术都可选用等。该术式的缺点是破坏了门奇静脉间自然的、代偿性的、病理性的分流途经，不利于门静脉系统过高压状态的缓解，术后近期腹腔积液较难控制，术后远期再出血率较高。近 10 年来，越来越多的外科医生们参照 Sugiura 手术的原理有意识地保留门奇静脉间自然的、代偿性的、病理性的分流血管，进行所谓的选择性断流，既保留了该术式原有的优点，又相对克服了原有的缺点，已逐渐在国内推广。

（二）联合断流术 (Sugiura 手术）

该术式于 1973 年由 Sugiura 首先提出，手术要点是经胸行食管血管离断和食管横断再吻合、经腹行贲门周围血管离断和脾切除，手术可Ⅰ期（经腹）或Ⅱ期（先经胸后经腹）完成，其主要强调逐一结扎胃和食管穿支静脉，而保留冠状静脉－食管旁静脉－奇静脉通道的畅通，以保证胃冠状静脉和食管旁静脉的自然分流。该术式已成为日本治疗门静脉高压症的主要术式，其再出血率 4.9%。该术式的优点是保留了门奇静脉间自然的、代偿性的、病理性的分流途经，可以有效缓解门静脉系统的过高压状态，具有明显的分流效果而减少术后近期腹腔积液的产生和术后远期再出血的发生。该术式的缺点是手术部位较深，操作较为困难，极其容易损伤食管旁静脉和食管，而且，吻合器的使用明显增加了患者的经济负担和开放了消化道。

（三）选择性断流术手术步骤

在传统经腹联合断流术的基础上，对贲门周围血管离断进行了改进，主张保留门奇交通支血管，而离断食管旁静脉进入食管下段及胃底的穿通支血管，称之为选择性断流术。

(1) 体位：仰卧位。

(2) 切口：左上腹旁正中切口，切开时要注意各层组织中扩张的静脉。

(3) 初步探查：腹腔积液、肝脏、脾脏、脐静脉、胃穿支静脉、食管旁静脉、胃冠状静脉、脾结肠静脉、脾膈静脉、腹膜后静脉、胃短静脉等。

(4) 测定自由门静脉压力。

(5) 脾切除术。

(6) 离断所有胃后支穿通支静脉。

(7) 离断上 1/3 胃的所有穿通支静脉。

(8) 游离食管下段 8 ～ 10cm，分别离断所有食管支、高位食管支和异位高位食管支等穿通支静脉；小心保留各种交通支静脉。

(9) 应用进口管状吻合器行食管下段（贲门上 1 ～ 3cm 处）的横断和吻合。

(10) 应用闭合器关闭胃前壁切口。

(11) 肝活检。

(12) 再次测定自由门静脉压力。

(13) 放置脾窝和盆腔引流管。

(14) 关腹。

二、门体分流术

门体分流术简称分流术，其目的是在门静脉和体静脉间建立永久性的血流分流，以有效降低门静脉压而消除食管胃底静脉曲张，控制或预防食管胃底静脉曲张破裂出血，其降压效果显著而持久，但因其术后肝性脑病发生率较高和活体肝体积进一步明显缩小，而在国内应用渐少。分流术主要有三大类：脾肾静脉分流术、门腔静脉分流术和肠腔静脉分流术。

（一）脾肾静脉分流术

这是脾静脉和肾静脉间的分流术，属于周围型分流，目前临床常用的脾肾静脉分流术有两种术式。

1. 非选择性近端脾肾静脉分流术

该术式于 1947 年由 Linton 首先提出，手术要点是切除脾脏，将脾静脉残端与左肾静脉进行端侧吻合，其血管吻合在脾切除的基础上完成，脾静脉残端显露容易，分流量中等。该术式的优点是解除了脾功能亢进症状和脾脏的动脉血向门静脉系统的灌注，术后肝性脑病发生率较低。该术式的缺点是由于脾静脉和肾静脉的压力差较小，分流量较少，吻合口发生血栓的机会多，术后再出血率高于门腔静脉分流术。考虑到该术式的缺点，临床上衍生出其亚型：脾腔静脉分流术，其对肾脏和肾静脉没有过高要求，术中吻合也较近脾肾静脉分流术容易，术后发生肝性脑病时还可利用中腹部加压控制分流量，但其肝脏门静脉灌注压的过度降低，进一步使活体肝体积明显缩小，加快了肝功能衰竭的发生，最终不得不放弃此术式。

2. 选择性远端脾肾静脉分流术 (Warren 手术)

该术式于 1967 年由 Warren 首先提出，手术要点是保留脾脏，在胰体下缘解剖出脾静脉，于脾静脉汇入肠系膜上静脉处离断脾静脉，并行脾静脉与左肾静脉的端侧吻合。欧洲多中心大宗病例统计该术式手术病死率 9%、再出血率 7%、肝性脑病发生率 5% ～ 10%、5 年生存率 50% ～ 60%，已成为欧美国家治疗门静脉高压症的主要术式。该术式的优点是选择性降低脾胃区的静脉压力以控制消化道出血，同时保持肠系膜上静脉区较高的门静脉肝灌注压以减少对肝功能的不利影响。该术式的缺点是难以解决脾功能亢进症状、从胰腺组织解剖出脾静脉较为困难、脾肾静脉吻合在腹膜后的操作困难、术后远期其分流的选择性会逐渐丧失等。

（二）门腔静脉分流术

这是门静脉和腔静脉间的分流术，属于中央型分流。目前，临床常用的门腔静脉分流术有三种术式。

1. 门腔端侧分流术

在肝门处离断门静脉，将其近心端缝扎闭合，将其远心端与下腔静脉行端侧吻合。该术式的优点是降压明显、操作简单、止血效果显著，其缺点也是因为降压效果明显，导致术后肝性脑病发生率极高，已被淘汰。

2. 门腔侧侧分流术

在门静脉主干处行门静脉下腔静脉侧侧吻合，该术式的优点是明显降低肝窦内压力和门静脉压力，止血和控制肝腹腔积液效果良好，术后肝性脑病发生率小于门腔端侧分流术，但仍高于人们的期望。

3. 限制性门腔分流术

门腔侧侧分流术的改进型，将门腔静脉吻合口控制在 0.8 ～ 1.2cm，可以有效降低术后肝性脑病的发生率，仍是国内部分主张门腔分流者的首选术式，但其较高的肝性脑病发生率最终也被淘汰。

（三）肠腔静脉分流术

这是肠系膜上静脉与下腔静脉间的分流，属于周围型分流。最初由 Marion 等于 1960 年提出，后经 Voorlhees 等于 1962 年加以推广。目前，临床常用的肠腔分流术有两种术式。

1. 肠腔侧侧分流术

在肠系膜上静脉与下腔静脉间行侧侧吻合，其优点是门静脉系统降压效果明显，肝性脑病发生率低于门腔分流，其缺点是对肠系膜上静脉的解剖学要求较高，术中操作较困难，目前应用者较少。

2. 肠腔搭桥分流术

用人造血管或自体静脉在肠系膜上静脉与下腔静脉间行桥式吻合。现在较少使用。

三、其他术式

关于分流 + 断流可以是以上各术式的组合，但阻断代偿性自然分流后再建立人工分流似乎是分流和断流的缺点组合，并未显示出任何优势。

第八章　烧伤感染的治疗

第一节　概　述

皮肤是人体防御微生物入侵的第一道免疫屏障。一旦开放性伤口损害了这一屏障，人体就会面临感染的问题。美国国家烧伤资料库显示，威胁烧伤病人的四大感染如下。

(1) 肺炎。

(2) 蜂窝织炎。

(3) 尿路感染。

(4) 烧伤创面感染。

感染是造成烧伤死亡的主要原因，51% 的烧伤患者因感染导致多器官功能衰竭而死亡。

刚刚烧伤的皮肤是无菌的，烧伤的热力同样会杀死皮肤共生的微生物。不幸的是，由于烧伤后创面血供减少但又存在含有丰富营养物质的局部环境，导致微生物在烧伤创面快速定植。2007 年美国烧伤协会共识会议将创面细菌等微生物定植定义如下。

(1) 创面表面细菌浓度低。

(2) 无侵袭性感染。

(3) 微生物计数＜ 10^5/g 组织。

在浅度烧伤中，皮肤菌群可以像角质形成细胞一样在毛囊和皮脂腺中存活，重新形成生理微生物群。烧伤后定植的病原体通常来自于外界环境、患者肠道或口 - 鼻 - 咽部。

患者和病原体之间不断竞争着烧伤创面的支配权。细菌数量以指数方式生长每小时可扩增 2 ～ 3 倍，单个细菌可在一天内扩增成 1000 万个细菌，远远快于任何人类细胞的增殖速度。因此，定植可迅速发展成感染，并通过引起间生态组织血管内血栓形成和坏死，使局部烧伤加深为全层烧伤。首先出现的是革兰阳性菌在烧伤区域定植，随后革兰阴性菌定植。烧伤创面延迟处理可导致超广谱病原体定植、血流感染扩散甚至脓毒症，增加了病人死亡的可能性。

下文中提到的烧伤治疗方式提醒我们成功地处理烧伤创面才能真正赢得烧伤治疗的成功。早期切除坏死组织可以清除病原体赖以生存并攫取营养物质的失活组织。尽快自体皮移植可以重建皮肤屏障功能以阻止病原体侵入机体。外用抗菌剂可抑制细菌生长、克隆，同时促进宿主成纤维细胞和角质形成细胞增殖、覆盖创面。辅助洗涤技术可以以指数级速度减少菌落，分解进而去除生物膜，清除病原体赖以生存的腐败组织。全身应用抗菌药物可以杀死或抑制病原体进入组织灌注区。创面细菌培养能有效判断感染微生物并指导应用毒性最低、最有效的抗菌药物。统筹规划并有序地安排重症监护、制定治疗策略、加强营养支持以确保创面获得足够的营养供应和富含免疫细胞的血供以清除病原体，从而使移植的皮片扩增、创面再上皮化。

第二节　感染预防

预防是减少感染的最佳方式。病原体可由医护人员、探视人员或机器设备携带、传播到病房。烧伤患者应该尽可能在独立病房里接受治疗，通过病房门与其他病房隔离。维持病房内正压有助于进一步减少细菌感染的可能性。病房例行日常清洁外，出院时还应深度清洁，这种终端清洁包括清洗墙壁和天花板，并要在收治另一名患者 72h 前进行，以免引起毒力更高的微生物感染。另一项重要的预防措施是对所有患者使用接触隔离措施，包括穿隔离衣和戴手套。无论患者的细菌感染状况如何，隔离衣和手套应该在进入病房之前穿戴上，并在离开病房之前脱除。在与患者接触之前和之后常规手消毒也是预防感染必不可少的措施。患者之间不得共用敷料、日常用品、器械和设备，而且每次使用前，应对洗浴、淋浴、浴盆、移动诊断设备和手术器械进行消毒。此外，应禁止医护人员使用诸如领带、戒指、手表和手机等污染物，这些物品是携带病原体的载体。病房使用的水和空气过滤装置的筛选直径应达到 0.2μm 和 0.3μm 级别，并且每月更换一次，作为常规监控。通过保持上述严格的预防措施，可以有效控制患者之间微生物的交叉感染。

第三节　烧伤创面感染诊断

烧伤创面感染的诊断很复杂，典型的细胞因子和免疫级联反应往往是通过烧伤患者创面的损伤相关分子模式 (damage-associated molecular pattems，DAMP) 和病原相关分子模式 (pathogen-associated molecular patterns，PAMP) 启动的，它们产生了医生们所熟知的典型感染症状。这使得烧伤患者的感染和脓毒症的诊断更加复杂化，例如体温升高或心动过速等现象本是烧伤病理生理的正常表现。

创面微生物培养是辅助判断烧伤创面定植细菌进而指导治疗的重要方法。在严重烧伤患者中，创面通常在烧伤后 5 ～ 7d 被细菌定植、克隆。由于烧伤患者的初始感染大多数源自内源性菌群，因此在患者入院时进行初步的创面微生物培养是一种良好的临床习惯。入院筛查应包括腹股沟、腋窝两侧以及鼻和喉部的拭子检测。此外，在每次切除烧伤坏死组织时，只要怀疑有侵袭性感染，进行切除组织的微生物定量培养对病情判断大有裨益。

创面外观和气味的改变可以帮助判断是创面定植还是创面感染。Kwei 等描述了三种常用的创面培养方法：定性 (存在或不存在细菌生长)、半定量 (细菌存在的数量分级为稀少、少量、中等或大量) 和定量 (确定细菌绝对量)。拭子虽然有用但有其局限性，它不能区分是感染还是定植，且仅能判断采样区域菌落状态。通过多次组织活检可以减少这些问题的发生，并可以证实在不同区域取材有着显著的数量差异。虽然微生物定量培养费用更加昂贵，但在大约 80% 的病例中，表面抗菌药物消毒后取活检所得细菌计数与创面感染的组织学证据密切相关。当每克组织的细菌计数超过 105 个时，组织学检查可用于确认侵袭性细菌感染。如果存在侵袭性感染的组织学证据，应立即给予全身性抗菌药物并尽快切除创面坏死组织。

Robson 的研究表明，如果组织活检或烧伤创面清洁后的细菌计数大于 105/g 组织，则皮片移植的存活率仅为 19%，而当菌落计数小于 105/g 组织时，皮片移植的存活率可高达 94%。不管是全身还是局部，都应采用敏感抗菌药物抗感染治疗。针对耐药的微生物，建议进行抗菌药物协同试验。因此，烧伤创面感染的最终诊断和抗菌治疗都依赖于微生物培养结果。

体格检查在了解烧伤创面的感染性质方面非常重要。“烧伤创面周围红斑”是一种生理现象，它是烧伤区域周围组织释放炎症介质产生的正常现象，不能与蜂窝织炎相混淆，通常这种红斑在烧伤后 2 ～ 3d 出现，并在烧伤后 1 周左右消退。触诊是临床最好的鉴别诊断方式：与蜂窝织炎相比，红斑缺乏明显的硬结或压痛等感染表现。

蜂窝织炎是烧伤创面周围组织的一种非侵袭性感染。蜂窝织炎可由多种病原体引起，这种感染的特征是水肿、感觉过敏、红斑、硬结，并且在体检时有触痛。创面的颜色和气味也能辅助诊断蜂窝织炎。此外，它可以具有淋巴管炎的表现。我们还应特别注意老年患者和糖尿病患者，因为在这些人群中感染发生得更容易且迅速。有蜂窝织炎表现的烧伤创面除了应用传统烧伤治疗方式 (如外用抗菌剂、外科切除和植皮) 外，还可全身使用广谱抗菌药物覆盖可能的致病原。尽管使用了抗菌药物，蜂窝织炎一旦发生仍必须高度怀疑耐药菌的存在，例如耐甲氧西林的金黄色葡萄球菌 (methicillin-resistant staphylococcus aureus，MRSA)，这些微生物应根据经验进行治疗。

脓疱疮是一种伤口感染，可导致移植皮片后期坏死、丢失。这种现象可以发生在二度烧伤创面自行愈合之后、之前已黏附存活的皮片以及供皮区。脓疱疮以多处小脓肿为特征，可导致已愈合的创面被完全破坏。通常造成这种情况的罪魁祸首是金黄色葡萄球菌，尤其是 MRSA。诊断主要通过临床观察以及微生物培养来确认，治疗主要采取定期换药、清除小脓疱、局部消毒的方式，同时局部外用抗菌剂，如莫匹罗星。

中毒性休克综合征 (toxic shock syndrome，TSS) 是严重软组织感染 (severe soft tissue infections，SSTI) 的并发症，主要发生在小儿烧伤中。该综合征是由产生 TSS 毒素 1 的金黄色葡萄球菌感染引起的，主要见于烧伤面积小于 10% 体表总面积的儿童，如果没有

TSS，这些烧伤毫无疑问可以痊愈。TSS发病率约为2.6%，平均发病年龄2岁。TSS的临床特征为持续1～2d的前驱期症状，包括发热、腹泻、呕吐和乏力等，虽然在这一阶段创面经常会出现皮疹，但烧伤创面看起来却很干净，TSS未得到及时有效治疗时会发生休克，但确定休克的原因在TSS发病早期是很困难的，因为存在一系列潜在的和更为常见的休克原因。而一旦发生休克，死亡率可高达50%，保持警惕和积极预防是防止TSS发生、发展的主要方式。当烧伤儿童发生意料之外的休克表现，应考虑到TSS的可能性。由于MRSA已成为SSTI最常见的病因，因此在所有疑似TSS的病例中，都有必要经验性应用抗MRSA的抗菌药物。

侵袭性创面感染临床表现为创面颜色改变、渗出增多、伴有异味。在短时间内，非全层烧伤迅速进展为全层皮肤坏死，并开始向周围未烧伤组织发展。2007年美国烧伤协会共识会议将侵袭性感染定义如下："发生感染的烧伤创面中存在足够数量的病原体，其浓度与病人的烧伤深度、烧伤面积及年龄有关，该病原体足以引起烧伤痂皮或焦痂发生化脓性溶痂、新移植的皮片失活、周围未烧伤的正常组织被炎症波及或引起全身脓毒症反应"。组织学检查是感染诊断的金标准，然而临床查体和定量微生物培养一般足以判断创面是否发生感染。值得注意的是，脓毒症并不总是发生在侵袭性感染患者中。发生侵袭性感染时必须立即进行包括积极的外科干预、全身和局部应用抗菌药物等综合治疗措施。如果治疗初始没有微生物培养结果作为用药依据，应选择覆盖真菌、耐药革兰阳性菌和革兰阴性菌的广谱抗菌药物，直到获得微生物培养结果后再作调整。手术治疗应持积极态度，切除包括筋膜和肌肉在内的所有坏死和感染组织。在这种根治性手术治疗方式中，创面的切除范围有时并不十分明确，因此可能需要频繁换药更换外敷料以及应用烧伤沐浴疗法来进一步减少创面细菌菌量。在一些病例中，如果发生感染前烧伤组织已经被切除，或存在危及生命的感染，可以选择截肢的方式来挽救生命。当有效去除细菌后可结合外用抗菌剂和反复清洗创面的方法来抑制微生物生长。当然，治疗感染的最佳方法还是预防，一旦发生感染，治疗必须及时、果断且有效。

如"烧伤休克和烧伤水肿的病理生理机制"所述，由于大面积烧伤患者普遍会产生全身炎症反应综合征(systemic inflammatory response syndrome，SIRS)和全身高代谢状态，所以脓毒症和脓毒性休克在烧伤患者中的诊断是相当复杂的。这种高代谢状态是机体对烧伤的正常代偿反应，在烧伤后可持续至少一年的时间，这使得危重病医学学会(Society of Critical Care Medicine)无法将烧伤患者休克纳入脓毒症和脓毒性休克的范畴。如果烧伤创面中存在大量细菌的患者延迟进入烧伤中心进行救治或延迟切除烧伤组织，则有很大的概率会发生脓毒症。预防脓毒症最好的方式就是快速彻底处理深度烧伤创面。影响脓毒症发生发展和增加同等烧伤面积患者住院期间死亡率的另一个因素是体重降低，所以确定与烧伤患者脓毒症相关的临床表现显得极其重要，且需要医疗工作者持续关注。2007年美国烧伤协会共识会议提供了烧伤脓毒症诊断标准(表8-1)，该标准是诊断脓毒症的可靠指导，但并非真理，一个经验丰富的临床医生需要综合考虑感染指标的变化趋势，结合患者临床症状和体征的变化，从而做出脓毒症的初步诊断，并采取积极的治疗措施，再根据确定诊断和病人对治疗的反应调整或者精简治疗方案。

表 8-1　2007 年美国烧伤协会脓毒症诊断指南

烧伤患者脓毒症诊断标准的改变引起了业内对感染的广泛关注。下文列出的是烧伤脓毒症的推定诊断标准，即当开始使用抗生素时，我们就应该开始寻找感染的原因。虽然最终离不开临床判断，但脓毒症的诊断应与感染的确定密切相关 (定义如下)。该诊断标准还与年龄有关，需要对儿童患者进行必要的调整。当至少出现三种以下脓毒症表现即可诊断为脓毒症：
Ⅰ . 体温＞ 39℃或＜ 36.5℃
Ⅱ . 心搏加速
A. 成人＞ 110 次 / 分
B. 儿童＞年龄正常值的两个标准差 (85% 年龄调整最大心率)
Ⅲ . 呼吸急促
A. 成人＞ 25 次 / 分 (无呼吸机支持)
分钟通气量＞ 12L/min(有呼吸机支持)
B. 儿童＞年龄正常值的两个标准差 (85% 年龄调整最大呼吸频率)
Ⅳ . 血小板计数减少 (烧伤休克期结束 3 天后)
A. 成人＜ 100×10^9/L
B. 儿童＜年龄正常值的两个标准差
Ⅴ . 无糖尿病史者出现高糖血症
A. 未经干预时血糖＞ 11.1mmol/L
B. 胰岛素耐受：
i. 胰岛素静脉用量＞ 7U/h(成人)
ii. 胰岛素抵抗 (24 小时内胰岛素需求增长 25%)
Ⅵ . 无法进行肠内营养＞ 24 小时
A. 腹胀
B. 不能耐受肠内营养 (成人胃残余量＞ 150ml/h；儿童＞年龄正常值的两个标准差)
C. 顽固性腹泻 (成人＞ 2500ml/d；儿童＞ 400ml/d)
此外，还需符合以下 3 条客观感染诊断依据中任何一项：
A. 微生物培养阳性
B. 病理组织镜检证实感染存在
C. 对抗菌药物治疗有反应

第四节 烧伤创面感染治疗

烧伤创面感染的治疗是多样的：手术清创和创面冲洗可以有效减少创面菌量和营养消耗；皮片移植可以降低病原体在烧伤创面定植和感染的概率；外用抗菌剂可以有效减少创面和创周组织的病菌数量，同时促进移植的皮片扩增以修复创面；全身应用抗菌药物主要用于治疗侵袭性病原菌感染，并预防或减少感染在全身的播散。

一、外用抗菌药

外用抗菌药可显著降低烧伤死亡率，但是，现实中没有一种抗菌剂对微生物完全有效，每种抗菌药都有自己的抗菌谱优势和缺点，有些会延缓创面愈合，而另一些则会影响患者全身代谢。最近有研究表明，过去常用的一些抗菌药目前对抑制细菌生长无效。当创面细菌培养计数维持在 10^2/g 组织以下时，我们可以使用任何一种外用消毒液及敷料处理创面；而当创面细菌培养计数超过该数值时，就应当以培养结果为指导来选择外用抗菌药。外用抗菌药一般分为五大类，每一类都具有不同的抗菌谱、作用时间、组织穿透性和毒性 (表 8-2)。

肥皂是一种常见的外用抗菌药，经常在洗涤过程中使用，它能有效破坏生物膜并清除患者体表的病原体。生物膜是一种嵌在生物聚合物基质中的细菌细胞凝集簇，与浮游细菌相比，它能抵抗宿主的防御，并对局部和全身使用的抗菌药或抗菌药物表现出更强的耐药性，从而为细菌的生长创造完美的环境。细菌生物膜非常难以清除，需要用外科手术或用尖锐的器械进行伤口清创，并用肥皂水清洗。最新的建议是，与临床症状或感染症状无关但怀疑有生物膜存在的烧伤创面应采用抗菌药物浸泡、抗菌敷料、抗菌药等产品进行彻底清创治疗，以抑制细菌生长。Kennedy 及其同事的研究结果验证了生物膜在烧伤创面脓毒症中的危害作用，强调了早期切除和封闭创面的重要性。Herndon 等证明，使用肥皂水结合频繁冲洗技术清洗烧伤创面可以在 48h 内减少 2 个指数级的细菌菌量，从而有效改善感染创面的自体皮片移植存活率。

表 8-2 外用抗菌药

种类	品名	抗菌谱	移植物毒性	系统毒性
肥皂	强生婴儿香皂	广谱 + 生物膜	低	无
氧化卤化物	Dakin 溶液 (0.5%NaOCl)	广谱 + 生物膜	高	低钠血症
	1/20 次氯酸钠溶液 (0.025%NaOCl)	广谱 + 生物膜	低	无
	氧氯苯磺酸	广谱 + 生物膜	低	无
	次氯酸	广谱 + 生物膜	未知	未知

续表 8-2

种类	品名	抗菌谱	移植物毒性	系统毒性
	碘伏	广谱	高	高
酸类	0.5% 乙酸	抑菌	低	无
	2% 乙酸	抑菌	中	中
	3% 乙酸	抑菌	高	高
重金属	0.5% 硝酸银溶液	广谱	无	电解质紊乱
	磺胺嘧啶银	广谱	无	低
	含银敷料	广谱	无	低
	Xeroform- 三溴苯酸铋	部分抑菌	低	无
	BIPPS- 碱式硝酸铋和碘仿	抑菌	高	高 (> 1%TBSA 时)
抗生素	醋酸磺胺米隆	广谱	低	代谢性酸中毒
	硫酸庆大霉素	广谱	低	低
	多粘菌素	广谱	无	低
	呋喃西林	广谱，不覆盖假单胞菌	低	低
	莫匹罗星	广谱，不覆盖假单胞菌	中	中
	制霉菌素 100000U/g	弱抗真菌	低	低
	制霉菌素 6000000U/g	强抗真菌	低	低

许多氧化卤化物被用作外用抗菌药，如经典的次氯酸钠 (又称为 Dakin 溶液)，由于其杀菌范围广并能有效破坏生物膜而被广泛应用。市面上可买到的漂白剂是 5.25%NaOCl，第一次世界大战中使用的次氯酸钠原液用水稀释至 0.5% 的浓度后被称为未稀释次氯酸钠溶液，研究表明，未稀释的次氯酸钠溶液具有组织毒性，而药店可购得的 1/2 稀释和 1/4 稀释的次氯酸钠溶液尽管是有效的抗菌药，也具有组织毒性。Heggers 和他的同事的研究证实了浓度为 0.025% 的次氯酸钠溶液 (即浓度为 1/20 的次氯酸钠溶液) 的有效性，稀释至 1/20 浓度的次氯酸钠溶液不仅符合人类正常生理参数，而且具有额外优势，它既是一种广谱抗菌药，又对成纤维细胞无毒，不会抑制创面愈合，它对铜绿假单胞菌、金黄色葡萄球菌、耐甲氧西林的金黄色葡萄球菌、肠球菌等革兰阴性和革兰阳性菌均具有杀菌作用，它可单独使用亦可与其他抗菌药联合使用。随后，Carrel 和 Dakins 又发现了氧氯苯磺酸 (Clorpactin) 具有组织半衰期长、中和 pH、组织毒性低的特点。氧氯苯磺酸曾被用于控制膀胱和肾脏内泌尿生殖系统肿瘤患者的出血，最近它又作为一种外用抗菌药重新

亮相。氧氯苯磺酸已被证实用于皮肤移植物冲洗消毒时对组织没有毒性。目前，在 pH 中性等渗配方中，次氯酸作为一种活性氧化剂进入消毒剂市场。虽然很有可能被用作烧伤创面的外用抗菌药，但次氯酸溶液近一个世纪并没有太多的临床使用经验，因此需要进一步研究来验证其安全性。

碘伏（聚维酮碘）是另一种用作外用抗菌药的卤化物，它常被制成不同浓度的液体或乳膏以方便使用。碘伏的广谱抗菌活性涵盖了包括革兰阳性和革兰阴性细菌、酵母和真菌在内的众多微生物，微生物培养表明碘伏每 6h 使用一次效果最佳，但外用这种抗菌剂消毒时患者痛感强烈，相较于完整皮肤，碘成分在烧伤创面中可能被更广泛地吸收，从而导致碘中毒、肾功能衰竭、酸中毒和皮炎等一系列并发症，此外，碘伏还对成纤维细胞和角质形成细胞有细胞毒性。尽管如此，碘伏仍然是一种被广泛认可的用于完整皮肤的高效消毒剂。

乙酸，又被称为醋酸或醋，是一种无色的可用于皮肤和软组织感染的外用消毒剂，其临床抗菌最低有效浓度为0.5%，对革兰阴性菌，特别是铜绿假单胞菌有较好的杀灭作用。Philips 等报道了使用醋酸作为外用消毒剂治疗假单胞菌属感染的浅表创面；后来 Sloss 等又研究了浓度在 0.5% 和 5% 之间的醋酸的消毒效果，Sloss 的研究显示，2% 的醋酸浓度是所有菌株的假单胞菌在体外的最低有效抑菌浓度 (minimum inhibitory concentration，MIC)，而其他研究明确 3% 的醋酸浓度才对耐多种抗菌药物的假单胞菌属具有抑菌活性。体外研究结果表明，醋酸对成纤维细胞有细胞毒性，可显著降低细胞活力，毒性随浓度增加而增强，尽管这些结论对烧伤创面的治疗并不是决定性的，但外科医生在使用醋酸时，应始终警惕细胞毒性的可能性，尤其是新鲜皮肤移植患者。

银离子是一种常见的外用重金属抗菌药，可以制成溶液、霜剂或与敷料结合的形式应用于临床。银离子与蛋白质和酶相结合，破坏其结构；与 DNA 结合，通过重金属氧化途径产生抗菌作用。在创面消毒时，0.5% 硝酸银 ($AgNO_3$) 溶液是一种有效的消毒剂，它既不损伤创面新生上皮，又对金黄色葡萄球菌、大肠埃希菌和铜绿假单胞菌均有抑菌作用，$AgNO_3$ 还可以通过快速附着在蛋白表面来限制创面的渗透性，但其低渗性会引起渗透性稀释，导致低钠血症和低氯血症，因此必须定期监测电解质变化。$AgNO_3$ 暴露在阳光下、接触组织或接触含氯化合物时会变黑，但反应产物是无毒的。另外，硝酸银还可与咪康唑混合配制成 0.5% 硝酸银和 2% 咪康唑的水溶液，该配方能更有效地预防烧伤创面细菌和真菌的生长。临床上克雷伯菌属、普罗威登斯菌属以及其他肠杆菌属细菌比其他细菌表现出对 0.5% 硝酸银更强的耐药性。虽然少见，但值得注意的是 0.5% 的硝酸银溶液与阴沟肠杆菌或其他硝酸盐阳性的微生物结合后有一定概率在体内将硝酸盐转化为亚硝酸盐而引起高铁血红蛋白血症。

磺胺嘧啶银 (Silvadene，Thermazine，Flamazine，SSD)，是一种 1% 磺胺嘧啶和银组合的水溶性乳膏，具有长达 24h 的抗菌活性。磺胺嘧啶银对铜绿假单胞菌和肠道细菌均有很好的抑菌效果，对某些酵母菌如白念珠菌也有较强的抑制作用。然而，最近出现了耐磺胺嘧啶银的铜绿假单胞菌和某些克雷伯菌的相关报道，如果临床外用磺胺嘧啶银时出现乳状渗出物，需要加强换药频率。虽然磺胺嘧啶银不仅临床使用方便，还减少疼痛，但它抑制伤口愈合。与醋酸磺胺米隆不同的是，磺胺嘧啶银的组织穿透能力仅限于表皮层，且与酸碱紊乱和肺水增多无明显相关性。磺胺嘧啶银可以单独使用亦可与其他抗菌药物联合使用，但它的银离子毒性可以引起可逆性粒细胞减少，尽管这种药物不良反应持续时间较短，关于磺胺嘧啶银的使用依然存在争议。在临床应用中可见磺胺嘧啶银霜在创面上形成“假膜”的现象，这种“假膜”与烧伤焦痂非常相似，增加了临床动态评估烧伤深度的难度，磺胺嘧啶银的这个特点限制了它在作者所在烧伤中心的使用率。

在过去的几十年里，含银敷料的应用越来越广泛，这些敷料的配方相对稳定。对于浅层烧伤，这些敷料被用作功能性皮肤替代品，既抑制细菌生长又为创面重新上皮化提供了良好的湿润环境，它们还更容易管理，抗菌能力稳定且看起来相对清洁、干净，使得许多烧伤中心选择使用含银敷料而不是使用硝酸银等外用抗菌剂溶液。这些敷料的抗菌活性来源于银离子，这同样也决定了其抗菌谱。每种产品的敷料基质和特殊的银离子配方决定了敷料的不同特性。然而，应用于创面时，银的释放及其抗菌功效尚未被大量研究或报道。此外，迄今为止还没有大规模的研究能证明某种产品的绝对优势，因此使用哪种敷料，目前都是基于医务工作者的偏好和成本的考量。有一点很重要，没有任何敷料(无论销售情况如何)能取代烧伤手术的基本原则：彻底清除坏死组织，移植皮肤覆盖创面，认真清洁创面以去除病原体和污染物，以及观察创面情况。

铋是另一种常用的作为局部抗菌剂的重金属。它对肠道细菌有抑菌作用，但对真皮成纤维细胞无细胞毒性，不会抑制创面愈合。通常用于市售的 Xeroform 是一种浸有三溴苯酸铋的凡士林纱布。铋还与碘复合糊剂一起使用，即 BIPP(1 份亚硝酸铋，1 份液状石蜡和 2 份碘仿)。已经在我们医院使用超过 50 年，有效治疗了数千名患者。涂抹于棉纱上，用于存在骨骼和肌腱暴露的较小的创面清创区。BIPP 不应用于大于 1%TBSA 的创面，并且疗程应尽量短，以减少铋毒性的风险。根据我们的经验，这种化合物可以防止感染的发展并促进肉芽组织生长，从而能够使断层皮片成功移植到通常认为无条件进行皮片移植的创面上。

基于外用抗菌药的抗菌特性，可以分为四大类，其作用机制由每种药剂特定的生物化学特征决定。醋酸磺胺米隆，可以 8.5% 水溶性乳膏和 5% 水溶液形式使用，是最常用的局部用药。抗菌谱很广，尤其对假单胞菌和梭菌属菌株有效。霜剂每天使用两次，其优点是不需要敷料黏附创面。研究表明，在严重烧伤患者中使用 5% 的醋酸磺胺米隆溶液可使死亡率降低 33%。溶液状态下使用时，敷料应每 8 小时用新鲜溶液再饱和，以保持浓度高于最小抑菌浓度 (MIC)。磺胺米隆具有优异的组织穿透性，包括穿透焦痂。这种穿透性能使其成为耳部深度烧伤的首选外用药物，因为它可有效预防侵袭性软骨炎。它会引起涂抹处疼痛，并像其他磺胺类药物一样，可能会导致过敏反应。由于磺胺米隆可以抑制碳酸酐酶，所以可引起代谢性酸中毒。此外，长期使用可能导致白色念珠菌生长。

当它与其他抗菌药物一起使用时，可延缓创面愈合，且创面愈合后易破溃。

硫酸庆大霉素 (庆大霉素) 是一种氨基糖苷类抗菌药物，可以以 0.1% 水溶性乳膏或溶液的形式使用。它对需氧菌具有广谱杀菌作用，常用于抗铜绿假单胞菌。但是，可能导致耐药，需监测药敏。

杆菌肽 / 多黏菌素 (Polysporin) 软膏通常用于防止并抑制新移植组织的细菌生长。两种药物都是细胞壁溶解剂，多黏菌素是黏菌素的类似物，在全身抗菌药物部分进行了讨论。软膏中可用的药物浓度对感染无治疗作用。然而，许多外科医生使用这种局部用药覆盖皮肤移植物，因为无毒副作用，并且能保持上皮生长所需的湿润环境。与其他药剂 (如硝酸银或磺胺嘧啶) 联合使用，可以增强对污染或感染烧伤创面的抗菌效果。长期使用与超敏反应发展有关。

呋喃西林 (Furacin)，有软膏剂、溶液或乳膏剂，已被证明可有效治疗耐甲氧西林的葡萄球菌。此外，呋喃妥因，对除铜绿假单胞菌以外的革兰阴性细菌分离株有效率为 75%，而杆菌肽 / 多粘菌素的有效率仅为 21%。

莫匹罗星 (百多邦，Bactroban，假单胞菌酸 A，pseudomonicacid A) 是一种来自荧光假单胞菌荚膜的抗菌药物，可抑制异亮氨酸 t-RNA 合成酶，从而抑制细菌蛋白质的合成。它主要用于 MRSA 感染、革兰阳性菌和鼻腔感染的局部治疗。与对照组相比莫匹罗星半衰期为 2d，可抑制创面愈合，但创面的抗损强度、耐磨性能显著增强。由于耐药性迅速发展，莫匹罗星的使用时间不应超过 10d。

制霉菌素 (Mycostatin，Nilstat) 是由链霉菌属产生的抗真菌药物。制霉菌素是高效外用药物，与两性霉素 B 效果相当；两者都通过与麦角甾醇结合裂解真菌细胞膜而发挥抗真菌活性。低剂量 (100000U/g) 的霜剂，乳液或软膏剂应用于预防真菌生长。对于烧伤创面，浓度为 6000000U/g 的纯制霉菌素粉末剂已被证明可有效根除侵袭性真菌感染。经病理检查证实，这种新颖的应用方式不仅对创面表面的真菌有效，而且还能根除深部创面组织中的侵袭性真菌。粉剂使用方便，不会产生疼痛、不适或妨碍创面愈合。所有行自体皮片移植的创面均能顺利愈合。在患者全身性联合抗感染治疗中可预防性使用液体制霉菌素，以抑制口腔或会阴部真菌过度生长。

二、烧伤患者的全身性抗菌药物

通常对选择的烧伤病人才进行长疗程、常规预防性使用抗菌药物治疗。虽然预防性抗菌药物可能适用于来自疫区、穿透性创伤、开放性骨折或高度污染的患者，但通常在入院时或常规围术期不会进行预防性抗菌药物治疗。这主要是为了避免产生抗菌药物耐药，给随后的治疗带来更大难度。另外，由于烧伤本身对创面表面有消毒作用，烧伤创面通常在损伤后的第一个小时内是无菌的。

在临床上疑似侵袭性创面感染、脓毒症或脓毒性休克的情况下，应进行经验性抗感染治疗。这些抗菌药物应广泛涵盖所有可能的感染菌，并作为烧伤患者多模式重症治疗和外科处理的一部分。在观察临床反应，确保疗效的情况下，尽快根据细菌培养结果进行抗菌药物降阶梯治疗。经过细菌培养结果确诊感染后，应继续使用敏感抗菌药物进行治疗，直到细菌培养阴性或伤口创面愈合。

烧伤患者药代动力学和药效学变化大，需要由熟练的临床药理专家进行定期评估以确保安全和有效的给药剂量。在烧伤最初 48h 内的复苏阶段，休克会减少器官和组织的血流灌注量。这个阶段，药物的分布减慢，肾脏和肝脏对药物的清除减慢，肠内、皮下、肌肉内的药物吸收延迟。24 ～ 48h 后，患者进入代谢亢进阶段。在此期间，烧伤患者的器官和组织血流量增加，核心温度升高，低蛋白血症和水肿形成。由于肾小球滤过率增加和肾脏清除的药物增加，静脉注射药物的半衰期变短。这些患者必须以更高的剂量和 (或) 频率给予抗菌药物治疗。须严格监测时间依赖性的、经肾脏排泄的抗菌药物，如万古霉素，以确保浓度超过细菌的最低抑菌浓度 (MIC)。口服药物经胃肠道吸收更大、起效更快。高代谢期引起低蛋白血症及急性期蛋白水平的升高。白蛋白与酸性和中性药物相结合，如氨基糖苷类、万古霉素、氨曲南、头孢替坦，因此，在低蛋白血症中，循环中会有更多的游离型药物，所以治疗过程中需要减少剂量。相反，急性期蛋白与碱性药物 (如青霉素和头孢菌素) 紧密结合，导致游离型药物较少，这需要较高的药物剂量才能达到治疗效果。在高代谢阶段，肝脏反应表现为药物 1 相代谢的减弱，例如细胞色素 P450 系统对药物的氧化、还原或羟基化减少，影响了多种抗菌药物包括喹诺酮和大环内酯类等的代谢。这些肝脏药物代谢酶活性的降低，以及药物肝清除率降低和半衰期延长，可能导致全身毒性。然而，肝脏中药物 2 相代谢，例如药物与内源性底物之间的结合反应，将不会受到影响。鉴于多种多样的变化，熟悉烧伤患者全身药物水平监测的药剂师的积极参与极大地提高了现代烧伤救治单位的治疗水平。

全身性抗菌药物的选择基于可能的病原体、抗菌谱和全身毒性。对于烧伤创面蜂窝织炎门诊患者，应经验性使用覆盖 MRSA 的革兰阳性菌抗菌药物。我们通常用利福平治疗这些门诊患者，利福平是一种杀菌药，通过与 DNA 依赖性 RNA 聚合酶的 β- 亚基结合并阻断 RNA 转录来抑制 RNA 合成。由于单独使用时易致耐药性，利福平必须与其他抗感染药物联合使用，如磺胺甲噁唑 - 甲氧苄啶 (Bactrim) 或左氧氟沙星，用于治疗 MRSA。利奈唑胺是一类新型合成抑菌剂，用于 MRSA、耐甲氧西林表皮葡萄球菌、肠球菌和其他葡萄球菌属等。利奈唑胺通过与 50S 核糖体亚基结合来抑制细菌蛋白质合成以阻止翻译。利奈唑胺的副作用包括骨髓抑制和艰难梭菌结肠炎，其中骨髓抑制 (如贫血、白细胞减少、全血细胞减少症和血小板减少)，通常在停药后可逆。利奈唑胺是弱单胺氧化酶非选择性和可逆性拮抗药，利奈唑胺可能引起使用各种 5- 羟色胺再摄取拮抗药 (如氟西汀和舍曲林) 患者血清素水平升高和加重血清素综合征。长期使用也存在多发性神经性疾病的风险。

疑似革兰阳性细菌的侵袭性创面感染、移植物坏死丢失、脓毒症和感染性休克应给予静脉注射万古霉素进行经验性治疗，直至有培养结果出现并降阶梯治疗。万古霉素具有杀菌作用，可防止革兰阳性菌细胞壁糖肽聚合，迅速抑制细胞壁合成并裂解细胞质膜。作为一种时间依赖性抗菌药物，该药物的血清水平必须持续超过 MIC，以提供足够的杀菌活性。由于烧伤患者中万古霉素清除变化大，剂量必须个体化，通过连续监测药物谷浓度水平来优化血清中的浓度 (大多数患者常用标准 10 ～ 15μg/ml)。由于穿透性差，某些有腔室的器官，如肺和中枢神经系统，需要更高的谷浓度才能达到相应治疗效果；对于肺炎或脑膜炎，推荐谷浓度为 15 ～ 20μg/ml。

令人震惊的是，出现了对万古霉素具有抗性的革兰阳性菌株，例如耐万古霉素肠球菌 (vancomycin-resistant enterococcus，VRE) 和万古霉素中度耐药性金黄色葡萄球菌 (vancomycin-intermediate S.aureus，VISA)。如前所述，这些细菌通常易对利奈唑胺敏感，以及对替加环素、达托霉素、奎奴普丁 / 达福普丁和达巴万星敏感。至关重要的是，与临床药剂师密切合作，他们可以帮助选择一种抗菌药物及剂量方案，以最好地适合于具有特定耐药性的感染患者。

革兰阴性菌感染患者更常需要住院和静脉应用抗菌药物。虽然应根据本单位的耐药情况来指导经验性治疗，但在与经验性抗革兰阳性菌药物联合使用时，还必须考虑其毒性。在我们医院，我们经验性使用亚胺培南 / 西司他丁，因为它们与万古霉素一起使用时肾毒性较低。一旦药敏结果明确、创面情况和生理状况好转，应立即做好降阶梯和停用抗菌药物的准备。由于革兰阴性菌常具有多重耐药性，因此建议测试不同类别抗菌药物之间的协同作用。

第三代和第四代头孢菌素和超广谱青霉素是许多烧伤中心的首选抗菌药物，因其抗菌谱广且毒性低，可用于革兰阴性感染的经验性治疗。第四代头孢菌素 (如头孢吡肟)、超广谱 β- 内酰胺酶拮抗药青霉素 (如哌拉西林 - 他唑巴坦和替卡西林钠克拉维酸钾)，以及最重要的碳青霉烯类 (如亚胺培南 / 西司他丁、美罗培南和厄他培南) 是治疗革兰阴性感染的关键药物。新开发的第五代头孢菌素已用于治疗耐药性的假单胞菌，不幸的是，已经出现新的耐药模式。这些抗菌药物呈时间依赖性，当给药间隔之间的血清浓度维持在 1 ～ 2 倍 MIC 时最有效。因此，为了维持浓度在 MIC 以上，特别是当病原体接近抗菌药物抵抗阈值时，可能需要延长输注达 3 ～ 4h 以上或连续输注。在穿透细胞壁时，青霉素常可与细胞内抗生素 (如氨基糖苷类) 协同作用，因此在高度耐药或泛耐药菌的环境中使用必须进行试验。

氨基糖苷类药物对敏感的革兰阴性菌感染仍然有效。大多数重症监护已转为每日一次给予这些浓度依赖性抗菌药物，因为它与常规剂量间隔输注一样有效且毒性低。成人随机对照研究的汇总数据显示，每日一次氨基糖苷类药物应用与每日多次应用相比，具有相似或更高的疗效 [如细菌学和 (或) 临床治愈]，且肾毒性较小，耳毒性风险也不高于每日多次给药方式。一些临床医生仍然认为传统的给药间隔可能对严重感染或药代动力学不可预测的患者 (如烧伤患者) 更有效。因此建议对存在致命感染的烧伤患者，应监测氨基糖苷类血清浓度和 (或)MIC 的血清峰浓度及疑似毒性或无效的治疗反应，随着肾功能情况的改变适当减少用量，以增加药物肾脏清除。

多重耐药 (multidrug-resistant，MDRO) 和泛耐药 (pan-drug-resistant，PDRO) 革兰阴性菌越来越普遍。许多菌种对多粘菌素具有敏感性，多黏菌素是一类细胞壁嵌入性抗菌药物，包括适于局部应用的药物多黏菌素 B 及其静脉内应用的类似物多粘菌素 E 甲磺酸钠 (黏杆菌素，多黏菌素 -E)。Kunin 和 Bugg 的研究显示多黏菌素在肾脏和大脑组织中积蓄最高，其次是肝脏、肌肉和肺，考虑到其毒性，这些抗菌药物在 20 世纪 70 年代基本上被放弃了。另有报道，黏杆菌素在使用期间似乎增加了艰难梭菌结肠炎、肾功能障碍和神经病变的发生率。然而，由于缺乏其他适于全身性应用的敏感药物，黏杆菌素在对抗 MDRO 时仍大量使用。Branski 等报道，在 118 名患有危及生命的 MDRO 革兰阴性感染患者中黏杆菌素为烧伤患者提供了一种重要的抢救性治疗选择。进一步发现，在使用或者不使用黏杆菌素治疗的匹配患者中，肝脏，神经和肾毒性没有差异，这表明 40 年前的担忧可能对现代重症治疗没有依据。

由于有限数量的药物及其相对毒性，抗真菌治疗尤为困难。最常用的抗真菌药物氟康唑具有优异的抗白色念珠菌活性和低毒性。但是，非白色念珠菌的念珠菌属正成为侵袭性念珠菌病的主要病原，并且对氟康唑具有耐药性。美国传染病学会提倡将棘白菌素作为酵母菌感染的最佳经验治疗方案，因为大多数酵母菌都对它们敏感。但是，只有在培养结果明确可用后才推荐使用。由于耐药性迅速发展，应经常进行药敏试验。与白色念珠菌相比，其他念珠菌属感染的发病率有所增加，并且具有更强的抗耐性和更高的死亡率，如热带念珠菌和克鲁斯念珠菌。泊沙康唑和伏立康唑两种唑类抗真菌药物是治疗侵袭性曲霉菌和镰刀菌感染的首选药物。它们还有效对抗念珠菌属引起的感染，包括耐氟康唑念珠菌的感染。然而，唑类抗真菌药物具有不可预测的非线性药代动力学，且患者间和患者个体内存在广泛的血清浓度异质性，正是由于这些影响因素及众多药物 - 药物间的相互作用，治疗期间药物的监测就更为至关重要。

几十年来，两性霉素 B(AmBd) 是一种静脉注射制霉菌素的多烯类似物，已成为治疗危及生命的侵入性霉菌感染的静脉用药的标准选择。该药物具有显著毒性，包括与输注相关的不良反应和剂量限制性肾功能障碍。三种新的两性霉素 B 脂质体制剂 [AmB 脂质复合物 (AmB lipid complex，ABLC)、AmB 胶体分散体和脂质体 AmB(liposomal AmB，AmB-L)] 提供了优于两性霉素 B 的一些优点，包括在增加药物的每日使用剂量 (高达 10 ～ 15 倍) 的情况下，网状内皮器官中的组织浓度升高，输注相关不良事件 (特别是 ABLC 和 AmB-L) 减少，肾毒性显著降低。这些脂类药物比较贵，但其更强的安全特性使其成为治疗侵袭性霉菌感染，特别是治疗毛霉菌感染的新标准。对于真菌感染最成功的方法还是通过快速去除所有烧伤坏死组织和应用自体皮片移植封闭创面，以有效预防感染。在活动性霉菌感染的情况下，伏立康唑是一线治疗，其次是 ABLC，可以考虑联合应用棘白菌素 (例如卡泊芬净) 用于曲霉菌和镰刀菌感染的治疗。镰刀菌属已经表现出对两性霉素的天然耐药性。

与研究人员开发新型抗菌药物的速度相比，病原体将继续更快地产生新的耐药机制。在感染病原体对抗菌药物耐药的严峻情况下，要清除感染组织、移植物覆盖创面和局部护理，仍然是重要且有效的治疗措施。Barret 和 Herndon 指出，积极的早期手术治疗使创面细菌培养计数从＞ 10^5/g 减少到＜ 10^5/g，从而取得良好的皮肤移植效果。相比之下，细菌初始计数＞ 10^6/g 的患者皮肤移植效果较差，经后期手术去除坏死组织后才使细菌计数降低至 10^5/g，这表明严重烧伤患者早期和积极的创面处理与更好的预后相关。虽然感染可能变得势不可当，但外科医生的手术刀不会发生细菌耐药情况。

第五节　烧伤创面中的特殊病原体

金黄色葡萄球菌 (Staphylococcus aureus) 为革兰阳性球菌，其仍然是引起烧伤创面感染的主要病原体，并且是人类已知的认识较充分的机会性病原体。在未受伤人体中存在这些细菌定植通常是无症状的，但它们是机会性感染的来源，可导致严重的疾病甚至死亡，尤其是烧伤患者。葡萄球菌产生毒力因子，如蛋白酶、凝固酶和透明质酸酶，使其能够侵入局部组织并且可经血行播散，引起全身性感染和脓毒症。金黄色葡萄球菌是脓毒症、蜂窝织炎、脓疱病、烫伤皮肤综合征和术后创面感染最常见的病原体。然而，发生脓毒症、肺炎、骨髓炎、心内膜炎和烧伤感染是最严重的。葡萄球菌致病菌株产生的外毒素包括致热原毒素、皮肤毒素和白细胞介素。除了外毒素 TSST-1，这些病原体还可以产生肠毒素 A、B 和 C 等易导致患者 TSS 的危险因素。葡萄球菌属细菌通常会产生青霉素酶，使天然青霉素失效，因此需要用耐青霉素酶的青霉素 (如苯唑西林) 进行治疗。MRSA 现在是主要的分离菌株，在烧伤科感染率＞ 50%。如前所述，基于当地的细菌谱和药敏结果，可经验性覆盖该菌群，如静脉用万古霉素治疗或口服复方新诺明和利福平。

链球菌曾经是烧伤创面感染的主要原因，但现在已不那么普遍。这些革兰阳性球菌以链条形式排列，在感染烧伤创面时特别具有毒性，菌落＞ 105cfu/g 就可影响创面愈合。少数 β- 溶血性链球菌可引起创面感染、创面无法自愈及皮肤移植失败。导致这些不良后果的主要病原体是化脓性链球菌 (也称为 A 组链球菌，是最棘手的) 和无乳链球菌 (B 组链球菌)。天然青霉素，如青霉素 G 和青霉素 V，以及第一代头孢菌素对这些细菌具有杀灭作用。虽然尚未出现对这些青霉素或头孢菌素的耐药性，但应遵循培养和药敏结果使用相应的药物。

肠球菌是烧伤创面感染的重要革兰阳性菌。令人鼓舞的是，最近的一项综述比较了连续几十年 (1989 ～ 1999 年和 1999 ～ 2009 年) 的脓毒症死亡率，发现肠球菌感染率急剧下降 (分别为 25% 至 2%)，这可能是因为近几年来万古霉素的广泛使用。然而，随着耐万古霉素肠球菌的流行率增加，VRE 导致的死亡率现已高于 MRSA(分别为 58% 和

33%)。大多数肠球菌属对万古霉素敏感，治疗 VRE 可采用利奈唑胺，氨苄西林和氨基糖苷类或奎奴普丁 / 达福普丁 (Synercid) 联合使用。细菌培养及药敏明确后建议尽快降级调整抗菌药物。

假单胞菌不仅是烧伤患者最普遍感染的革兰阴性菌，也是最可能导致脓毒症并致死的原因。当地环境和胃肠道 (通过内源性胃肠道菌群易位) 被认为是该细菌的主要来源。该菌喜潮湿环境，并且受人类烧伤创面渗出物影响，刺激铜绿假单胞菌毒力因子的表达，是院内呼吸道感染的主要病原体。此外，它还会导致烧伤患者侵袭性和严重的创面感染。由铜绿假单胞菌引起的浅表创面感染通常呈黄绿色且可闻到有毒的水果气味。这可能导致侵袭性感染，坏死性脓疮可使皮肤出现青紫色改变，如果局部血栓形成，需要立即清除坏死组织。对铜绿假单胞菌感染的经验性治疗已经从氨基糖苷类药物发展为抗假单胞菌 β- 内酰胺类，例如哌拉西林 / 他唑巴坦、头孢吡肟和碳青霉烯类。MDRO 铜绿假单胞菌感染的发生率越来越高，需根据培养及药敏结果扩大抗菌药物使用范围，如全身性抗感染治疗部分所述，使用第五代头孢菌素以及黏杆菌素。通过快速修复创面以阻止细菌进入任何易感创面，可最好地根除这种进展迅速、高致毒性的病原体。

不动杆菌属是主要用于商业用途的革兰阴性杆菌，将葡萄酒转化为醋。也是呼吸道、皮肤、胃肠道和泌尿生殖道的原生菌群。该菌群可能导致许多机会性感染，包括肺部、手术部位和泌尿道感染。其流行致病率仅次于铜绿假单胞菌，这种病原体能够在干燥和潮湿条件下，并且同时可在有生命和无生命的物体 (无论是金属还是生物) 上生存，增强了病人间的交叉感染能力，使其可以在医院内传播，这点需关注。不动杆菌属从各种临床标本中分离出来，包括上呼吸道和下呼吸道、泌尿道、手术部位和烧伤创面，以及导致继发性静脉导管置入术菌血症。该病菌毒力较低，感染好发于防御功能障碍的病人。不动杆菌传统上对头孢他啶和环丙沙星敏感，但已产生了耐药性，以至于现在只能依靠碳青霉烯类抗菌药物 (如亚胺培南和美罗培南) 治疗这些感染。不动杆菌感染和假单胞菌感染一样，黏菌素已成为拯救性治疗方法。

嗜麦芽寡养单胞菌 (也称为 P.maltophilia 或 Xanthomonas maltophilia) 是一种需氧革兰阴性杆菌，主要引起免疫功能低下患者的感染。在烧伤患者中越来越多的报道称，由于嗜麦芽寡养单胞菌产生了特别封闭的生物膜，这种病原体可引起难以清除、危及生命的感染。此外，嗜麦芽寡养单胞菌对多种抗微生物制剂 (如氨基糖苷类、β 内酰胺类和碳青霉烯类) 具有天然耐药性。其引起的最常见的感染类型是创面感染和菌血症，肺炎及与其相关的全身感染并不常见。对单独使用甲氧嘧啶 - 磺胺甲噁唑或与左氧氟沙星联合使用具有敏感性，应密切监测其敏感性。积极的外科手术和多次肥皂水或清水冲洗创面至关重要，以对抗其产生的细菌生物膜。

肠杆菌科，如大肠埃希菌、克雷伯菌属、肠杆菌属、黏质沙雷菌和变形杆菌属，通常被认为是烧伤创面感染和其他院内感染的原因。虽然这些病原体对抗菌药物的敏感性高于其他革兰阴性菌，但对碳青霉烯类和第四代头孢菌素的耐药性正在出现，导致 MDRO

和 PDRO 广泛发生。耐碳青霉烯类肠杆菌科 (carbapenem-resistant enterobacteriaceae，CRE) 感染的发生率增加，从而在许多情况下需要使用多粘菌素治疗。

厌氧菌，如拟杆菌属和梭杆菌属，很少是侵袭性烧伤感染的原因。这些细菌是从口咽腔到胃肠道的正常菌群。厌氧菌群占口咽区手术伤口感染的 2% ～ 5%，占胃肠道和泌尿生殖道伤口感染的 10% ～ 15%。在烧伤患者中，厌氧菌感染通常继发于电损伤中无血供的坏死肌肉，以及冻伤或火焰烧伤伴随的挤压伤。随着早期手术切除坏死组织和皮片移植封闭创面，厌氧菌感染的发生率在烧伤中明显降低。如果怀疑有厌氧菌感染，收集的标本放入没有氧气的容器中送检至关重要。一旦发生感染，应使用覆盖厌氧菌的广谱抗菌药物治疗，直至获得细菌药敏结果，确保应用适当药物进行针对性治疗。

在局部应用抗菌剂和全身应用广谱抗菌药物后，创面真菌感染和定植越来越普遍。侵袭性真菌感染激增与更高的死亡率密切相关，而与烧伤程度、吸入性损伤或患者年龄无关。在最近对 15 个烧伤机构进行的分析调查中，真菌分离阳性率为 6.3%(435/6918)，真菌培养阳性最常见于创面。随后按发生率递减的顺序分别为呼吸道、尿液、血液样本。酵母主要根据特定的生化测试确定，但宏观和微观形态也用于最终鉴定。霉菌鉴定依据主要包括菌落生长速率、菌落结构、显微 / 微观外观、不同孵育温度下的分化以及放线菌生长抑制和各种生化测试等。

真菌感染早期诊断很困难，因为临床症状常常与轻度的细菌感染相似。常规真菌培养可能需要 7 ～ 14d 才能明确，延迟了起始治疗时机。与细菌性脓毒症相反，静脉血培养可能无法反映致病性真菌。因此，动脉血培养和念珠菌特征性视网膜病变检查可能有所帮助。假丝酵母菌属是烧伤创面中最常见的定植真菌，尽管其他真菌如曲霉属、青霉属、根霉属、毛霉属、镰刀菌属、弯孢菌属、曲靖单胞菌属也可以存在，并且它们具有比酵母菌更强的侵袭潜力。白色念珠菌是 ICU 患者血培养中第四大最常见的病原体；然而，曲霉菌的侵袭性感染与死亡的关系更密切。念珠菌菌血症需要进行视网膜斑块检查。

大多数感染霉菌的患者在受伤时暴露于污染的环境中，在地面上滚动或使用受污染的地表水扑灭火焰。其他环境因素也被认为是医院霉菌感染的来源，包括暴露于空气的绷带、供暖和空调管道以及地漏。一旦定植，菌丝延伸到皮下组织，刺激炎症反应。常导致血管侵犯和全身性播散，并且通常往往伴有血栓形成和缺血性坏死，这种现象可以用于诊断霉菌感染。临床上可观察到创面边缘出现快速进展的黑色斑块或可清晰描述的病变。酵母菌和霉菌的致病性不同，治疗差异也较大。在烧伤中发现的酵母菌通常与定植相关，并不代表感染。当在多个部位鉴定出相同的酵母菌时，通常考虑给予治疗，包括进行彻底的局部治疗。如果被认为是全身性侵袭性感染，则给予抗真菌药物治疗。相比之下，烧伤创面中鉴定出霉菌则应引起高度重视，霉菌感染常常具有侵袭性，需要进行根治性清创术，包括截肢术、高剂量的局部和全身应用抗真菌药物，如 6000000U/g 制霉菌素粉末。菌丝侵入活体组织和血管应被视为外科急症并积极治疗。与病理学家密切合作，对侵袭性霉菌进行快速诊断，确保边缘手术切除完整，就如完整切除恶性肿瘤一样至关重要。

病毒特别是疱疹科病毒感染，已成为越来越重要的致病原因。前瞻性和回顾性血清检测证实亚临床病毒感染发生率高。在20世纪80年代进行的首次大型回顾性研究中，Linnemann等发现，22%的患者抗巨细胞病毒(cytomegalovirus，CMV)抗体增加4倍；单纯疱疹病毒(herpes simplex virus，HSV)增加8%；水痘-带状疱疹(varicella-zoster，VZV)滴度增加5%。进一步前瞻性分析表明，33%的儿童发生CMV感染；25%发生疱疹感染；17%发生腺病毒感染。病毒感染最常见原因是遭受实质性损伤后患者更为衰弱、免疫抑制，从而激活潜伏的感染病毒。疱疹病毒特别是HSV和VZV，迄今为止发病率最高，但CMV也并不罕见。

CMV感染经常与细菌和真菌感染同时发生，但很少改变患者的临床进程。Kealey及其同事发现，除了输血外，移植的尸体皮肤是烧伤患者CMV感染的主要来源。烧伤患者的总体血清阳性率介于37%～73%。Gong和同事观察到180名患者中有108名在入院时呈CMV阳性。Linnemann及其同事发现CMV的原发感染或再激活感染，总体发生率为33%。在这项研究中，前瞻性分析了CMV感染与更严重的烧伤、更多的皮肤移植物，以及随后更多的输血直接相关。与此相反，2007年Rennekapff及其同事发现，烧伤前CMV血清阴性的患者阳性转换率为18%～22%。CMV包涵体可以在多个器官细胞中被鉴定出来，但在烧伤中还未见报道。免疫功能低下的患者CMV感染概率较高，导致从发热到器官受损的全身性感染等多种不良反应发生。CMV感染也与不明原因的发热和淋巴细胞增多有关，特异性抗体随之增加。全身性CMV疾病罕见发生，大多数患者表现出CMV特异性抗体增加，其CMV感染的可能更小。缺乏关于CMV特异性抗体增加的严重烧伤患者的报道，表明这些感染大多数不易察觉，并被过去的研究所忽视。不过，每毫升血液中更高的CMV复制数量与较高的感染率、较多的呼吸机支持天数及更长的住院时间直接相关。

一般地，不愈合的烧伤创面与CMV导致的内皮细胞及内皮周围细胞的病理改变有关。在一名严重烧伤的成年男性体内，通过对同种异体移植皮肤进行免疫组织化学染色，检测到与CMV感染一致的包涵体及CMV抗原(来自CMV阳性供体)。然而，在感染皮肤中，CMV感染与坏死、炎症和血管增多之间的关系尚不清楚。严重烧伤已被证明易使实验动物罹患CMV感染，这与脓毒症的易感性增加有关。

Tennenhaus及其同事调查和评估了美国和德国烧伤中心有关CMV感染的诊断和治疗情况。德国和美国烧伤中心有关CMV感染的发生率分别为1:280和1:870。70%的德国和19%的美国烧伤中心使用血清学检测，52%的德国和25%的美国烧伤中心使用体液病毒分离，43%的德国和6%的美国烧伤中心使用白细胞CMV-DNA分析。2/3的德国和1/2的美国烧伤中心将感染从疾病中区分出来。共有43%的德国和19%的美国烧伤中心随后针对已确定的感染进行了治疗。然而，两者间的死亡率并没有差异。CMV感染可导致不良后果，当发生不明原因发热和肝炎时，应考虑CMV感染的可能性，特别是在烧伤儿童中不应忽视。

CMV 感染的治疗通常可采用静脉注射阿昔洛韦或口服长效伐昔洛韦，尽管两者都仅具有较温和的抗 CMV 活性；但由于价格便宜，在大多数医院都可以买到。而较难获得的静脉注射更昔洛韦是一种专为 CMV 设计的药物，是治疗有明显 CMV 感染症状患者的首选药物。更昔洛韦的长效口服前体药缬更昔洛韦与静脉注射更昔洛韦疗效相似，但不需要由药房提供化疗防护罩，因此，在口服治疗中缬更昔洛韦成为首选药物。烧伤患者不推荐使用抗 CMV 的预防性治疗。

愈合中的烧伤创面出现病毒感染通常多见于 HSV，特别是在面部和生殖器上。这些感染最常表现为愈合中的二度烧伤创面或断层皮片供皮区形成囊泡。感染疱疹病毒的二度烧伤创面和供皮区可能转变为全层损伤，甚至需要皮肤移植以修复创面。在免疫功能低下的烧伤患者中，HSV 感染通常首先在创面边缘形成囊泡，然后这些囊泡聚结、融合。已新生的表皮几乎完全坏死、丢失。其他上皮的表面，例如口腔或肠黏膜同样可遭受损伤，并可能导致侵蚀和穿孔。在明显病变发生之前，可能已出现不明原因的发热，且对常规抗菌药物治疗无反应。

Tzanck 涂片、病毒培养和聚合酶链反应 (polymerase chain reaction，PCR) 是诊断疱疹病毒感染的首选方法。在 20 世纪，Tzanck 涂片是一种快速、廉价的检查，是通过细胞学检测病毒感染的微创工具。然而，Tzanck 涂片无法区分不同类型的疱疹病毒，甚至无法区分原发性与复发性感染，但可以检测活动性感染以判断是否需要治疗。病毒培养是有效的诊断方法，但需要数天且价格昂贵。PCR 比涂片更敏感，比病毒培养更快，因此成为我们烧伤中心的标准方法。

近年来，死亡率增加、广泛的脏器损伤，以及坏死性气管支气管炎与烧伤后的疱疹病毒感染相关。Fidler 及其同事们的一项回顾性研究表明，95 例严重烧伤气管插管的成人患者中 14 例 (占 15%) 伴有由疱疹病毒感染引起的面部皮疹，但在检测或者没有检测到疱疹病毒感染的患者中，死亡率和住院时间没有差异。肝脏和肾上腺坏死性病变可能导致多器官衰竭，在年龄和烧伤面积相似的情况下，播散性感染患者的死亡率约为其他患者的 2 倍。

中厚皮片移植足以覆盖疱疹病毒感染的创面，但是经常会出现继发的皮片坏死，需要再次手术进行修补。此外，供皮区可能因活跃的疱疹病毒感染加深为全层损伤。所以在感染控制后 10 ～ 14d 内不宜从供皮区取皮。对于有活动性疱疹病毒感染的烧伤患者，应静脉注射 10d 以上的阿昔洛韦或者伐昔洛韦。最近的研究显示，伐昔洛韦较阿昔洛韦有更好的生物利用度以及更稳定的血药浓度。尽管两种药物的优劣还存在争议，但是两者都可以用于治疗疱疹病毒感染。

VZV 感染 (水痘 - 带状疱疹病毒感染) 常见于学龄儿童，可以通过呼吸道得以迅速传播。虽然 VZV 感染在烧伤患者中很少见，但在免疫功能低下的宿主中可能危及生命，而且在小儿烧伤救治机构中也发生过小规模流行。在未接种疫苗的儿童人群中，急性

VZV 感染与发病率和死亡率直接相关。已愈合或正在愈合的二度烧伤创面，以及未损伤的上皮和黏膜，均可出现典型的水疱。由于新愈合的皮肤比较脆弱，水疱对烧伤皮肤的破坏性更强，可表现为出血性、渗出性的痘痕，容易出现继发感染和瘢痕。新生血管化的移植皮片可能坏死，所以在皮损得到控制前应该推迟皮片移植手术。如 Sheridan 和他的同事所建议的，感染时应使用阿昔洛韦进行抗病毒治疗，对未接种疫苗的儿童患者应给予预防性治疗。当然，最近 Wurzer 和 Lee 也提出，烧伤后使用抗病毒药物的治疗效果仍有待进一步阐明。

第六节　烧伤患者非创面来源的感染

肺炎是烧伤患者发病和死亡的主要原因。致病微生物可通过直接污染呼吸道或经血液进入肺部。机械通气增加了肺炎的风险；为了预防呼吸机相关肺炎 (ventilator-assisted pneumonia，VAP) 的发生，应视患者的病情尽早拔除气管插管。吸入性损伤会进一步增加 VAP 的风险。血源性肺炎一般出现在病程的晚期，而且通常累及双肺，它的预后也比普通呼吸道来源的肺炎更差。病原微生物通常与烧伤创面的定植或感染的微生物一致。美国疾病控制中心的肺炎临床诊断标准如下。

(1) 胸部 X 线显示新发的持续性浸润、实变或斑点状阴影。

(2) 脓毒症 (烧伤患者中的定义)。

(3) 患者咳出或气管内吸出脓痰。如果满足其中两项标准，则可临床诊断为肺炎，并且在开始抗菌治疗之前，应采集痰液标本进行微生物分析。

气管内吸痰、支气管肺泡灌洗 (bronchoalveolar lavage，BAL) 或保护性支气管刷 (protected bronchial brush，PBB) 都可以用于获取标本。在烧伤患者中，有可能使用创面定量培养 (quantitative wound cultures，QWC) 来预测 VAP 中发现的病原体。Ramzy 等研究了烧伤创面菌群和气管中致病菌之间的关系，发现 48% 相匹配。然而，当应用严格的定量标准时，匹配率下降到 14%。烧伤面积和吸入性损伤对匹配率无显著影响。定性和定量标准下匹配率的差异表明烧伤创面与呼吸道之间存在交叉定植，但很少存在交叉感染。因此，在确定烧伤患者的抗菌特异性治疗时，必须同时进行创面定量培养 (QWC) 和支气管灌洗液 (BLF) 培养。然而，在 BAL 或 PBB 样本培养结果回报前，创面培养结果可以帮助指导 VAP 的经验性治疗。

推荐使用 BAL 和 PBB 而不是气管内吸痰来协助确诊和治疗 VAP。阳性微生物结果包括：气管内痰液培养显示≥ 105 个菌落形成单位 (colony-forming units，cfu)；肺泡灌洗液培养≥ 10cfu；或者保护性支气管刷标本培养≥ 103cfu。这些培养结果可以通过以下三种方式修正临床诊断。

(1) 如果分离到足够数量的一种病原体，可以确立临床诊断。

(2) 如果临床高度怀疑肺炎，但是微生物培养未能证实，那么诊断还是很可能成立的。

(3) 如果临床低度或中度怀疑肺炎，但是有阳性的微生物培养结果，那么肺炎诊断是可能成立的。

在很多质控项目中，临床诊断不能因为缺少微生物学报道的确认而空白，这常常导致 VAP 的诊治不当。在 2005 年的一项研究中，Wahl 及其同事报道称，阴性的 BAL 结果 ($<$ 10cfu) 能够使临床 VAP 诊断率降低 21%。BAL 的结果为阴性，可以停止使用因怀疑 VAP 而应用的抗生素。在这项研究中，停用抗生素后的患者均未因临床原因重新使用抗生素。

无论如何，肺炎治疗的原则应始终与重症救治的标准理念保持一致。广谱抗生素用于经验性覆盖所有可能的致病微生物。呼吸机辅助通气用于协助患者进行氧合和通气。根据呼吸道标本培养的结果明确临床诊断。确定病原微生物后及时调整抗生素，并且在疗程完成后或者培养阴性且临床症状缓解时停止使用。

烧伤患者的血流感染有多种来源：烧伤创面、泌尿系感染、肺炎、肠道菌群易位以及对治疗十分重要的动静脉置管。血流感染的治疗和其他类型感染是类似的：通过消除可能的致病微生物控制感染来源，早期使用广谱抗菌药物覆盖可能的病原菌，进行血培养及其他潜在来源标本培养以做出明确的诊断，根据培养结果及时调整抗菌药物，以及在疗程完成后及时停用抗生素。在大多数烧伤患者中，动静脉置管是治疗所必需的。许多中心静脉导管 (central venous catheters，CVCs) 必须通过烧伤创面放置，或者由于皮肤质量差、创面治疗而不能进行标准消毒护理。这些限制无疑会增加中心导管相关血流感染 (central line-associated bloodstream infection，CLABSI) 的风险。如果烧伤患者出现 SIRS 或脓毒症的症状，应立即拔除或更换导管，同时进行血培养及导管培养，以评估脓毒症潜在的病因。当考虑有脓毒症时，对拔除的导管和血液进行规范的细菌培养是危重烧伤救治中至关重要的一环。烧伤患者导管相关性感染和感染性血栓性静脉炎的发生率高达 57%。诊断血流感染必须满足以下两个条件之一。

(1) 至少两次血培养结果为致病菌阳性，或一次血培养阳性同时伴有脓毒症。

(2) 至少两次独立血培养结果为常见皮肤污染细菌同时伴有脓毒症。

如果在其他部位没有培养到相同的微生物，那么可以认为血流感染是原发性的。反之，如果在其他部位培养到相同的微生物，那么认为血流感染是继发性的。如果患者有脓毒症且没有其他感染源，而且在拔除导管 24h 内脓毒症症状消失，则可以诊断为导管相关血流感染。遗憾的是，这些定义往往不符合患者的临床病程，而且 CLABSI 一般会被过度诊断。无论怎样，相较于无法改善病人病情的不准确定义，合理的救治和诊断更应该得到临床医师的关注，例如控制可能的感染来源、早期经验性使用抗菌药物以及积极留取标本进行微生物培养等。

Franchesi 等报道称，在放置导管 2d 内，从导管尖端和导管接头处培养得到的微生物有 50% 是一致的。此外，他们发现导管感染的频率与导管插入点与烧伤创面的距离呈负相关。这些证据支持了导管感染主要由烧伤创面污染转移到导管尖端的假设。严格的无菌技术可以避免严重的并发症。预防导管相关感染的一般原则包括：培训医务人员进行正确的置管操作和置管后维护，包括掌握适应证和感染控制方法；在放置中心静脉导管时使用口罩、帽子、无菌服、无菌手套和手术洞巾；使用 2% 的氯己定消毒预防感染；避免常规更换中心静脉导管。如果遵循指南后感染仍然继续，那么可以短期使用有抗菌药物或杀菌剂涂层的导管。

在没有局部感染迹象的持续性血培养阳性的患者中，应怀疑存在化脓性血栓性静脉炎。通常情况下，化脓发生在拔除导管之后，因此拔除导管当时的培养结果可能是感染的不可靠预测因素。化脓性血栓性静脉炎的临床表现通常不明显。一旦确诊，立即手术切除是防止发展为脓毒症的关键。由于静脉炎往往会转移至静脉瓣，在感染灶之间留下明显正常的静脉，因此可能有必要将静脉全部切除直至汇入中心循环的入口。移除化脓的静脉后，该处皮下组织和皮肤应敞开引流，待新鲜肉芽生长后，再予二期封闭创面。

胃肠道感染会限制临床检查，从而使烧伤救治复杂化。如所有患者一样，烧伤患者也会出现阑尾炎、肠套叠、肠梗阻等疾病。腹水或腹膜透析液也可能受到感染。大面积烧伤常出现器官灌注不足，可导致肠黏膜脱落。隐血阳性的黏液便、水样便、腹胀和肠鸣音减弱常为该病的特征。腹泻是一个常见的问题，应通过尝试减少喂养食物中的某些物质来排除渗透性的原因。艰难梭菌是危重患者中常见的病原菌，特别常见于有抗生素使用史和免疫缺陷的患者。目前艰难梭菌感染的首发治疗方案包括：口服或静脉注射甲硝唑；口服或经直肠给予万古霉素；以及使用非达霉素。艰难梭菌感染可能引起假性膜性结肠炎的并发症，并可能发展为暴发性中毒性结肠炎和肠穿孔。如果出现上述情况，可能需要经腹行结肠全切或次全切除术及回肠造口术。回肠造口术联合术后万古霉素结肠灌洗是一种可能降低发病率和死亡率的替代手术方法。

任何原因 (包括烧伤) 引起的严重粒细胞减少症的患者可出现坏死性小肠结肠炎。患者常出现脾肿大、压痛并且伴随高热。胸部 X 线可显示左侧膈肌抬高，肺基底浸润，肺不张，或左侧胸腔积液，而腹部 X 线可显示结肠和胃向右下移位，肠道外或肠壁间积气，或者左上象限的气液平面。超声和计算机断层扫描 (computed tomography，CT) 是确诊脾脓肿和坏死性小肠结肠炎的首选检查。与所有感染的治疗一样，初始的抗菌药物治疗应该达到广谱覆盖。联合使用抗需氧和厌氧革兰阴性杆菌的抗菌药物最为合适。外科手术的适应证是出现腹腔游离气体或者由于乳酸酸中毒引起可疑的肠坏死。

泌尿生殖系统感染可由留置的导尿管或血源性细菌播散引起。真菌可导致烧伤患者的尿道感染。这些致病微生物通常是通过长时间或不必要留置的导尿管而侵入机体。这再次强调了感染预防的重要性，具体的措施已在相关指南中反复提及 (如无菌术、导管护理、常规尿液检测和尽早拔除)。不过对于一些烧伤患者，尤其是生殖器烧伤或长期休克的患者，在权衡感染风险和治疗获益后，延长导尿管留置可能是更好的选择。如果发生感染，应及时拔除或更换导尿管，进行尿液培养，并给予合适的经验性抗菌药物治疗，然后根据培养结果调整用药。如果培养得到多重耐药致病菌，可能需要停用导尿管，仅给予间断导尿。

耳全层烧伤后导致的耳软骨感染是典型的软骨炎。耳郭的血供相对较少，所以软骨炎常伴有组织缺血。软骨炎通常出现在烧伤后 3 ～ 5 周，但也可能出现在早期，可能继发于二度烧伤。醋酸磺胺米隆软膏已成为烧伤后软骨炎的首选外用制剂，因为它能很好地覆盖和附着在不规则表面，并能深入创面，渗透至软骨预防感染。使用这种软膏，可以显著降低化脓性软骨炎的发生率。软骨炎表现为耳朵钝痛、皮温升高、压痛、红肿。一旦出现上述症状，应立即给予适当的抗菌药物，如果可以确定感染部位，应立即切除脓肿并引流，并进行细菌培养和药敏试验。如果硬结和压痛持续存在，必须进行更大范围的清创。一般需要在耳轮后缘将其切开，并清除所有坏死的软骨。在区分活性组织和坏死组织时可能会出现困难，因此为了确保彻底清创，经常要牺牲正常的软骨。然而，感染的软骨通常是柔软的，而正常的软骨在刮除时会感到颗粒状。如果无法恰当并充分地去除坏死组织，那么耳郭会坏死挛缩，化脓性软骨炎甚至可侵及乳突，引起颅内脓肿。

眼部感染一般是由最初的创伤所造成的，水肿或面部烧伤导致的眼睑功能下降所引起的角膜暴露、疱疹病毒复发、血源性的感染播散，均可引起眼部感染。角膜损伤可导致细菌感染，以及继发的角膜穿孔和失明。治疗的关键是预防，通过局部外用抗菌药物、早期松解眼睑以及警惕暴露性创伤的风险等措施。对于昏迷或深度镇静的患者，救治小组必须保持警惕，密切监测眼睛的损伤和感染情况。

化脓性鼻窦炎是一种少见的感染，但可导致 ICU 患者出现脓毒症。对于没有明确脓毒症感染来源的患者，可以通过 X 线或 CT 扫描进行诊断。如怀疑有相关感染，应尽早开始广谱抗菌药物治疗并促进引流。如果抗菌药物治疗无效，可能需要手术引流感染的鼻窦。在 ICU 中，经鼻插管以及肠内喂养使用鼻胃管或鼻十二指肠管被认为是此类感染的危险因素。然而在我们烧伤中心，25 年间常规开展经鼻插管和常规放置鼻空肠管和鼻胃管，却从未遇到过一例化脓性鼻窦炎。经口插管和鼻饲喂养可作为临时措施，但如果鼻窦炎病情变得复杂且需要长期住院治疗，那么气管切开和（或）经口喂养是更好的选择。

毛囊炎是一种常见于头皮、男性面部和头皮供皮区的感染。与脓疱病一样，细菌培养结果通常为金黄色葡萄球菌，尤其是 MRSA。治疗包括每天两次用肥皂水清洗，去除脓肿，并且每天两次外用莫匹罗星。剃除头发有助于预防和治疗。一旦细菌数量得到控制，毛囊中有活性的角朊细胞能够快速地再上皮化。因此，很少需要手术切除和皮片移植。

在发达国家，破伤风感染是烧伤创面罕见的并发症。如果患者过去 3 年内未接受过破伤风类毒素，那么在入院时可以给予 0.5ml 破伤风类毒素进行常规预防。另外，如果患者最后一次注射破伤风抗毒素是在 10 年前，也可注射 250U 破伤风抗毒素。如果破伤风梭菌（这种反刍动物的厌氧肠道菌）在未接种疫苗的个体身上定植或感染烧伤创面，由此产生的毒素可导致死亡，而这原本可以避免。

艾滋病病毒(HIV)感染在撒哈拉以南非洲等地区流行；一些国家成年人口的感染率达35%～39%。在美国，艾滋病的发病率要低得多，但由于艾滋病患者也会被烧伤，因此在烧伤病房如何救治这种疾病也值得考虑。HIV感染可能会加重烧伤患者的免疫抑制状态，这会反映在CD4/CD8细胞计数上。在2003年津巴布韦的一项前瞻性研究中，Mzezewa及其同事发现，艾滋病患者的烧伤创面中厚皮片移植后，皮片存活率不高，住院时间延长，促炎和抗炎细胞因子的水平也会发生显著变化。作者的结论是，HIV感染会导致免疫失调，这可能会造成皮片移植的存活率下降。最近的研究数据显示，在接受高效抗反转录病毒治疗的感染人群中，脓毒症负担很重，而且与未感染人群相比，该人群的预后差得多。虽然缺乏相关文献论证抗反转录病毒药物对烧伤患者的意义，以及它对创面愈合和皮片移植成活的影响，但还是应考虑采用抗反转录病毒治疗来减少脓毒症的发生。

参考文献

[1] 杨树源，张建宁 . 神经外科学 [M]. 北京：人民卫生出版社，2015.
[2] 丁嘉安 . 肺外科学 [M]. 北京：人民卫生出版社，2011.
[3] 林强 . 临床胸部外科学 [M]. 北京：人民卫生出版社，2013.
[4] 丁义涛 . 现代肝脏外科技术精要 [M]. 南京：江苏凤凰科学技术出版社，2016.
[5] 姜洎 . 胃肠病学 [M]. 北京：人民卫生出版社，2015.
[6] 杨廷桐 . 病理学 [M]. 上海：第二军医大学出版社，2005.
[7] 孙景洲 . 病理学 [M]. 南京：东南大学出版社，2006.
[8] 徐佟 . 临床普通外科疾病诊断与处理 [M]. 西安：西安交通大学出版社，2014.
[9] 姜洎 . 胃肠病学 [M]. 北京：人民卫生出版社，2015.
[10] 王春林 . 精编临床普通外科诊疗新进展 [M]. 西安：西安交通大学出版社，2015.
[11] 李海鹏 . 现代外科疾病诊断及处理 [M]. 北京：科学技术文献出版社，2018.